日経DIクイズ

編集：日経ドラッグインフォメーション

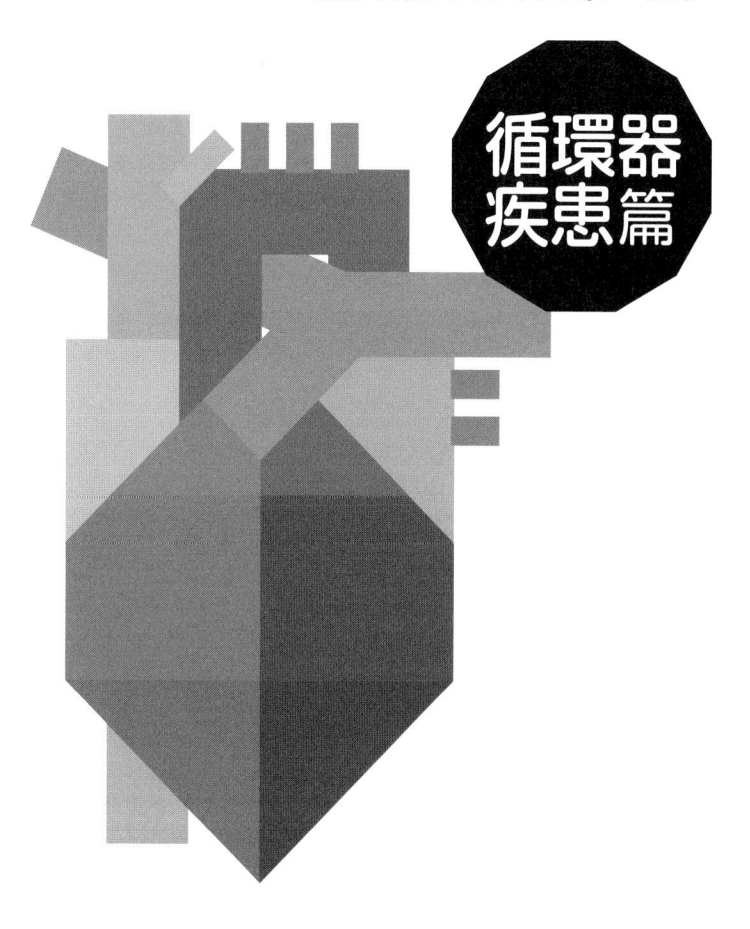

循環器疾患篇

発刊に当たって

　2016年は、薬局にとって大きな転換点といえます。4月の調剤報酬改定で「かかりつけ薬剤師指導料」が新設され、10月には「健康サポート薬局」の制度がスタートします。日経ドラッグインフォメーションが創刊した1998年当時は3割だった医薬分業率も、7割に到達しました。

　このように薬局を取り巻く環境が大きく変化している中、そこで働く薬剤師に求められる業務も「対物から対人へ」をキーワードに大きく変化しています。そして、これからの薬剤師に欠かせないのが臨床的な知識です。疾病の病態生理から治療方針までの理解なしに、チーム医療に参画することは難しいでしょう。

　日経ドラッグインフォメーションが創刊からお届けしている「日経DIクイズ」は、薬局で処方箋を応需したときの患者や家族との会話、1枚の処方箋、そして薬歴の情報から、薬剤師として何を読み解き、どう対応するべきかをクイズ形式で学ぶコンテンツです。もちろんクイズの解説部分には臨床的な情報も盛り込まれていますが、文字数の制限があり、疾病の病態生理から治療方針までを網羅することができません。また日経DIクイズは、様々な疾患領域をテーマにしています。

　そこで、疾病の病態生理から治療方針までの基礎知識を学びながら日経DIクイズを解く、というコンセプトの下、新たに日経DIクイズ疾患篇を書籍化することにしました。第1弾として、循環器疾患篇をお届けします。

　循環器疾患篇では、代表的な4疾患（高血圧・不整脈・虚血性心疾患・心不全）の基礎知識を、第一線の臨床医に分かりやすく解説していただきました。日経ドラッグインフォメーションの人気コラム「医師が処方を決めるまで」の内容も盛り込んでいます。また、過去に出題した日経DIクイズから、循環器疾患に関するクイズを再編集し、薬物療法を含めた診療ガイドラインの改訂、新たに登場した薬剤、既存薬の適応追加や後発医薬品の情報など、現状に則してアップデートしました。

　現場で働く薬局薬剤師の皆様にお読みいただき、臨床的な知識のレベルアップにお役立ていただければ幸いです。

　本書の編集は、日経DI編集部の井田恭子副編集長、富永紗衣記者が担当しました。また、発行に当たり、疾患解説をご執筆いただいた先生方、日経DIクイズのアップデートにご協力いただいた先生方に、厚く御礼申し上げます。

2016年8月
日経ドラッグインフォメーション編集長
佐原 加奈子

CONTENTS

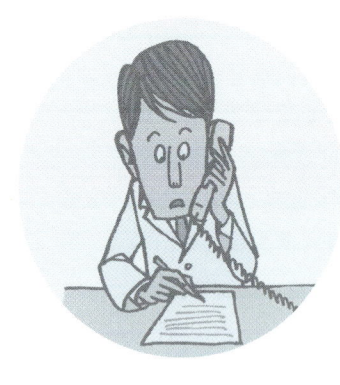

- 003 発刊にあたって
- 007 執筆者一覧

循環器疾患の基礎知識と処方の実際

- 010 **高血圧** 土橋 卓也（製鉄記念八幡病院院長）
- 024 **不整脈** 山下 武志（公益財団法人心臓血管研究所所長）
- 034 **虚血性心疾患** 小笠原 定雅（おがさわらクリニック内科循環器科院長）
- 046 **心不全** 筒井 裕之（九州大学大学院医学研究院循環器内科学教授）

日経DIクイズ　服薬指導と疑義照会

- 059　Q-01　家庭血圧が診察室血圧より高くなる要因
- 061　Q-02　こむら返りを訴える患者に処方された降圧薬
- 063　Q-03　仮面高血圧に処方されたARB
- 065　Q-04　血糖降下薬とACE阻害薬併用時の注意点
- 067　Q-05　味覚障害に胃潰瘍治療薬が処方された理由
- 069　Q-06　ノルバスクをアダラートCRに変えた理由
- 071　Q-07　メタボリックシンドロームに処方されたARB
- 073　Q-08　EDを訴えて降圧薬が変わった若年男性
- 075　Q-09　食塩感受性高血圧に適した降圧薬とは
- 077　Q-10　SSRIが処方された高血圧患者
- 079　Q-11　Ca拮抗薬が変更された糖尿病患者

081	Q-12	大腸癌の治療中に降圧薬が追加された理由
083	Q-13	認知症にACE阻害薬が有効?
085	Q-14	昼より夜が高いパターンを示す高血圧
087	Q-15	ARBの変更後に尿酸値が上昇した理由
089	Q-16	妊娠高血圧症候群に使用できる降圧薬
091	Q-17	抗凝固薬切り替え時の服薬方法
093	Q-18	心房細動に抗不整脈薬が処方されない理由
095	Q-19	不整脈患者に処方された過活動膀胱治療薬
097	Q-20	心房細動の薬が異なる夫婦
099	Q-21	同じ心房細動なのに薬の量が4倍?
101	Q-22	ワルファリンの効果を増強する果物とは
103	Q-23	甲状腺機能低下症を来す抗不整脈薬とは
105	Q-24	リクシアナが減量された患者
107	Q-25	抗菌薬とジゴキシンの相互作用
109	Q-26	頓用で処方された抗不整脈薬
111	Q-27	心房細動にPPIが追加された理由
113	Q-28	抗不整脈薬で片頭痛が改善した患者
115	Q-29	抗凝固薬が減量された心房細動患者
117	Q-30	ニトログリセリン噴霧剤を出された狭心症患者
119	Q-31	MRI検査の前に中止すべき薬剤は?
121	Q-32	ジゴシンの服用時点が変わった糖尿病患者
123	Q-33	血栓予防に使う配合剤
125	Q-34	狭心症にビタミンCが出された理由
127	Q-35	心筋梗塞患者に併用された痛風治療薬
129	Q-36	狭心症患者に併用されたACE阻害薬

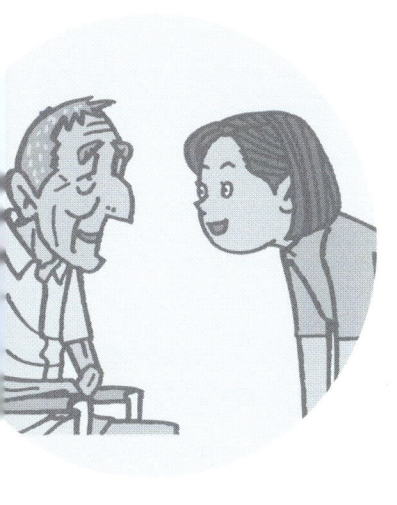

CONTENTS

- 131 **Q-37** 冠攣縮性狭心症で薬が変更された理由
- 133 **Q-38** 心臓カテーテル検査に休薬は必要か
- 135 **Q-39** ACE阻害薬とARBが併用された理由
- 137 **Q-40** 拡張型心筋症患者とβ遮断薬
- 139 **Q-41** 「脚気から来る心不全」の病態
- 141 **Q-42** ジゴキシン服用者に改めて血液検査を行う理由
- 143 **Q-43** 夜間に喘息様の発作を起こした心不全患者
- 145 **Q-44** ベザトールがリピディルに変更された理由
- 147 **Q-45** 後発品への変更で一包化が可能になる薬
- 149 **Q-46** 親子で同じ薬が処方された起立性調節障害患者
- 151 **Q-47** 手の震えを訴える患者とβ遮断薬

- 153 **特別収録1** 家庭血圧測定指導のコツ
- 161 **特別収録2** 明日から実践！栄養指導
  - ◎ 動脈硬化予防
  - ◎ 高血圧の予防・改善

- 181 索引（疾患名、薬剤名）

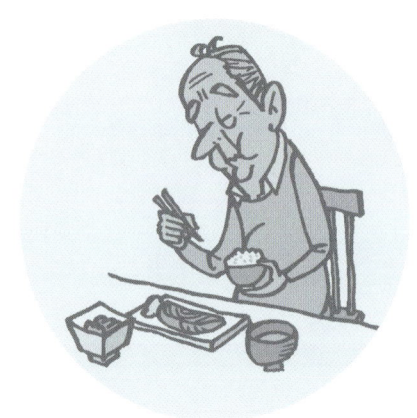

執筆者一覧

- **執筆者**

  土橋 卓也（製鉄記念八幡病院[北九州市八幡東区]院長）
  山下 武志（公益財団法人心臓血管研究所[東京都渋谷区]所長）
  小笠原 定雅（おがさわらクリニック内科循環器科[東京都台東区]院長）
  筒井 裕之（九州大学大学院医学研究院循環器内科学教授）

  今泉 真知子　有限会社丈夫屋（川崎市高津区）
  畝崎 榮　東京薬科大学薬学部
  大谷 道輝　東京逓信病院（東京都千代田区）薬剤部
  岡本 達明　クオール株式会社（東京都港区）西日本支社
  東風平 秀博　田辺薬局株式会社（東京都中央区）
  後藤 洋仁　横浜市立大学附属病院薬剤部
  笹川 大介　はらだ薬局（鹿児島県薩摩川内市）
  笹嶋 勝　日本メディカルシステム株式会社（東京都中央区）
  澤田 康文　東京大学大学院薬学系研究科
  渋谷 泰史　有限会社アイ調剤薬局（東京都中央区）
  清水 雅子　関野病院（東京都豊島区）薬剤部
  高橋 利幸　東京医科大学茨城医療センター（茨城県阿見町）薬剤部
  松本 弘行　株式会社岡本薬局（千葉県市原市）
  安 武夫　東京大学医科学研究所附属病院（東京都港区）薬剤部
  山本 雄一郎　アップル薬局（熊本市中央区）
  横井 正之　パスカル薬局（滋賀県草津市）
  渡辺 茂和　帝京大学薬学部

  坂井 恵

  我妻 聡子　アップル薬局おきたま店　管理栄養士
  上松 聡子　アップルケアネット栄養部　管理栄養士
  関口 彩　アップル薬局館林店　管理栄養士
  内藤 育恵　アップル薬局太田北口店　管理栄養士
  松林 梨花　アップル薬局水戸店　管理栄養士
  村上 阿津子　アップル薬局内郷店　管理栄養士

- **編集**　日経ドラッグインフォメーション編集部

- **デザイン・制作**　LaNTA

- **表紙イラスト**　加藤 英一郎
- **クイズイラスト**　山本（Shige）重也
- **栄養指導イラスト**　かざま ちひろ

循環器疾患の基礎知識と処方の実際

高血圧の基礎知識

土橋 卓也（製鉄記念八幡病院［北九州市八幡東区］院長）

高血圧症（以下、高血圧）は、脳卒中や心筋梗塞、腎不全、心血管疾患の危険因子とされ、患者数は4300万人にも上る疾患である。特に近年では代謝異常を合併した高血圧が増加しており、肥満や脂質、血糖、尿酸などの合併症の管理も重要とされている。

1 「血圧」とは何か？

血圧とは、血液が血管壁に与える血管内圧のことである。心臓から送り出される血液の時間当たりの量である「心拍出量」と、血管の硬さである「全末梢血管抵抗」の積で表される（図1）。

従って、食塩の過剰摂取などで体液量が増加すると心拍出量が増加し、血圧が上昇する。また、神経体液性因子や加齢などによる血管抵抗の増加によっても、血圧は上昇する。β遮断薬や利尿薬は心拍出量を低下させることで、また、カルシウム（Ca）拮抗薬やアンジオテンシンⅡ受容体拮抗薬（ARB）は血管抵抗を低下させることで、それぞれ降圧効果を発揮する。

2 高血圧の分類

高血圧は、その原因により「本態性高血圧」と「二次性高血圧」に分類される。

本態性高血圧は、血圧上昇を来す基礎疾患が存在しない高血圧を指し、全高血圧患者の約90％を占める。家族歴などの遺伝的要因に、食塩過剰摂取や肥満といった生活習慣の要因が加わって発症する（図2）。

一方、高血圧の10％程度は原因の明らかな二次性高血圧である。特に、腎血管性高血圧や原発性アルドステロン症などのように、適切な治療により血圧の低下が期待できる疾患を鑑別することが重要である（表1）。

図1　血圧の規定要因

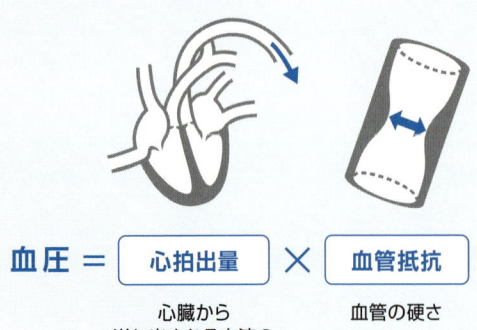

血圧 ＝ 心拍出量（心臓から送り出される血液の時間当たりの量） × 血管抵抗（血管の硬さ）

図2　本態性高血圧の成因

遺伝的要因（両親、兄弟、姉妹に高血圧がある） ＋ 環境要因（・食塩の過剰摂取 ・肥満 ・運動不足 ・飲酒、喫煙 ・ストレス　など）
→ 高血圧

表1　主な二次性高血圧を示唆する所見と鑑別に必要な検査

（日本高血圧学会『高血圧治療ガイドライン2014』、一部改変）

原因疾患	示唆する所見	鑑別に必要な検査
腎血管性高血圧	腎サイズの左右差、低カリウム（K）血症、腹部血管雑音	腎動脈超音波、腹部CTA、腹部MRA、レノグラム、PRA、PAC
腎実質性高血圧	血清クレアチニン上昇、蛋白尿、血尿、腎疾患の既往	血清免疫学的検査、腹部CT、超音波、腎生検
原発性アルドステロン症	低K血症、副腎偶発腫瘍	PRA、PAC、負荷試験、副腎CT、副腎静脈採血
睡眠時無呼吸症候群	いびき、肥満、昼間の眠気	睡眠ポリグラフィー
褐色細胞腫	発作性・動揺性高血圧、動悸、頭痛、発汗	血液・尿カテコラミンおよび代謝産物、腹部超音波・CT、MIBGシンチ
クッシング症候群	中心性肥満、満月様顔貌、皮膚線条、高血糖	コルチゾール、ACTH、腹部CT、頭部MRI、デキサメタゾン抑制試験
薬物誘発性高血圧	薬物使用歴、低K血症	薬物使用歴の確認
甲状腺機能亢進症	頻脈、発汗、体重減少、コレステロール低値	甲状腺ホルモン、TSH、自己抗体、甲状腺超音波

※ CTA（CTアンギオグラフィー）、MRA（MRアンギオグラフィー）、PRA（血漿レニン活性）、PAC（血漿アルドステロン濃度）、MIBG（メタヨードベンジルグアニジン）、ACTH（副腎皮質刺激ホルモン）、TSH（甲状腺刺激ホルモン）

3 「家庭血圧」を基に診断・評価

　外来など医療機関で測定する血圧は、患者の緊張などにより上昇する、いわゆる「白衣高血圧」を示すことが多い。一方で、家庭血圧（特に早朝血圧）が高く、診察室血圧は良好な「仮面高血圧」が心血管病の高リスクとなることも報告されている。従って、家庭血圧や自由行動下血圧（24時間血圧測定、ambulatory blood pressure monitoring；ABPM）など診察室以外の血圧情報から、白衣高血圧や仮面高血圧などの病態を評価することが、薬剤の効果の把握や、適切な薬剤選択につながる。

　家庭血圧の測定は、全ての高血圧患者に勧めるべきであり、1日2回、朝と就寝前に測定する。日本高血圧学会が2014年に発表した『高血圧治療ガイドライン』（JSH2014）では、測定時間について、朝の場合は起床後1時間以内、排尿後、服薬前、朝食前の安静時に測定し、晩は就床前の安静時に測定するよう勧めている（表2）。1日に何度も血圧を測定するのは容易ではないが、薬効が減弱しがちな起床後、服薬前など、同じ条件下で継続して測定することが重要である。

　診察室血圧と家庭血圧、ABPMを用いた高血圧の診断手順を図3に示す。診察室血圧が140/90mmHg以上で、かつ家庭血圧が135/85mmHg以上の場合、高血圧と確定診断できるが、診察室血圧と家庭血圧の診断が異なる場合は、家庭血圧の

図3　血圧測定と高血圧診断手順（JSH2014、一部改変）

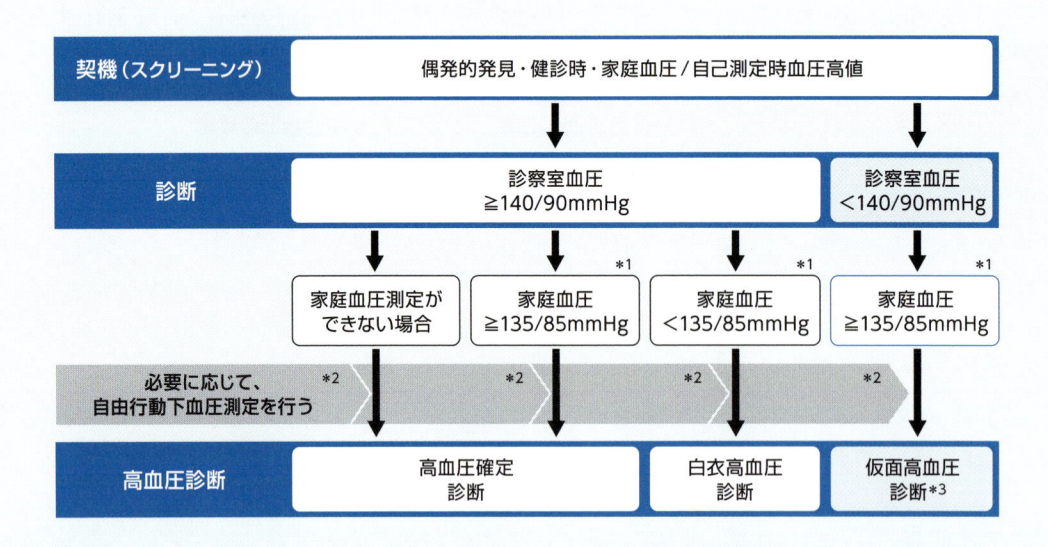

```
契機（スクリーニング）： 偶発的発見・健診時・家庭血圧／自己測定時血圧高値
　　　　　↓
診断：
　診察室血圧 ≧140/90mmHg　　　　　　　　　　診察室血圧 <140/90mmHg
　　↓　　　　　↓*1　　　　↓*1　　　　　　　　　↓*1
家庭血圧測定が　家庭血圧　　家庭血圧　　　　　　家庭血圧
できない場合　　≧135/85mmHg　<135/85mmHg　　　≧135/85mmHg

必要に応じて、自由行動下血圧測定を行う　*2

高血圧診断：
　高血圧確定診断　　　　　　白衣高血圧診断　　　仮面高血圧診断*3
```

*1　診察室血圧と家庭血圧の診断が異なる場合は家庭血圧の診断を優先する。自己測定血圧とは、公共の施設にある自動血圧計や職域、薬局などにある自動血圧計で、自己測定された血圧を指す

*2　自由行動下血圧の高血圧基準は、24時間平均130/80mmHg以上、昼間平均135/85mmHg以上、夜間平均120/70mmHg以上である。自由行動下血圧測定が実施可能であった場合、自由行動下血圧基準のいずれかが以上を示した場合、高血圧あるいは仮面高血圧と判定される。また全てが未満を示した場合は正常あるいは白衣高血圧と判定される

*3　この診断手順は未治療高血圧対象に当てはまる手順であるが、仮面高血圧は治療中高血圧にも存在することに注意する必要がある

解説　高血圧の基礎知識

表2　家庭血圧測定の方法・条件・評価（JSH2014、一部改変）

装　置	上腕カフ・オシロメトリック法に基づく装置
測定環境	1）静かで適当な室温の環境 2）原則として背もたれ付きの椅子に脚を組まず座って1〜2分の安静後 3）会話を交わさない環境 4）測定前に喫煙、飲酒、カフェインの摂取は行わない 5）カフ位置を心臓の高さに維持できる環境
測定条件	1）必須条件　a. 朝（起床後1時間以内） 　　　　　　　　排尿後、朝の服薬前、朝食前、座位1〜2分安静後 　　　　　　b. 晩（就床前） 　　　　　　　　座位1〜2分安静後 2）追加条件　a. 指示により、夕食前、晩の服薬前、入浴前、飲酒前など 　　　　　　　　その他適宜（自覚症状のあるとき、休日昼間、深夜睡眠時）
測定回数	1機会原則2回測定し、その平均を取る
測定期間	できる限り長期間
記　録	全ての測定値を記録する
評価の対象	●朝測定値5日(5回)以上の平均　●晩測定値5日(5回)以上の平均 ●全ての個々の測定値
評　価	高血圧：朝・晩それぞれの平均値≧135/85mmHg 正常血圧：朝・晩それぞれの平均値＜125/80mmHg

※家庭血圧測定の指導方法の詳細は、153ページ特別収録1「家庭血圧測定指導のコツ」を参照。

測定結果を優先して診断する。

心血管リスクとしての仮面高血圧

診察室血圧は正常域でも診察室外血圧が管理不良な仮面高血圧は、脳卒中など心血管病のリスクが高い病態である。図4に仮面高血圧に含まれる病態とその因子を示す。昇圧時間帯に応じて、起床時間帯の血圧が高くなる「早朝高血圧」、職場や家庭での精神的ストレスなどが要因で日中の血圧が高い「昼間高血圧」、夜寝ている間に血圧が高くなる「夜間高血圧」に分類される。降圧治療中の者においては、特に早朝血圧の管理が、心血管イベントの発症を防ぐ観点で重要である。

4 高血圧の治療

高血圧者においては、降圧治療の有無にかかわらず、生活習慣の修正を指導する（表3）。特に食塩摂取量が多く、食塩感受性の高い日本人においては、減塩が最も重要である。

降圧治療の進め方を図5に示す。積極的適応となる病態がない場合、第一選択薬としては、Ca拮抗薬、レニン・アンジオテンシン系阻害薬（ARBまたはACE阻害薬）、利尿薬のいずれかが用いられる。2剤の併用では、上記3剤のうちの2剤の組み合わせ、3剤併用では、上記3剤の組み合わせが原則である。16ページから、降圧薬の使い分けの実際について、症例を提示しながら解説する。

図4　仮面高血圧に含まれる病態とその因子（JSH2014）

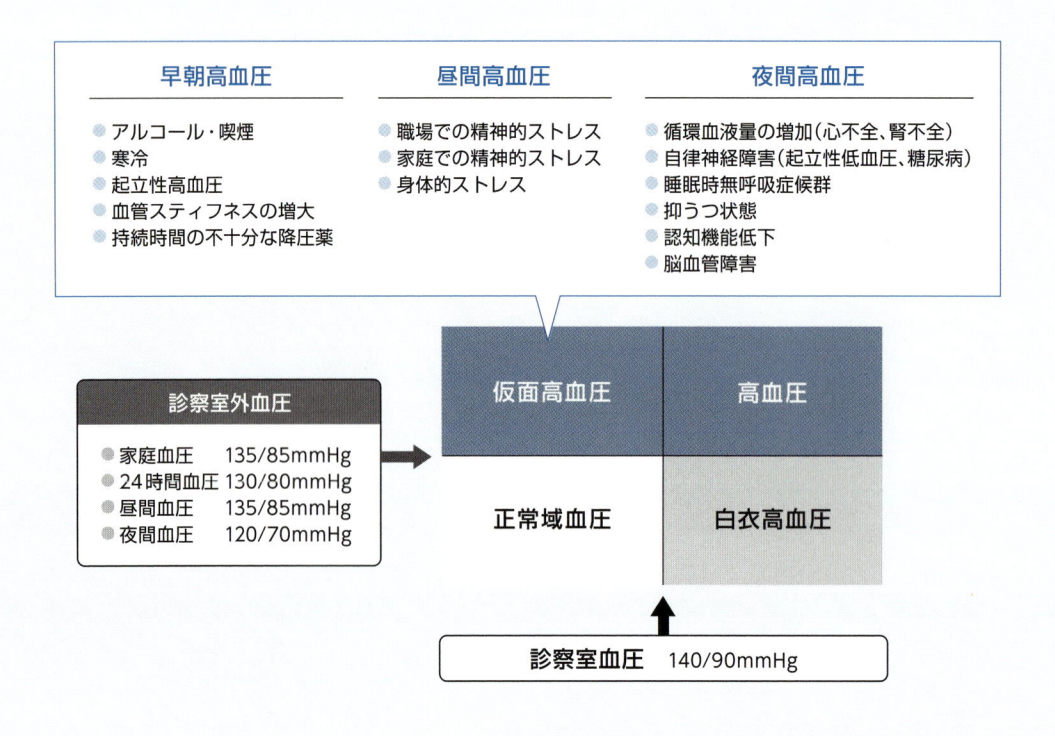

早朝高血圧	昼間高血圧	夜間高血圧
・アルコール・喫煙 ・寒冷 ・起立性高血圧 ・血管スティフネスの増大 ・持続時間の不十分な降圧薬	・職場での精神的ストレス ・家庭での精神的ストレス ・身体的ストレス	・循環血液量の増加（心不全、腎不全） ・自律神経障害（起立性低血圧、糖尿病） ・睡眠時無呼吸症候群 ・抑うつ状態 ・認知機能低下 ・脳血管障害

診察室外血圧
- 家庭血圧　　　135/85mmHg
- 24時間血圧　130/80mmHg
- 昼間血圧　　　135/85mmHg
- 夜間血圧　　　120/70mmHg

	仮面高血圧	高血圧
	正常域血圧	白衣高血圧

診察室血圧　140/90mmHg

解説 高血圧の基礎知識

表3 生活習慣の修正項目（JSH2014）

1	減塩	1日6g未満
2a	野菜・果物	野菜・果物の積極的摂取＊
2b	脂質	・コレステロールや飽和脂肪酸の摂取を控える ・魚（魚油）の積極的摂取
3	減量	BMI（体重(kg)÷[身長(m)]^2）が25未満
4	運動	心血管病のない高血圧患者が対象で、有酸素運動を中心に定期的に（毎日30分以上を目標に）運動を行う
5	節酒	エタノールで 男性1日20〜30mL以下、女性1日10〜20mL以下
6	禁煙	（受動喫煙の防止も含む）

生活習慣の複合的な修正はより効果的である

＊ 重篤な腎障害を伴う患者では高K血症を来すリスクがあるので、野菜・果物の積極的摂取は推奨しない。糖分の多い果物の過剰な摂取は、肥満者や糖尿病などのカロリー制限が必要な患者では勧められない

図5 積極的適応がない場合の高血圧治療の進め方（JSH2014、一部改変）

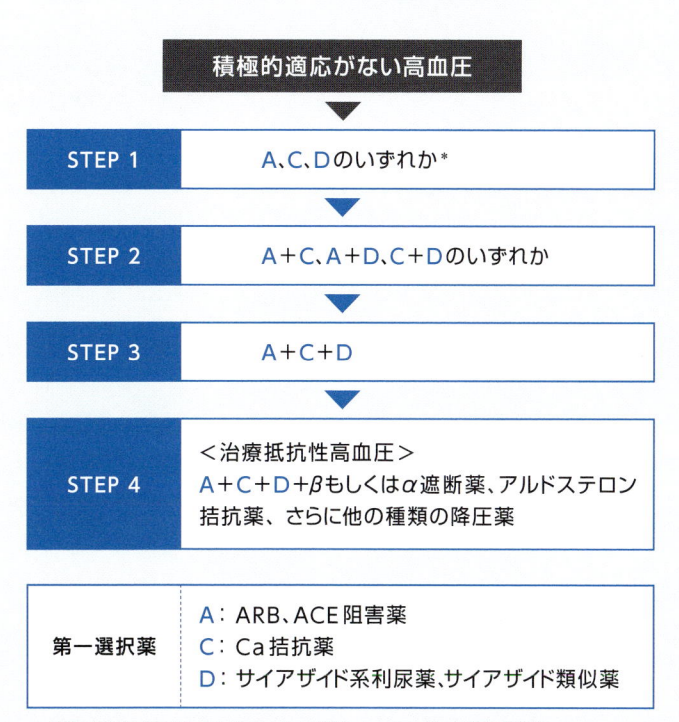

積極的適応がない高血圧
↓
STEP 1　A、C、Dのいずれか＊
↓
STEP 2　A＋C、A＋D、C＋Dのいずれか
↓
STEP 3　A＋C＋D
↓
STEP 4　＜治療抵抗性高血圧＞
A＋C＋D＋βもしくはα遮断薬、アルドステロン拮抗薬、さらに他の種類の降圧薬

第一選択薬
A：ARB、ACE阻害薬
C：Ca拮抗薬
D：サイアザイド系利尿薬、サイアザイド類似薬

＊ 高齢者では常用量の2分の1から開始、1〜3カ月の間隔で増量

医師が処方を決めるまで

高血圧の処方の実際

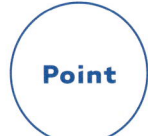

Point
- ▶合併症を考慮して薬剤を選択
- ▶併用時は配合剤で患者負担を軽減
- ▶治療には家庭血圧の測定が不可欠

JSH2014では、①患者の年齢や病態、合併症ごとに設定された厳格な降圧目標の達成、②少量の利尿薬を含む降圧薬の積極的な併用（コンビネーションセラピー）が不可欠であると強調している。

第一選択薬として用いられる降圧薬には、Ca拮抗薬、レニン・アンジオテンシン系阻害薬（ARBまたはACE阻害薬）、利尿薬──があるが、①の合併症を考慮した薬剤選択に関して、JSH2014では**表4**のように提唱している。また、②の併用療法を行う上では、配合剤を使うことで1回に服用する錠数を減らし、服薬アドヒアランスを向上できる。

症例1

合併症や臓器障害を特に認めない72歳女性

① 初回の処方
　アムロジン錠 2.5mg　1回1錠（1日1錠）
　1日1回　朝食後　14日分

② 3カ月後の処方
　アムロジン錠 5mg　1回1錠（1日1錠）
　1日1回　朝食後　30日分

③ 6カ月後の処方
　ノルバスク錠 5mg　1回1錠（1日2錠）
　1日2回　朝夕食後　30日分

症例1　合併症がない高齢者はCa拮抗薬でゆっくり降圧

最初に紹介する症例は、合併症や臓器障害がなく、健診で高血圧を指摘されて受診した72歳の女性患者である。数年前から、健診のたびに「血圧が高め」と言われ、塩分を控えるなど食事に気を付けていたが、最近の健診で「要治療」と指摘されたため受診した。

初診時の血圧は172/84mmHgであった。前期高齢者（65歳以上75歳未満）の降圧目標値についてJSH2014では、140/90mmHg未満としている（18ページ**表5**）。若・中年者、前期高齢者では、140/90mmHg未満でさらなる降圧による心血管病の相対リスクの低下は期待できるが、140/90mmHgより低い目標血圧を有意性をもって支持する介入試験の成績は乏しいことから、このような目標値となった。

さて、本症例の治療では、降圧薬のうち国内での使用実績が豊富な長時間作用型Ca拮抗薬のアムロジピンベシル酸塩（商品名アムロジン、ノルバスク他）を少量から投与することにした。患者は高齢でこれまでに降圧薬の服用歴がないことから、「ゆっくり下げる」ことを意識し、2.5mg/日から始めて、3カ月後に5mg/日に増量した。

初めて降圧薬による治療を行う場合、初診から3

〜6カ月をめどに目標値を達成できたかどうかを確認する。達成できていない場合は、さらに増量する。本症例では、目標血圧を達成できなかったため、初診から6カ月後にはノルバスクを10mg/日まで増量した。服用時点を朝夕食後の2回に分割したのは、高用量のCa拮抗薬やARBを投与する際、朝食後に1回投与するよりも朝夕2回に分割した方が、経験的により安定した降圧効果が得られるためである。特に高齢者では、夜間から早朝にかけて血圧が上昇しやすいため、夕食後投与でより良いコントロールが得られる可能性が高い。

アムロジピンベシル酸塩の増量ではなく、ARBとの配合剤であるユニシア配合錠HD（一般名カンデサルタンシレキセチル・アムロジピンベシル酸塩）、エックスフォージ配合錠（バルサルタン・アムロジピンベシル酸塩）、ミカムロ配合錠AP（テルミサルタン・アムロジピンベシル酸塩）、アイミクス配合錠LD（イルベサルタン・アムロジピンベシル酸塩）、ザクラス配合錠HD（アジルサルタン・アムロジピンベシル酸塩）に変更する方法もある。

本症例のようにCa拮抗薬で治療を開始した場合の"次の一手"を18ページ図6にまとめた。

症例2 メタボ症例ではインスリン抵抗性を考慮

次の患者は、腹囲は96cm、BMI 27.5と肥満傾向があり、空腹時血糖値が120mg/dLと耐糖能異常もある52歳の男性である。食事療法がうまくいかず、薬物治療を開始した。

表4 主要降圧薬の積極的適応（JSH2014、一部改変）

		Ca拮抗薬	ARB/ACE阻害薬	サイアザイド系利尿薬	β遮断薬
左室肥大		●	●		
心不全			●*1	●	●*1
頻脈		●非ジヒドロピリジン系			●
狭心症		●			●*2
心筋梗塞後			●		●
CKD*3	蛋白尿(−)	●	●	●	
	蛋白尿(+)		●		
脳血管障害慢性期		●	●	●	
糖尿病/MetS*4			●		
骨粗鬆症				●	
誤嚥性肺炎			●ACE阻害薬		

*1 少量から開始し、注意深く漸増する　*2 冠攣縮性狭心症には注意　*3 慢性腎臓病　*4 メタボリックシンドローム

表5　降圧目標（JSH2014）

	診察室血圧	家庭血圧
若年、中年、前期高齢者患者	140/90mmHg 未満	135/85mmHg 未満
後期高齢者患者	150/90mmHg 未満 （忍容性があれば140/90mmHg未満）	145/85mmHg 未満（目安） （忍容性があれば135/85mmHg未満）
糖尿病患者	130/80mmHg 未満	125/75mmHg 未満
CKD患者 （蛋白尿陽性）	130/80mmHg 未満	125/75mmHg 未満（目安）
脳血管障害患者 冠動脈疾患患者	140/90mmHg 未満	135/85mmHg 未満（目安）

注：目安で示す診察室血圧と家庭血圧の目標値の差は、診察室血圧140/90mmHg、家庭血圧が135/85mmHgが、高血圧の診断基準であることから、この二者の差を当てはめたものである

図6　カルシウム（Ca）拮抗薬を開始薬とした場合の"次の一手"

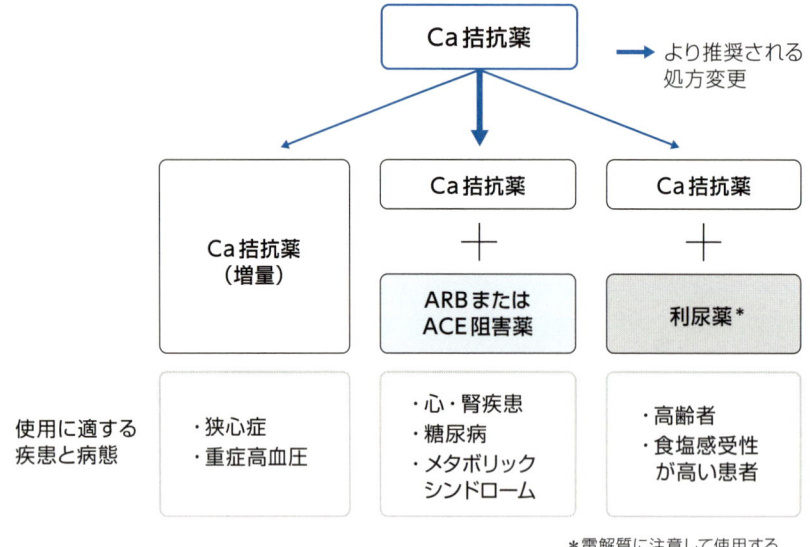

```
                    Ca拮抗薬
                   ┌──┬──┐      → より推奨される
                   │  │  │        処方変更
                   ↓  ↓  ↓
                Ca拮抗薬  Ca拮抗薬
                   ＋      ＋
   Ca拮抗薬    ARBまたは   利尿薬＊
   （増量）    ACE阻害薬

使用に適する  ・狭心症    ・心・腎疾患   ・高齢者
疾患と病態    ・重症高血圧 ・糖尿病      ・食塩感受性
                         ・メタボリック   が高い患者
                          シンドローム
```

＊電解質に注意して使用する

解説　高血圧の処方の実際

　この患者のように、糖尿病がある患者の降圧目標値について、JSH2014では表5に示す通り130/80mmHg未満としている。17ページ表4のように、糖尿病のある患者に対する第一選択薬はARBまたはACE阻害薬である。中でも、ミカルディス（一般名テルミサルタン）はインスリン抵抗性改善作用が報告されていることから、この患者では同薬を40mg/日で開始することにした。

　初診から3カ月後、さらなる降圧が必要と判断し、ミカルディスを80mg/日に増量した。しかし、さらに3カ月が経過してもコントロールが不十分だったため、利尿薬かCa拮抗薬の追加を検討した。利尿薬とCa拮抗薬の追加は同程度の降圧効果が期待できる。利尿薬は、日ごろから塩分摂取量が多く、減塩で降圧しやすい（食塩感受性の高い）高齢者や肥満の患者で高い効果を発揮することが知られている。ただし、サイアザイド系利尿薬は、インスリン抵抗性の増悪や尿酸値の上昇が懸念されるため、注意が必要である。

> **症例2**
>
> 糖尿病（メタボリックシンドローム）を合併する52歳男性
>
> ① 初回の処方
> 　　ミカルディス錠 40mg　1回1錠（1日1錠）
> 　　　1日1回　朝食後　14日分
>
> ② 3カ月後の処方
> 　　ミカルディス錠 80mg　1回1錠（1日1錠）
> 　　　1日1回　朝食後　30日分

　なお、テルミサルタンには、利尿薬との配合剤であるミコンビ配合錠AP/BP（テルミサルタン・ヒドロクロロチアジド）と、Ca拮抗薬との配合剤であるミカムロ配合錠AP/BP（テルミサルタン・アムロジピンベシル酸塩）がある。患者の経済的負担や服薬アドヒアランスを勘案すると、併用するなら配合剤を薦めるのが妥当であろう。

図7　ARBまたはACE阻害薬を開始薬とした場合の"次の一手"

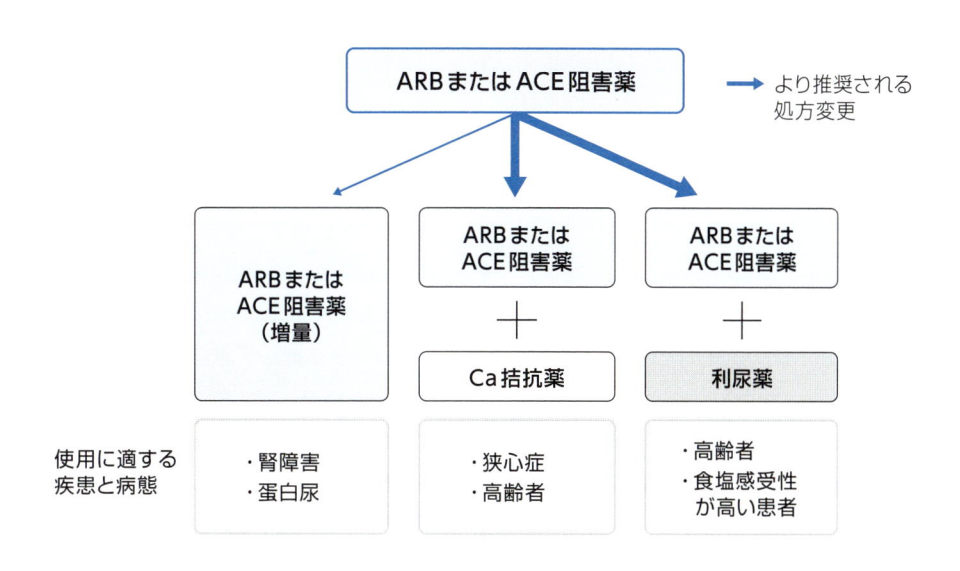

```
                    ARBまたはACE阻害薬              → より推奨される処方変更
                   ↙        ↓        ↘
         ARBまたは      ARBまたは       ARBまたは
         ACE阻害薬      ACE阻害薬       ACE阻害薬
         （増量）          ＋              ＋
                        Ca拮抗薬          利尿薬

使用に適する    ・腎障害       ・狭心症        ・高齢者
疾患と病態      ・蛋白尿       ・高齢者        ・食塩感受性
                                              　が高い患者
```

本症例のようにARB（またはACE阻害薬）を開始薬とした場合の"次の一手"は、19ページ図7のような考え方で選択している。この患者は最終的に、ミカムロ配合錠BPによる治療を選択し、コントロールできた。

症例3　ARB治療中に蛋白尿が見つかったら

症例1および2は、高血圧の治療開始時の薬剤選択についてだが、我々臨床医が日常診療でよく遭遇するのは、既にARBやCa拮抗薬の常用量を投与しているにもかかわらず降圧が不十分な症例である。

症例3として紹介する64歳の女性患者は、近医にて1年前からARBのディオバン（バルサルタン）単剤による治療を開始していた。だが、最近受けた健診で蛋白尿を指摘され、腎臓病合併時の降圧目標値である130/80mmHgを達成できていないため、当院を紹介受診となった。

慢性腎臓病（CKD）の治療指針を示した日本腎臓学会『CKD診療ガイド2013』によれば、蛋白尿がみられる高血圧患者における第一選択薬は、腎保護効果の観点からARBまたはACE阻害薬で、第二選択薬として利尿薬かCa拮抗薬の追加併用が推奨されている。

この患者に対しては、蛋白尿の改善効果や腎保護効果を持つことが報告されているCa拮抗薬のアテレック（シルニジピン）を10mg/日で追加処方することにした。蛋白尿改善効果を有するCa拮抗薬には、カルブロック（アゼルニジピン）、コニール（ベニジピン塩酸塩）もあるので、これらを併用してもよい。シルニジピンとARB（バルサルタン）の配合剤（アテディオ配合錠）、アゼルニジピンとARB（オルメサルタンメドキソミル）の配合剤（レザルタス配合錠LD/HD）も使用可能である。2剤を併用しても効果が不十分であれば、利尿薬の追加を検討する。

症例4　ARBとCa拮抗薬併用時の次の一手

最後は、ARBとCa拮抗薬の2剤を併用しても十分な降圧効果を得られない場合の処方例を紹介する。

この患者は3年前に高血圧を指摘され、薬物治療を開始した52歳の男性である。服薬アドヒアランスは良好であるものの、ARB（ニューロタン50mg）とCa拮抗薬（アダラートCR40mg）を併用しても、140/90mmHgの降圧目標を達成できていなかった。

こうした場合、患者の合併症などから、①Ca拮抗薬を上限量まで増やす、②ARBを上限量まで増やす、③ARBを利尿薬との配合剤に切り替える——といった3つの処方例が考えられる。

合併症が特になく、エビデンスを重視するなら、Ca拮抗薬を上限量まで使用する（①）か、利尿薬のヒドロクロロチアジドを常用量の半量を含む配合剤であるプレミネントLD（ロサルタンカリウム）などを選ぶ（③）。①の治療法を選択した場合、例えば「アダラートCR40mg　1錠、ニューロタン50mg　1錠（1日1回朝食後）、アダラートCR20mg　1錠（1日1回夕食後）」という処方が考え得る。だが、現実には1回服用錠数や服薬回数が少ない点で、③が望ましいだろう。本症例も③の処方を選択した。

症例3

ARBで降圧不十分かつ蛋白尿を認める64歳女性

●処方
　ディオバン錠80mg　1回1錠（1日1錠）
　アテレック錠10　1回1錠（1日1錠）
　　1日1回　朝食後　30日分

> **症例4**
>
> Ca拮抗薬とARBで降圧不十分な
> 52歳男性
>
> ●処方
>   アダラートCR錠40mg　1回1錠(1日1錠)
>   プレミネント配合錠LD　1回1錠(1日1錠)
>   1日1回　朝食後　30日分

　肥満の患者であれば、①～③のどの処方でもよいが、食塩感受性が高い可能性を考慮すると、利尿薬の入った③が理にかなっている。ただし、糖尿病の患者では代謝への影響に注意が必要である。一方、ARBは脳、心臓、腎臓といった臓器保護効果が高いので、蛋白尿やCKDの合併例、心肥大のある患者には、ARBを増量する②の処方を選ぶ。処方例は、「アダラートCR40mg　1錠(1日1回朝食後)、ニューロタン50mg　2錠(1日2回朝夕食後)」である。

　なお、ARBと利尿薬の配合剤やARBとCa拮抗薬の配合剤などの降圧配合剤については、現在、様々な商品が発売されている。含まれる成分や配合比は、商品により異なっており、非常に複雑になっている(22、23ページ **図8～10**)。

家庭血圧の測定が治療には不可欠

　降圧薬の効果を踏まえた処方変更は、数カ月から半年程度の血圧の推移を見て実施することが多い。そのためには、12ページで解説した通り、家庭での日々の血圧測定が欠かせない。日々の血圧は変動することも多いが、血圧手帳に記載された家庭血圧をグラフ化すると薬の効果がよく理解できるようになり、治療に積極的になる患者が多くなる。

　皆さんの薬局でも、ぜひ、患者に家庭血圧の測定・記録を勧めて、服薬アドヒアランスの維持や向上につなげていただければ幸いである。

図8 降圧薬配合剤の一覧（2016年7月1日現在、カッコは含有するARBの一般名）

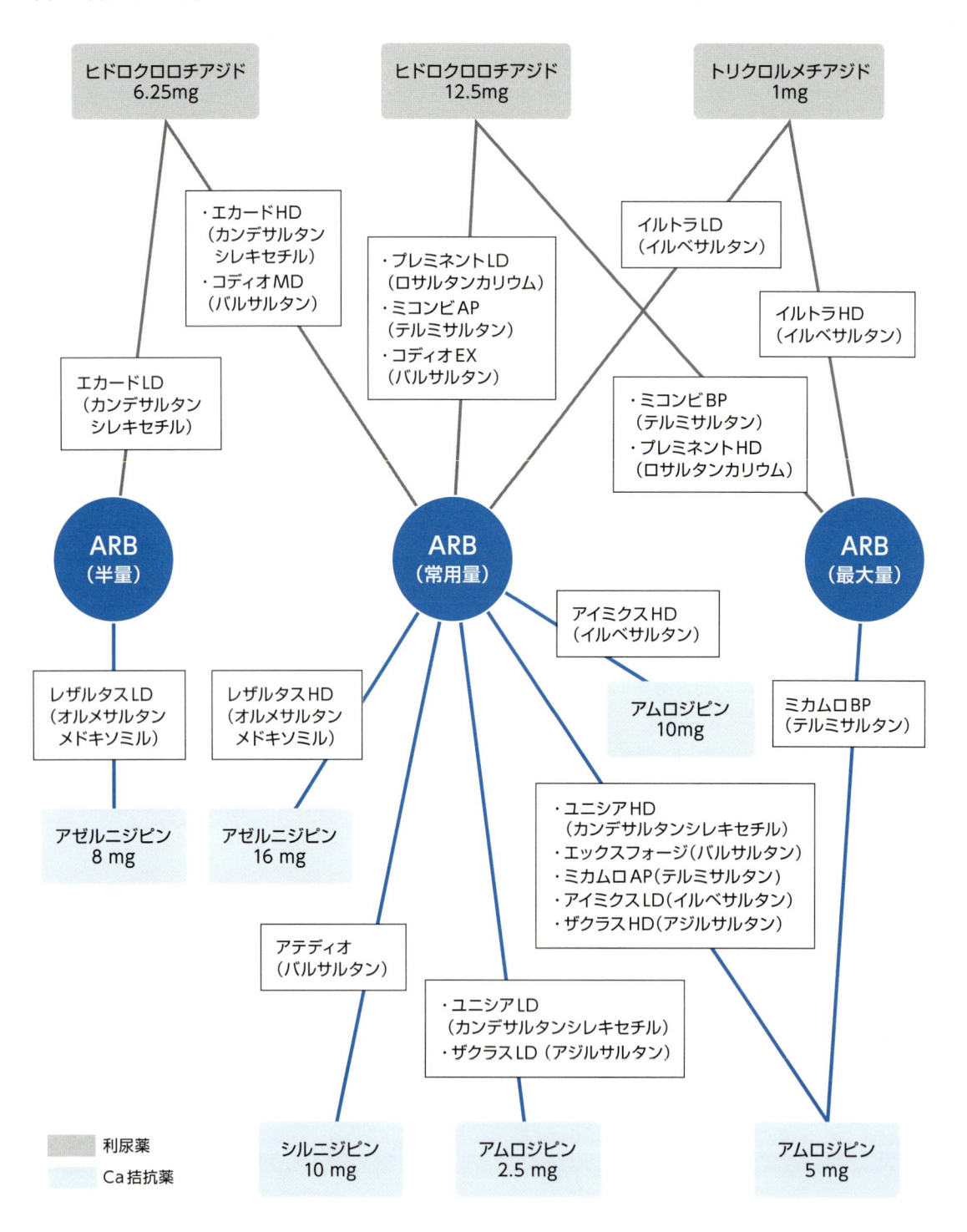

利尿薬系

- ヒドロクロロチアジド 6.25mg
  - エカードLD（カンデサルタン シレキセチル）［ARB（半量）］
  - エカードHD（カンデサルタン シレキセチル）［ARB（常用量）］
  - コディオMD（バルサルタン）［ARB（常用量）］

- ヒドロクロロチアジド 12.5mg
  - プレミネントLD（ロサルタンカリウム）［ARB（常用量）］
  - ミコンビAP（テルミサルタン）［ARB（常用量）］
  - コディオEX（バルサルタン）［ARB（常用量）］
  - ミコンビBP（テルミサルタン）［ARB（最大量）］
  - プレミネントHD（ロサルタンカリウム）［ARB（最大量）］

- トリクロルメチアジド 1mg
  - イルトラLD（イルベサルタン）［ARB（常用量）］
  - イルトラHD（イルベサルタン）［ARB（最大量）］

Ca拮抗薬系

- アゼルニジピン 8 mg
  - レザルタスLD（オルメサルタンメドキソミル）［ARB（半量）］

- アゼルニジピン 16 mg
  - レザルタスHD（オルメサルタンメドキソミル）［ARB（常用量）］

- シルニジピン 10 mg
  - アテディオ（バルサルタン）［ARB（常用量）］

- アムロジピン 2.5 mg
  - ユニシアLD（カンデサルタンシレキセチル）［ARB（常用量）］
  - ザクラスLD（アジルサルタン）［ARB（常用量）］

- アムロジピン 5 mg
  - ユニシアHD（カンデサルタンシレキセチル）［ARB（常用量）］
  - エックスフォージ（バルサルタン）［ARB（常用量）］
  - ミカムロAP（テルミサルタン）［ARB（常用量）］
  - アイミクスLD（イルベサルタン）［ARB（常用量）］
  - ザクラスHD（アジルサルタン）［ARB（常用量）］
  - ミカムロBP（テルミサルタン）［ARB（最大量）］

- アムロジピン 10 mg
  - アイミクスHD（イルベサルタン）［ARB（常用量）］

■ 利尿薬
■ Ca拮抗薬

解説　高血圧の処方の実際

図9　ARB・利尿薬の配合剤（カッコは商品名）

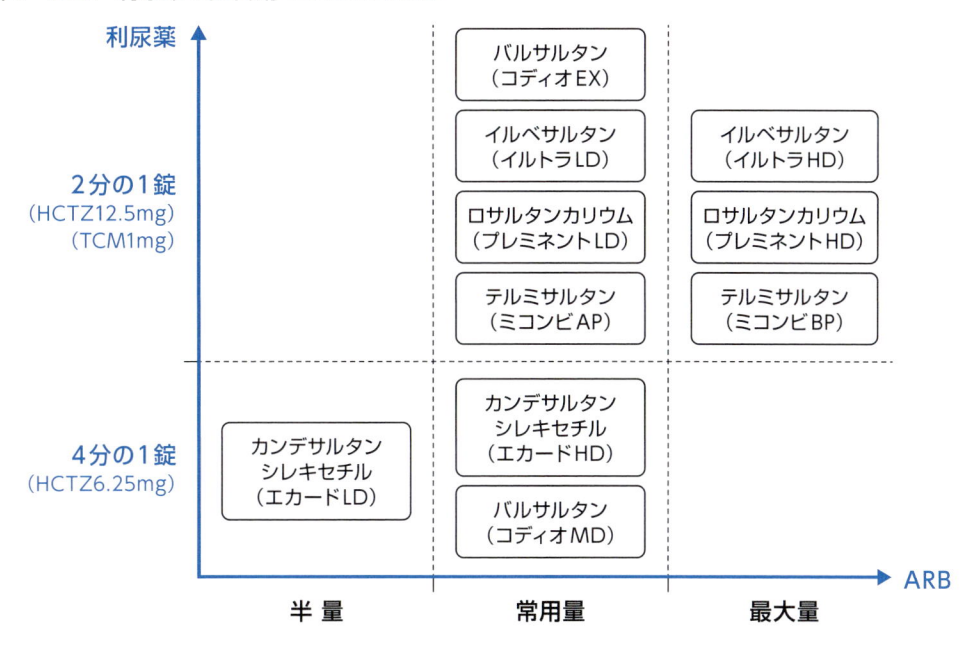

	半量	常用量	最大量
2分の1錠 （HCTZ12.5mg） （TCM1mg）		バルサルタン（コディオEX） イルベサルタン（イルトラLD） ロサルタンカリウム（プレミネントLD） テルミサルタン（ミコンビAP）	イルベサルタン（イルトラHD） ロサルタンカリウム（プレミネントHD） テルミサルタン（ミコンビBP）
4分の1錠 （HCTZ6.25mg）	カンデサルタンシレキセチル（エカードLD）	カンデサルタンシレキセチル（エカードHD） バルサルタン（コディオMD）	

縦軸：利尿薬　横軸：ARB

＊HCTZ：ヒドロクロロチアジド　TCM：トリクロルメチアジド

図10　ARB・Ca拮抗薬の配合剤（カッコは商品名）

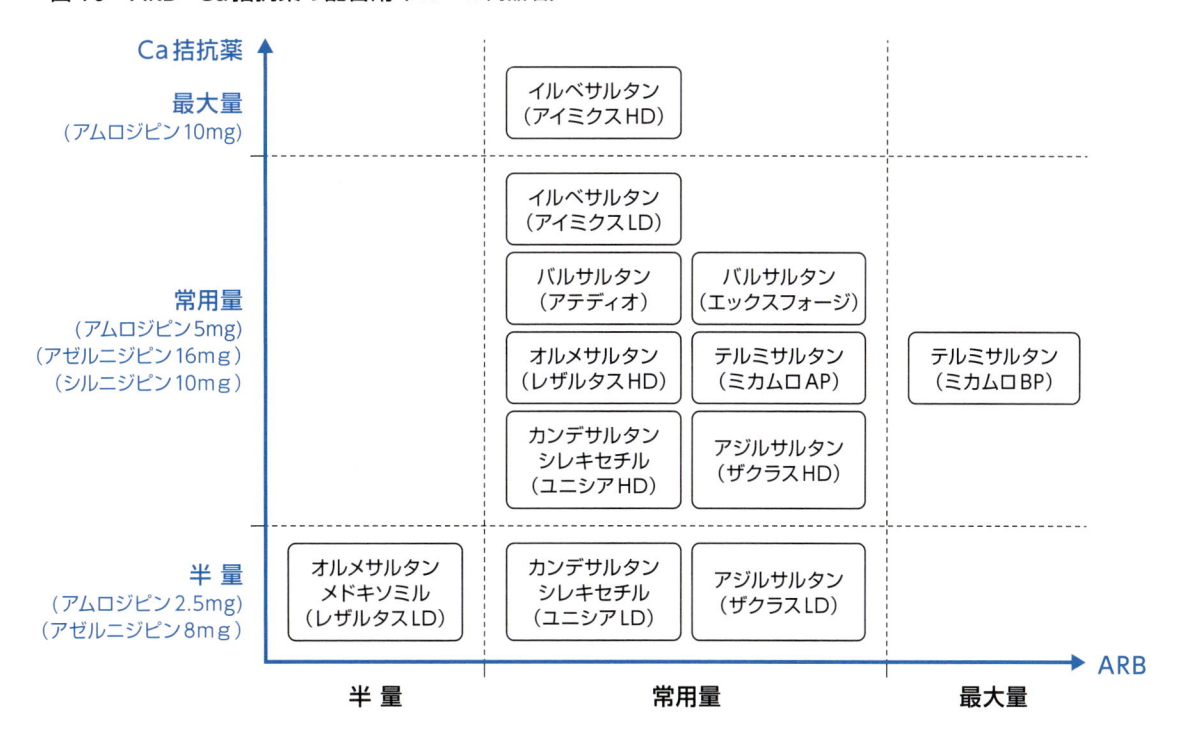

	半量	常用量	最大量
最大量 （アムロジピン10mg）		イルベサルタン（アイミクスHD）	
常用量 （アムロジピン5mg） （アゼルニジピン16mg） （シルニジピン10mg）		イルベサルタン（アイミクスLD） バルサルタン（アテディオ） オルメサルタン（レザルタスHD） カンデサルタンシレキセチル（ユニシアHD）	バルサルタン（エックスフォージ） テルミサルタン（ミカムロAP） アジルサルタン（ザクラスHD）	テルミサルタン（ミカムロBP）
半量 （アムロジピン2.5mg） （アゼルニジピン8mg）	オルメサルタンメドキソミル（レザルタスLD）	カンデサルタンシレキセチル（ユニシアLD）	アジルサルタン（ザクラスLD）	

縦軸：Ca拮抗薬　横軸：ARB

不整脈の基礎知識

山下 武志（公益財団法人心臓血管研究所［東京都港区］所長）

不整脈は、正常な心臓の電気的統御機構が破綻したあらゆる表現型の総称である。従って、不整脈の治療の要否や治療内容の決定には、心電図によるその種類の診断が必須である。心電図による不整脈診断は、心臓に生じている異常な電気現象を確定することにあり、薬物治療を組み立てる作業は、この異常な電気現象にどのように医療介入すれば、患者の予後向上に結び付くかを想像することにある。

1 心拍動をつかさどる「刺激伝導系」

　心臓は莫大な数の細胞から成り立っており、かつこれらの細胞は相協同して全身の血液循環という生体にとって極めて重要なポンプ機能を担っている。心臓の電気生理的活動はポンプ機能を有効に働かせるために極めて巧妙に造られており、異なった電気生理学的性質を持つ細胞群が多重に統御され、有効な心拍出量の確保に貢献している。

　正常では、心臓内で最も優勢な自動能を持つ「洞結節」にその興奮の開始があり、その後「心房」内を不均一に興奮伝導し、さらに十分な時間をもって「房室結節」から「ヒス束」を経て「プルキンエ線維」（His-Purkinje系）へと興奮が伝導する（図1）。さらに、His-Purkinje系は、有効な心拍出量を保つために極めて速い速度で「心室」全体を同期させて興奮させるように働いている。

　心臓にはこのような「刺激伝導系」と呼ばれる電気興奮・伝導の構造があり、それにより、心臓全体に興奮が効率よく伝わり、一定のリズムで拍動できるのである。このように、洞房結節を起源とした電気的興奮が心房から房室結節を経て心室に伝導する状態を、「洞調律」という。

　不整脈とはこのような統御機構が乱された状態であり、①正常な自動能の破綻、②興奮伝導障害による統御機構の破綻──という2つの病態のいずれかの機序による。

2 心筋細胞の電気現象

　前述の通り、心筋細胞の基本的な役割はポンプ活動を担うための収縮と弛緩にあるが、その指令系統は電気信号により行われる。つまり、心筋細胞は電気的な興奮に伴って収縮を行っており、このような電気的な興奮の様子を活動電位として記録することができる。体表面で記録される心電図は、このような活動電位の総和を記録している（図1）。

　心筋細胞は、安静時には細胞内電位が細胞外に比較して陰性に保たれているが、興奮シグナルが伝わると一気に陽性になり、それを契機として収縮が行われる。このような心筋細胞の活動電位は、陰性である静止膜電位（約-90mV）から、急速にプラス方向に立ち上がる初期相、その後に続くプラトー相、さらにマイナス方向に静止膜電位に戻る再分極相に分けられている（図2）。それぞれの相における電位、電流の形成は、細胞膜に存在するイオンの通過孔をNaイオン、Kイオンなどが通過することによって生み出されている。代表的イオン電流を図2に示したが、多くの抗不整脈薬はこのようなイオン電流を抑制することによって活動電位を修飾し、抗不整脈効果を発揮している。

図1 刺激伝導系と心筋部位による活動電位の差（文献1より引用改変）

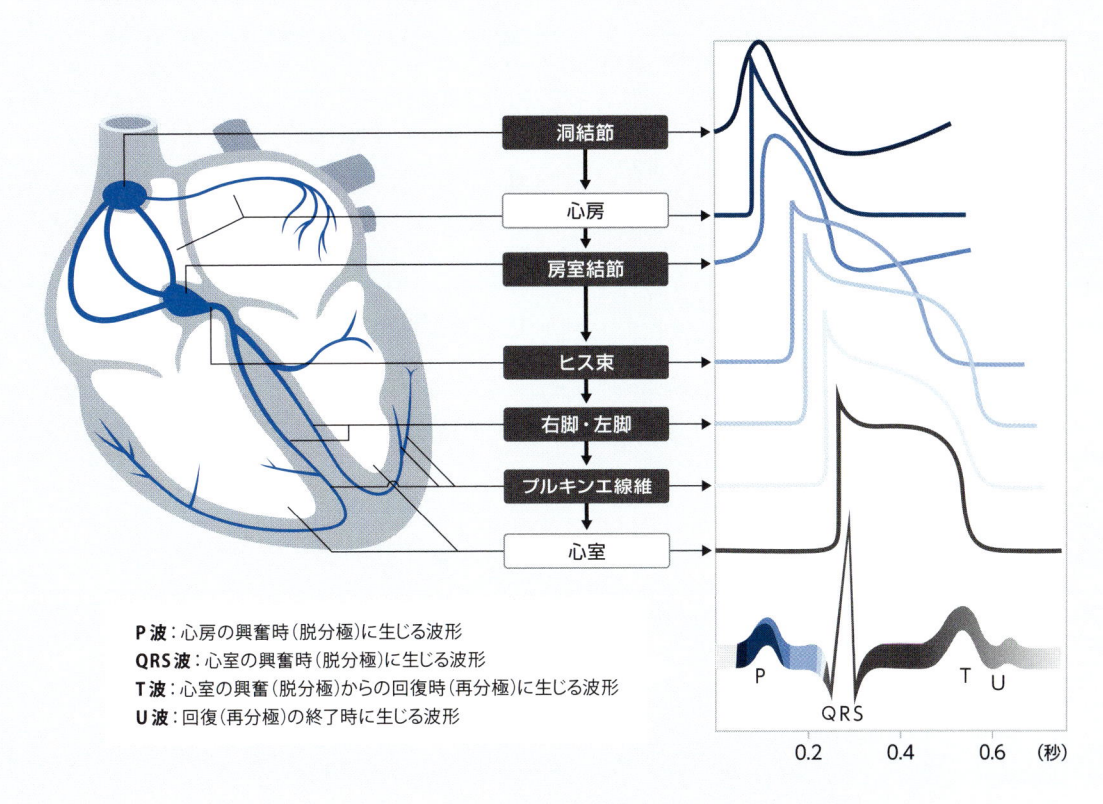

P波：心房の興奮時（脱分極）に生じる波形
QRS波：心室の興奮時（脱分極）に生じる波形
T波：心室の興奮（脱分極）からの回復時（再分極）に生じる波形
U波：回復（再分極）の終了時に生じる波形

図2 心筋細胞の代表的活動電位
矢印上向きは外向き電流、下向きは内向き電流を表す（文献2）

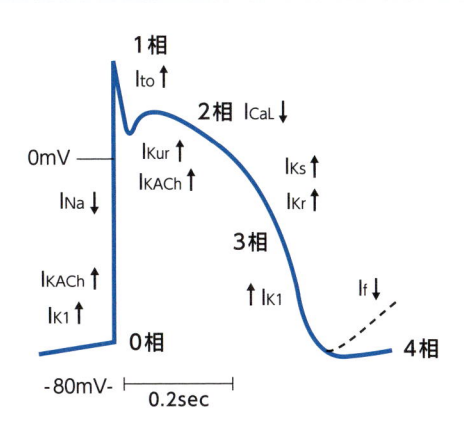

- 第0相：静止膜電位より急速に進行する脱分極相
- 第1相：電位がプラスになり、膜電位が逆転する相
- 第2相：プラトー相
- 第3相：再分極相
- 第4相：自動能を有する洞房結節や房室結節で活動電位の前に出現する緩徐脱分極相

全ての心筋細胞は、基本的に図2のような各相を有する活動電位を示すが、心筋の部位によりその波形が大きく異なる（図1）。このように部位によって活動電位が異なるのは、心筋各部位に要求されている心筋細胞の機能が異なるためと考えられている。

3 不整脈の分類と発症要因

正常心拍数は1分間に50～100回とされており、50回/分未満のものを「徐脈」、100回/分を超えるものを「頻脈」という。不整脈はこの心拍数で、大きく「徐脈性」と「頻脈性」に分けることができる。

徐脈性不整脈

徐脈性不整脈は基本的に、洞結節に異常のあるものと房室伝導に異常のあるものの2種類があり、それぞれ「洞機能不全症候群」「房室ブロック」と呼ぶ。

図3　頻脈性不整脈の命名法
心電図のQRS幅が狭い場合は上室不整脈、広い場合は心室不整脈であることが多い

不整脈の発生部位

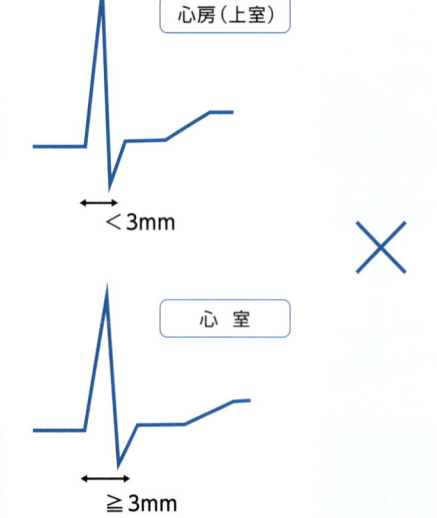

心房（上室）　＜3mm

心室　≧3mm

×

不整脈発現の様子

期外収縮
1つ余計に心拍出現

頻拍
3連発以上維持・100～250拍/分

粗動
250～350拍/分

細動
350拍/分以上～数えられない

「洞機能不全症候群」は、洞結節あるいはその周囲の障害により、洞徐脈、洞房ブロック、洞停止を生じ、アダムスストークス発作、心不全、易疲労性などを呈する症候群を指す。原因として虚血性心疾患、心筋症などがあるが不明な場合も多い。症状がない場合は無治療・経過観察の場合もあるが、失神やめまい、眼前暗黒感、息切れ、易疲労などの自覚症状が見られる場合は、ペースメーカー植え込みの適応となる。

「房室ブロック」は、心房から心室への興奮伝導が遅延、途絶するもので、伝導障害の程度により、1度、2度（ウェンケバッハ型、モビッツⅡ型）、3度に分類される。冠動脈疾患などの基礎心疾患に伴う場合もあれば、原因が不明な場合もある。めまいやふらつき、失神などの臨床症状を伴う2度、3度ブロックはペースメーカーの適応となる。なお、特に高齢者では、洞機能不全症候群、房室ブロックともに、投与された薬物が原因となることも多い。

頻脈性不整脈

頻脈性不整脈の種類は多いが、基本的に不整脈の「発生部位」と「不整の程度」を組み合わせた分類名が用いられている（**図3**）。発生部位は「上室」と「心室」の2種類に分けられる。上室は心室より上に存在するもので、心房と房室結節が含まれる。不整の程度は、発生部位の興奮頻度から、「期外収縮」「頻拍」「粗動」「細動」の4種類に分けられる。

- **期外収縮**：予期される心拍以外の時期に出現する収縮（3拍以内）
- **頻拍**：100〜250拍/分
- **粗動**：250〜350拍/分
- **細動**：350拍/分以上

このような分類を組み合わせ、例えば、心室から出現した期外収縮であれば「心室期外収縮」、心房から出現した粗動であれば「心房粗動」といった具合に、頻脈性不整脈を分類している。

正常な自動能の破綻による頻脈性不整脈の原因として、「異常自動能」と「撃発活動」がある。また、興奮伝導障害による頻脈性不整脈としては、「興奮旋回」による頻脈がある。

a）正常自動能と異常自動能

正常洞調律ではその興奮は洞房結節から出現し、これを「正常自動能」と呼ぶ。しかし正常自動能は、洞房結節のみに認められるわけではなく、房室接合部などその他の部位でも、それより弱い（あるいは頻度の遅い）自動能が存在している。一方、自動能が正常では認められない組織において病的な状態で出現する興奮頻度の高い自発的興奮を「異常自動能」と呼ぶ。心筋梗塞の急性期に合併する「促進型心室固有調律」がその代表例である。

b）撃発活動（triggered activity）

撃発活動は異常自動能とは異なり、その発生に先行する活動電位が必要である（＝自発的ではない）。先行する興奮から誘発された異常興奮であり、その発生様式から早期後脱分極、遅延後脱分極によるものに分けられる。前者の代表例として先天性、後天性QT延長症候群に伴うtorsades de pointesがある。遅延後脱分極の代表例には、ジギタリス中毒による心房頻拍や心室頻拍がある。

c）興奮旋回

ある一定の回路を興奮が旋回し、この興奮旋回の心拍数が洞調律より多い場合に、心臓の調律はこの興奮旋回に支配され、頻脈性不整脈となる。臨床で見られる多くの持続性不整脈（頻拍、粗動、細動）は、このような興奮旋回によるものと考えられている。

4 不整脈薬物治療の考え方

かつて、「不整脈＝悪」と考えて、全ての不整脈を消失させることを目的として薬物治療が行われるこ

表1 治療の主目的による不整脈の分類

- **生命予後の改善**
  心房細動・粗動　高度・完全房室ブロック
  心室頻拍　心室細動
- **QOLの向上**
  洞機能不全症候群　心房期外収縮
  心室期外収縮　上室頻拍

とがあった。現在では、心電図所見にこだわり過ぎず、「その不整脈を放置した場合に、患者はどうなるか」という自然予後を理解した上で、「薬物療法を行った場合に、患者の何が良くなるか」というクリニカルエビデンスに基づいた薬物療法が行われるようになっている。不整脈は、心電図の異常所見により命名されるが、その治療は必ずしも心電図を正常にすることではなく、患者の予後や生活の質を改善することが目的だからである。

治療の主目的による不整脈の分類を**表1**に示す。例えば、期外収縮のような生命予後に悪影響を及ぼさない不整脈に対しては、QOLが保たれる範囲で薬物を選択することを原則とし、場合によっては薬物治療を行わないという選択肢もあり得る。

一方、心房細動のように生命予後に悪影響を及ぼす不整脈の治療では、患者の症状やQOLにかかわらず、生命予後を改善する治療法を選択する。しかし、薬物では完全な生命予後の改善効果は期待できないため、ペースメーカーや植え込み式除細動器などのデバイスを用いた後に、薬物を補助的に使用することが多い。

いずれも、不整脈を完全に抑えようとすると、抗不整脈薬の副作用により、かえって患者のQOLを低下させかねない。その上、頻度は少ないが致命的な副作用で、生命予後に悪影響を及ぼすことがある。このため、臨床医は、使い慣れた、副作用を熟知している薬剤を選ぶことが多い。

次ページから、不整脈の治療における処方例を解説する。

参考文献

1) Netter FH. The Ciba collection of medical illustrations. volume 5:pp49, 1969
2) Schram G, et al. Differential distribution of cardiac ion channel expression as a basis for regional specialization in electrical function. Circ Res.2002;90:939-50.

解説　不整脈の処方の実際

医師が処方を決めるまで

不整脈の処方の実際

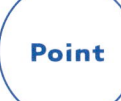

Point
- ▶ 心房および心室の期外収縮ではQOLを考慮し、原則として抗不整脈薬は投与せず、生活指導や抗不安薬を検討
- ▶ 発作性心房細動で症状が強い場合は、頓用で抗不整脈薬を投与するpill-in-the-pocket治療を検討
- ▶ 心房細動への抗凝固薬は、年齢や体重、腎機能のほか、塞栓や出血のリスク、薬価などを総合的に考慮して選択

　表2は、不整脈治療の方法を、副作用や侵襲が少ないソフトなものから列挙したものである。QOLの維持や向上が目的である場合は、可能な限り副作用や侵襲が少ないものから開始する。
　最初の症例は、QOLの向上を重視した典型的な処方例である。

表2　不整脈治療の方法

1	患者教育
2	抗不安薬
3	β遮断薬、Ca拮抗薬
4	β遮断薬、Ca拮抗薬以外の抗不整脈薬
5	カテーテル心筋焼灼術
6	デバイス（恒久的ペースメーカー、植え込み式除細動器）の植え込み

症例1　軽度の心房期外収縮に抗不安薬

　症例は会社員の47歳男性で、半年前から、睡眠不足や疲労がたまってくると時々動悸を感じることがあった。既往歴はなく、会社の健康診断で心房期外収縮があると判明し、精査目的で当院を受診した。ここ最近、動悸が悪化し、不安感が強くなっているという。
　当院初診時の12誘導心電図、胸部X線、心臓超音波検査では特に異常はなく、24時間（ホルター）心電図検査では心房期外収縮が1日約3000回起こっており、その一部は患者の自覚症状と一致していた。
　患者には、「心房期外収縮そのものは生命予後に悪影響を及ぼすものではない」とよく説明（患者教育）した上で、抗不安薬のリーゼ（一般名クロチアゼパム）を14日分処方した。心房期外収縮を治療する目的は、患者のQOL向上である。この患者は、健診で不整脈を指摘されて不安感が増したことが、QOLが低下した主な原因と考えられる。従って、患者教育に加え、不安感軽減のための抗不安薬を投与した。

> **症例1**
>
> 動悸による不安感が強い
> 心房期外収縮の47歳男性
>
> 初診時の処方
> 　リーゼ錠5mg　1回1錠（1日2錠）
> 　　1日2回　朝夕食後　14日分
> 初診から2週間後の処方
> 　リーゼ錠5mg　1回1錠（1日2錠）
> 　　1日2回　朝夕食後　14日分

> **症例2**
>
> 心室期外収縮のある35歳女性
>
> 初診時の処方
> 　メキシチールカプセル100mg
> 　　1回1カプセル（1日3カプセル）
> 　　1日3回　朝昼夕食後　30日分
>
> 初診から3カ月後の処方
> 　メキシチールカプセル50mg
> 　　1回1カプセル（1日3カプセル）
> 　　1日3回　朝昼夕食後　90日分

　経験上、こうしたケースでは抗不安薬を14日分服用することで、症状が治まることが多い。2週間後の再診を指示し、調子が良いようであればさらに14日分処方する。患者には「症状が良くなったら飲まなくてよい」と指示し、1カ月以上の処方は行っていない。

　本症例では初診から2週間後の再診時には、「ほとんど動悸が気にならなくなった」と話し、3週間後に服用を中止した。

症例2　QOL改善目的での抗不整脈薬は減量

　症例2は35歳の主婦で、月に1回程度、疲労時に脈が不規則に打つような感じになったり、胸が引きつれるような不快感があったため、当院を受診した。既往歴は特にない。

　初診時の脈拍リズムは正常で、心電図、胸部X線、心臓超音波検査で特記すべき異常はなかった。しかし、ホルター心電図検査で、症状に一致して心室期外収縮が連発していることが判明した。1日心室期外収縮数は約3200回、連発は14回記録されていた。

　この患者の症状は心室期外収縮の連発が原因と考えられたため、まず、睡眠を十分に取り、ストレスを緩和するよう生活指導を行った。その上で、心室期外収縮の連発を減らす目的で、抗不整脈薬のメキシチール（メキシレチン塩酸塩）を投与した。

　抗不整脈薬を選ぶ際、可能な限り副作用を回避することを念頭に置く。ただし、本症例のように基礎疾患（器質的心疾患や肝疾患、腎疾患）がない若年者では、抗不整脈薬の副作用は出にくいので、使い慣れた薬剤を選ぶ医師が多い。

　初診から1カ月後の再診時、胸部の不快感は大幅に減ったという。さらに1カ月後には、ホルター心電図でも心室期外収縮総数は900回に減少し、連発は消失した。

　こうした経過から、初診から3カ月後にメキシチールを150mg/日に減量した。

　不整脈の出現は一過性のことも多い。この患者でも減量後に自覚症状の増悪はなかったため、初診から半年後に処方を中止した。初診から1年後の現在、生活面に注意するだけで症状は抑えられている。

　このようにQOL改善を目的とする治療では、患者の状態を確認して、可能な限り抗不整脈薬の減

量を試みるのが一般的である。

症例3 発作性心房細動に抗不整脈薬を頓用

症例3は、発作性心房細動のため、生活に支障が生じている50歳女性である。器質的心疾患や甲状腺機能亢進症など、発作性心房細動を起こす原因疾患はない。数カ月に1回の頻度で、睡眠不足になると発作性心房細動が生じ、動悸が気になって家事も手につかないという。

発作性心房細動は、数分から数時間心房細動が持続するが、やがて自然に停止するものを指す。この患者は発作時に当院を受診した。

発作性心房細動は、多くの場合、特に治療しなくても24時間以内に停止するが、症状の程度が治療方針を左右する。

症状が軽度なら、β遮断薬やカルシウム（Ca）拮抗薬で心拍数をコントロールしておくだけでもよい。β遮断薬であればビソプロロールフマル酸塩（商品名メインテート他）を1回2.5mgで1日1回、Ca拮抗薬はベラパミル塩酸塩（ワソラン他）を1回40～80mgで、1日3回で処方している。しかし、この患者のように、症状が強く生活や仕事に支障のある場合には、抗不整脈薬で発作の早期停止を図る必要があり、頓用で処方した。

抗不整脈薬の頓用で心房細動発作を止める場合、薬剤をある程度多量に服用させる必要があるため、副作用の出現に注意する。副作用には、抗不整脈薬の陰性変力作用による心不全や、心室頻拍、心室細動といった重篤なものが含まれる。そのため、必ず初回は病院内で服用させ、効果と安全性を確認する必要がある。高齢者や心疾患、肝疾患、腎疾患のある患者では、副作用出現率が高いことが知られているので処方を避ける。

本例では、サンリズム（ピルシカイニド塩酸塩水和物）100mgの頓用で、40分後に心房細動は停止

症例3
数カ月に1度 強い心房細動がある50歳女性

初診時の処方
サンリズムカプセル50mg　1回2カプセル
発作時　5回分

した。停止後の心電図に乱れはなく（洞調律）、特記すべき異常はなかったため帰宅させた。また、数カ月に1回起きている発作を予防するために抗不整脈薬を毎日服用する必要はないと判断し、患者も希望していないため、頓用の5回分を処方し、次回の発作時に頓用するように指示した。

このように抗不整脈薬を1回で1日量またはその3分の2を服用させる方法は、pill-in-the-pocket治療として確立されている。患者には頓用で心房細動が止まらない場合、2度目の頓用は禁止である旨を伝えている。

症例4 心房細動には抗凝固薬＋抗不整脈薬

症例4は、近年急増している高齢者の心房細動である。心房細動は、重症脳梗塞の原因であり、実際に心房細動に起因する脳梗塞は、脳梗塞全体の2割以上を占めている。

高齢者の心房細動では、持続性はもちろん、発作性であっても、"二段構え"で処方を組み立てる。まずは脳梗塞の予防のため抗凝固療法を行い、さらに患者のQOLを考慮した抗不整脈薬の投与を行うのが基本である。

抗凝固療法に使用できる薬剤は、以前はワルファリンカリウム（商品名ワーファリン他）のみだったが、現在はダビガトランエテキシラートメタンスルホン

> **症例4**
>
> 脳梗塞を心配する心房細動の
> 75歳女性
>
> 初診時の処方
> 　ワーファリン錠1mg　1回1錠(1日1錠)
> 　　1日1回　夕食後　14日分
> 　ワソラン錠40mg　1回1錠(1日3錠)
> 　　1日3回　朝昼夕食後　14日分

> **症例5**
>
> 高血圧がある発作性心房細動の
> 68歳男性
>
> 前医の処方
> 　ワーファリン錠1mg　1回3錠(1日3錠)
> 　　1日1回　夕食後　60日分
> 　シベノール錠100mg　1回1錠(1日3錠)
> 　　1日3回　朝昼夕食後　60日分
> 初診から2週間後の処方
> 　アムロジン錠2.5mg　1回1錠(1日1錠)
> 　　1日1回　朝食後　28日分

酸塩（プラザキサ）、リバーロキサバン（イグザレルト）、アピキサバン（エリキュース）、エドキサバントシル酸塩水和物（リクシアナ）からも選択可能である。

これらの使い分けについては、それぞれに特徴があり、患者の背景を考慮して選択している。具体的には年齢、体重、腎機能（クレアチニンクリアランス、eGFR）、コンプライアンス（1日服用回数）、薬価、塞栓症と大出血のリスクなどから総合的に決めているのが実情で、専門医の間でもコンセンサスがない。なお、新規抗凝固薬の用量選択と1日薬価は、種類とクレアチニンクリアランスにより異なるため、図4を参考にしていただきたい。

症例4は75歳の女性で、心房細動の症状は軽いが、脳梗塞を心配して受診した。

この患者では、抗凝固薬としてワーファリン（一般名ワルファリンカリウム）1mg/日で治療を開始した。ワーファリンを選択したのは、患者が身内を脳梗塞で亡くしており、抗凝固療法を受けたいという意欲が高かったことと、低い薬価の薬剤を希望したからである。

患者には、心房細動の症状はほとんどなかったため、"ソフト"な抗不整脈薬として、Ca拮抗薬のワソラン（ベラパミル塩酸塩）を投与し、安静時心拍数が

60〜80回/分となるよう調節した。

本例ではワーファリンの代わりに新規抗凝固薬の選択もあり得るが、ワソランはP糖蛋白阻害薬であり、新規抗凝固薬の血中濃度を上昇させる可能性がある。

この場合、ワソランの代わりに、ビソプロロールフマル酸塩1.25〜2.5mg/日を1日1回で投与してもよいだろう。

症例5　降圧薬の併用で治療満足度が向上

発作性心房細動の症状が強く、抗不整脈薬ではなかなか抑制できない症例は少なくない。その場合、別の基礎疾患を治療することで、症状が改善し、患者の満足度が向上することがある。

症例5は、68歳の男性で、近所の内科からワーファリンとシベノール（シベンゾリンコハク酸塩）が投与されていた。だが、心房細動の症状が良くならないため、もう少し効果の高い治療を望んでいる。65歳以上で既にワルファリン投与による脳梗塞予防もなされており、心房細動への治療は適切だった。一方で、血圧は144/88mmHgと高いが、当分は経

解説　不整脈の処方の実際

図4　クレアチニンクリアランス別の抗凝固薬の1日薬価（2016年7月1日現在）

	15mL/分	30mL/分	50mL/分
ダビガトラン 75mg×2			272.8円
ダビガトラン 110mg			239.3円
リバーロキサバン		10mg（383.0円）	15mg（545.6円）
アピキサバン		5mg（272.8円）	10mg（545.6円）
エドキサバン		30mg（538.4円）	60mg（545.6円）
ワルファリン 1mg×3			28.8円
ワルファリン 5mg			9.9円

*　　　は禁忌、　　　は慎重投与
**　ダビガトランは、クレアチニンクリアランスで投与量が決まるのではなく、医師が投与量を選択する
***　体重＜60kgあるいはワソラン（ベラパミル塩酸塩）、キニジン（キニジン硫酸塩水和物）併用では30mgとする

過観察と言われていたという。

　本症例は脳梗塞予防に対する薬物療法は十分に行われており、QOLの向上が課題となる。シベノールをほかの抗不整脈薬に替えることも一法だが、シベノール以上の効果が表れるかは不確かで、新たな副作用で患者の信頼感を損なう心配もある。

　そこで、高血圧に注目した。心房細動の患者の7～8割に高血圧が併存しており、そのために心房細動が悪化している例は少なくない。

　患者には、血圧をコントロールすることで心房細動の抑制効果が期待できること、抗凝固療法を行う上で高血圧があると出血しやすいことを十分に理解してもらった上で、収縮期血圧の目標値を120mmHgとして、アムロジン（アムロジピンベシル酸塩）を追加処方とした。降圧薬は、ARBでもCa拮抗薬でも血圧をコントロールできれば、どちらを選択しても構わない。

　本症例では、血圧が110～120/75～80mmHgと低下して1～2カ月後に、心房細動発作の回数、持続時間が激減し、患者の満足度が著明に向上した。将来的には、カテーテルアブレーションを行う方針で臨んでいる。

　心房細動の薬物治療は、ワルファリンカリウムのみだった抗凝固薬に新たな選択肢が増えて、ここ数年で大きく変わった。抗凝固薬の選び方については多くの方から質問をされるが、一定の基準があるわけではなく、「患者ごとに違う」というのが実情である。2014年1月に、日本循環器学会や日本心臓病学会などの合同研究班から発表された『心房細動治療（薬物）ガイドライン（2013年改訂版）』にも、選択基準までは書かれていない。大規模スタディーを踏まえた薬剤選択の考え方だけでも、書籍1冊になるほどの情報量になるため、興味のある方は、私の著書『Old and New 心房細動の抗凝固療法』（メディカルサイエンス社、2012）をお読みいただければ幸いである。

虚血性心疾患の基礎知識

小笠原 定雅（おがさわらクリニック内科循環器科［東京都台東区］院長）

心臓は全身に酸素や栄養分を送り出すポンプの役割を担い、1日に約10万回動いている。心臓への酸素や栄養分の供給は、冠動脈という動脈により行われている。虚血性心疾患（狭心症、心筋梗塞）とは、心臓を動かすために心臓に酸素や栄養分を含んだ血液を送り出している冠動脈に、血液が十分に供給されない状態（心筋虚血）を引き起こす疾患である。

1 心臓の血管

心臓の栄養血管である冠動脈は、直径2～4mmの右冠動脈、左前下行枝、左回旋枝の3本から成り、これら3本の動脈は心臓の表面を走行する（図1）。これらの冠動脈から細かく枝分かれした動脈が心筋の中へ血流を供給する。虚血性心疾患の治療法である冠動脈形成術や冠動脈バイパス術は、右冠動脈、左前下行枝、左回旋枝および、そこから分かれた比較的太い冠動脈に対して行われる。

2 虚血性心疾患の発症機序

虚血性心疾患の最も多い原因は、加齢、脂質異常症、高血圧、糖尿病や喫煙などの危険因子を原因とする動脈硬化症である（表1）。冠動脈が冠動

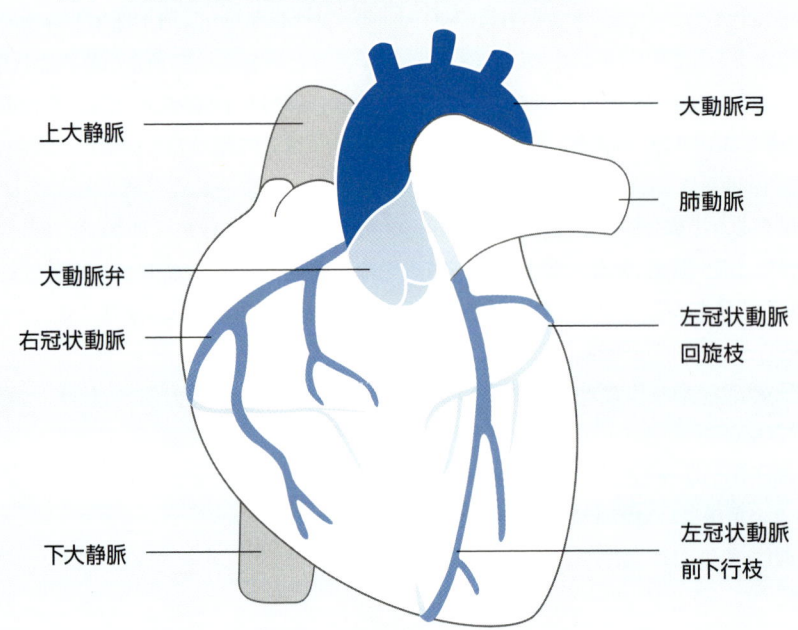

図1　心臓の表面を走る冠動脈と大血管との位置関係

脈内の粥状硬化病変（プラーク）により狭くなると、心臓への酸素や栄養分の供給が不足して心筋虚血という状態を引き起こし、身体を動かしたときに胸が痛くなる「労作性狭心症」という状態になる（図2）。前胸部の圧迫感・絞扼感、および左肩から左上肢、首から顎などにかけて放散痛が生じるが、安静にすると3〜5分程度で寛解する場合が多い。

また、冠動脈の動脈硬化により内皮機能が障害された結果、冠動脈が攣縮して心筋虚血を起こして発生する「冠動脈攣縮性狭心症」と呼ばれる病態もある。冠攣縮性狭心症は労作とは関係なく安静時に症状が出現することが特徴で、数分〜10分程度で消失する。

プラークが大きくなりその表面がもろくなると、プラークが突然に破綻して冠動脈の閉塞が生じ、「不安定狭心症」「急性心筋梗塞（acute myocardial infarction；AMI）」といった急性冠症候群（acute coronary syndrome；ACS）や突然死などを引き起こす。

不安定狭心症では、労作時・安静時を問わない

表1　虚血性心疾患の危険因子

- 加齢
  男性45歳以上、女性55歳以上
- 冠動脈疾患の家族歴
- 喫煙
- 高血圧
  収縮期血圧140mmHg以上、あるいは拡張期血圧90mmHg以上
- 肥満
  BMI 25以上かつウエスト周囲径が男性で85cm以上、女性で90cm以上
- 耐糖能異常
  境界型および糖尿病型
- 高コレステロール血症
  LDLコレステロール140mg/dL以上
- 高トリグリセリド血症
  150mg/dL以上
- 低HDLコレステロール血症
  40mg/dL未満
- 運動不足
- 精神的、肉体的ストレス

図2　虚血性心疾患の分類　狭窄・閉塞の機序から大きく4つに分類できる

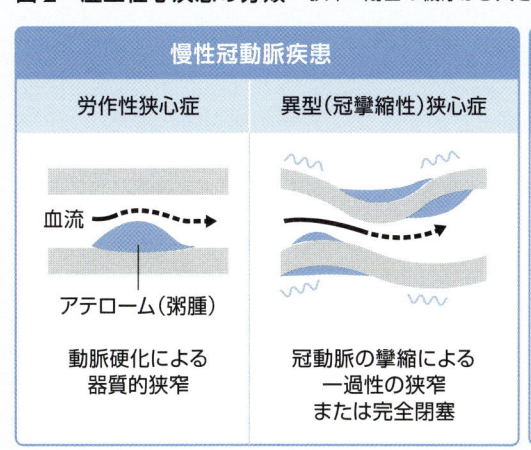

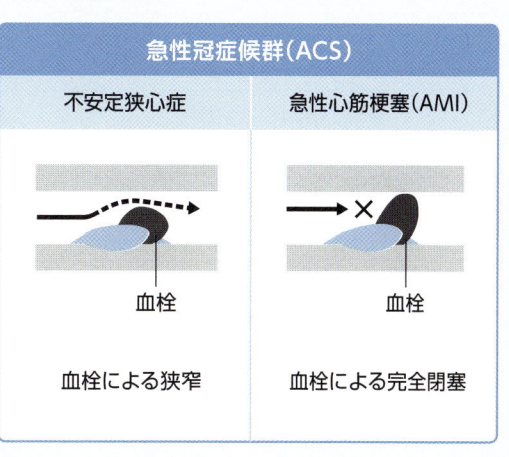

慢性冠動脈疾患

- 労作性狭心症
  アテローム（粥腫）
  動脈硬化による器質的狭窄
- 異型（冠攣縮性）狭心症
  冠動脈の攣縮による一過性の狭窄または完全閉塞

急性冠症候群（ACS）

- 不安定狭心症
  血栓
  血栓による狭窄
- 急性心筋梗塞（AMI）
  血栓
  血栓による完全閉塞

前胸部・胸骨後部の胸痛や放散痛が数分～20分程度持続する。一方、突然の胸痛・胸部圧迫感で発症することの多いAMIは、冠動脈血流の急激な減少により心筋の壊死を来した病態であり、冠動脈の血流を早期に回復させる必要がある。

　ACS発症例には、生命予後に関わるケースも少なくない。心筋虚血を引き起こすと、心臓の収縮力が弱くなり心臓から全身へ十分に血液を送り出すことができない心不全という状態や、心房細動・期外収縮などの不整脈の合併症が出現する。

3 診断と治療

　虚血性心疾患の確定診断は、心電図、血液検査によるトロポニン値の上昇、心臓超音波検査や冠動脈造影（coronary angiography；CAG）などの画像診断により行う。**図3**に労作性狭心症の検査のアルゴリズムを[1]、38ページ図4にACS診断のアルゴリズム[2]をそれぞれ示す。

　ACSなどの緊急時の治療は、CAGを行い経皮的冠動脈形成術（percutaneous coronary intervention；PCI）を行う（38ページ**図5**）。バルーンカテーテル（先端を膨らませることができる細い管）を狭くなった冠動脈に挿入し、バルーンを膨らませて狭い部分を広げる。膨らませた部分に、金属製の網状のチューブであるステントを挿入して、ステントを拡張・留置する（39ページ**写真1**）。現在は、シロリムスやパクリタキセル、エベロリムスなどの再狭窄予防効果のある薬剤をステントの金網の表面にコーティングした、薬剤溶出性ステント（drug eluting stent；DES）がPCIの主流となっている。

　一方、狭窄部を迂回して新しい血流の道を作る手術が、冠動脈バイパス術である（39ページ**図6**）。冠動脈バイパス術で新しい道を作るためには、患者自身の大伏在静脈、内胸動脈、橈骨動脈、胃大網動脈などが用いられる。

　慢性期の治療は、内服薬による内科的治療、および35ページ表1に示す冠動脈危険因子の厳格な管理を必要とする。虚血性心疾患の治療は、急性冠症候群の発症後は速やかに循環器専門施設での入院治療が必要であるが、慢性期の治療は冠動脈疾患の二次予防（再発の予防）および合併症の治療を目的とする。

　冠動脈疾患の二次予防においては、喫煙、高血圧、肥満、糖尿病、脂質異常症などの危険因子（35ページ表1）のコントロールが重要である[3]。冠動脈疾患に合併した心房細動などの不整脈や心原性脳梗塞の予防・治療、心筋梗塞などにより心機能が低下した症例の慢性心不全の治療を行う。

　40ページから、薬物治療について具体的な処方例を交えて解説する。

解説　虚血性心疾患の基礎知識

図3　心筋虚血の診断手順

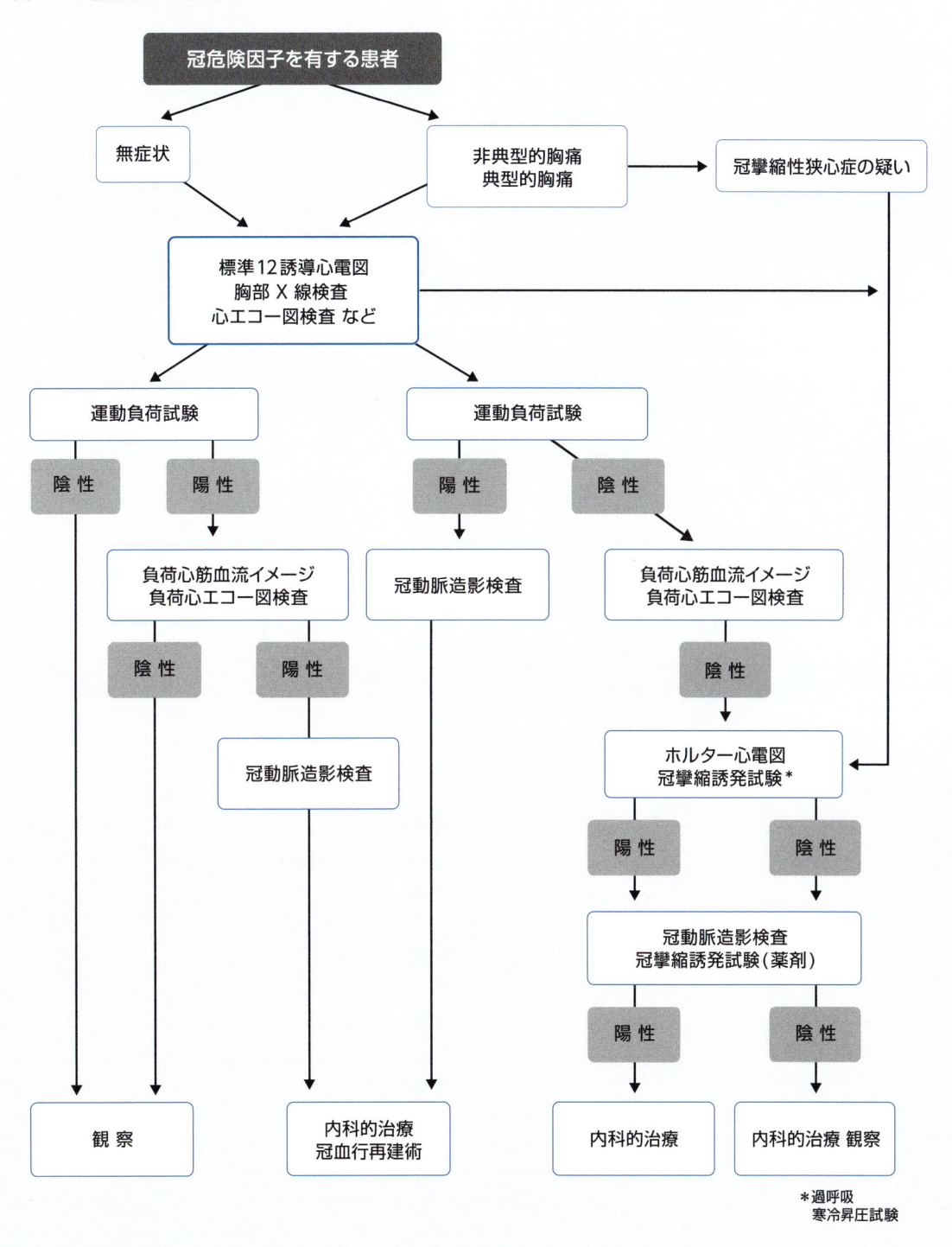

```
                    冠危険因子を有する患者
                    ↙            ↘
              無症状          非典型的胸痛      →  冠攣縮性狭心症の疑い
                              典型的胸痛
                    ↘            ↙
                   標準12誘導心電図
                   胸部X線検査
                   心エコー図検査 など                              ────────┐
                    ↙            ↘                                        │
              運動負荷試験       運動負荷試験                                │
              ↙      ↘          ↙       ↘                                 │
           陰性    陽性        陽性      陰性                               │
            │       ↓          ↓         ↓                                │
            │   負荷心筋血流イメージ  冠動脈造影検査  負荷心筋血流イメージ    │
            │   負荷心エコー図検査                   負荷心エコー図検査      │
            │     ↙    ↘                              ↓                   │
            │   陰性   陽性                           陰性                  │
            │    │     ↓                              ↓                   │
            │    │  冠動脈造影検査                ホルター心電図  ←────────┘
            │    │                                冠攣縮誘発試験*
            │    │                                   ↙     ↘
            │    │                                 陽性    陰性
            │    │                                  ↓       │
            │    │                              冠動脈造影検査│
            │    │                              冠攣縮誘発試験(薬剤)
            │    │                                 ↙    ↘
            │    │                               陽性   陰性
            ↓    ↓         ↓         ↓           ↓      ↓
           観察              内科的治療          内科的治療  内科的治療 観察
                            冠血行再建術
```

＊過呼吸
　寒冷昇圧試験

『慢性虚血性心疾患の診断と病態把握のための検査法の選択基準に関するガイドライン 2010年改訂版』より

図4 ACS診断のアルゴリズム（『ST上昇型急性心筋梗塞の診療に関するガイドライン2013年改訂版』より）

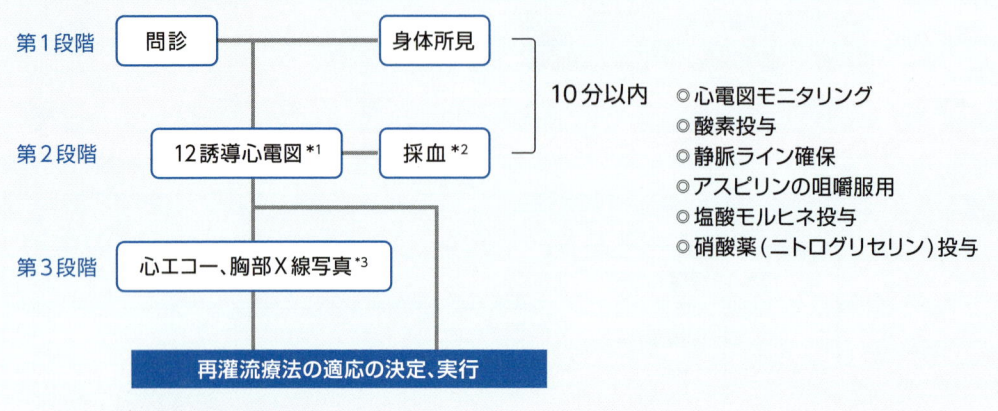

第1段階：問診 → 身体所見
第2段階：12誘導心電図*1 → 採血*2
（10分以内）
- 心電図モニタリング
- 酸素投与
- 静脈ライン確保
- アスピリンの咀嚼服用
- 塩酸モルヒネ投与
- 硝酸薬（ニトログリセリン）投与

第3段階：心エコー、胸部X線写真*3

→ 再灌流療法の適応の決定、実行

first medical contact（あるいは door)-to-needle time：30分以内
first medical contact（あるいは door)-to-device time：90分以内

*1 急性下壁梗塞の場合、右側胸部誘導（V_{4R}）も記録する
*2 診断確定のために採血結果を待つことで再灌流療法が遅れてはならない
*3 重症度評価や他の疾患との鑑別に有用であるが必須ではなく、再灌流療法が遅れることのないよう短時間で行う

図5 経皮的冠動脈形成術（PCI）

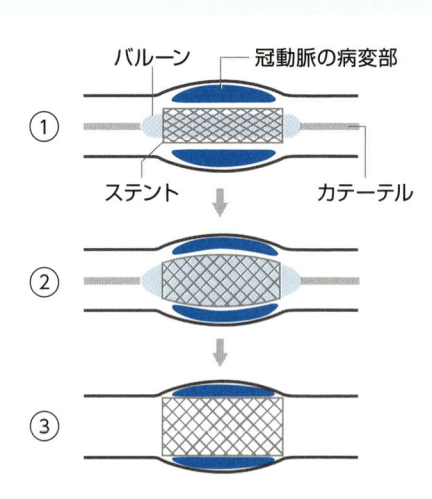

①② ③ バルーン、冠動脈の病変部、ステント、カテーテル

解説　虚血性心疾患の基礎知識

写真1　左前下行枝の狭窄病変（左）とPCI後（右）の冠動脈造影像
矢印部分にDESを留置し、再灌流を認めた

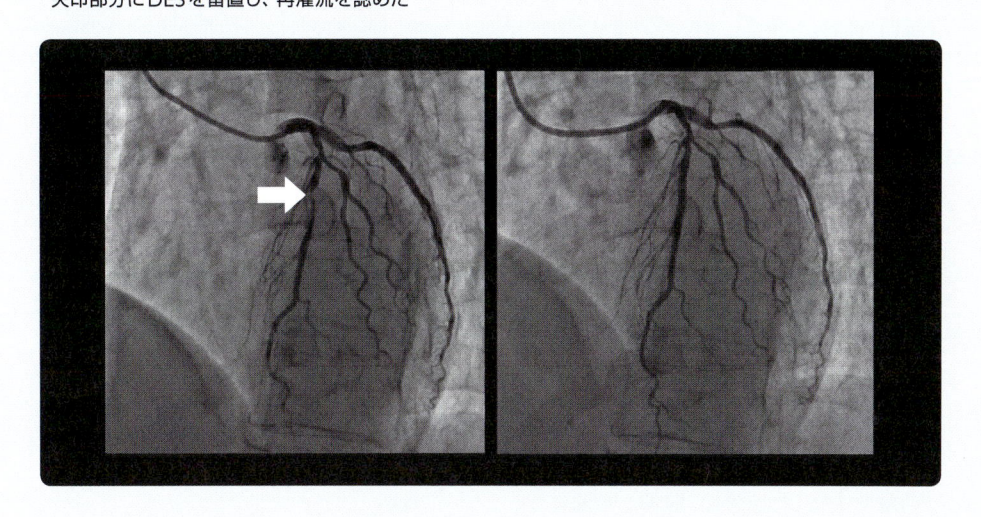

図6　冠動脈バイパス術

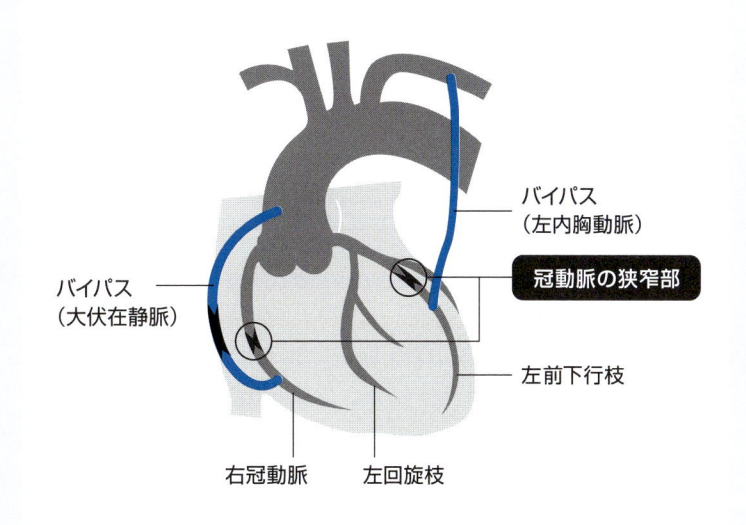

バイパス（左内胸動脈）
バイパス（大伏在静脈）
冠動脈の狭窄部
左前下行枝
右冠動脈
左回旋枝

医師が処方を決めるまで

虚血性心疾患の処方の実際

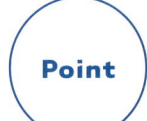

Point
- ▶再狭窄予防の基本は抗血小板薬
- ▶冠動脈危険因子の管理が重要
- ▶心房細動では新規経口抗凝固薬の処方を検討

症例1　心筋梗塞二次予防に抗血小板薬

症例1は、狭心症のために8年前に冠動脈拡張術とステント留置を行い、その後、胸痛を認めていない75歳の男性である。

この患者は生来健康であったが、8年前、食後に歩行すると胸部の違和感を自覚し、大学病院の外来を受診した。運動負荷心電図、冠動脈CTスキャンなどで狭心症が疑われ、冠動脈造影を行ったところ、右冠動脈に90％の狭窄を認め、冠動脈拡張術とステント留置の治療を受けた。慢性期の冠動脈造影では、ステント留置部には再狭窄はなく、そのほかの冠動脈にも新しい狭窄病変はなかった。喫煙、高血圧、肥満、糖尿病、脂質異常症などの危険因子はなく、今後の内科的治療を目的として当院に紹介された。

アセチルサリチル酸（アスピリン）に代表される抗血小板薬は、日本循環器学会、日本冠疾患学会などの合同研究班作成の『心筋梗塞二次予防に関するガイドライン（2011年改訂版）』にも記載されているように、虚血性心疾患の基本的な治療薬である[3]。心筋梗塞の急性期の心血管死亡の減少、心筋梗塞や脳梗塞の再発予防、危険因子を多数持つ症例での心血管疾患の発症予防などの効果がある。半面、頭蓋内出血のリスクが増加するとの報告もあり、血小板数が少ない症例や高齢者、高血圧がコント

症例1
狭心症による冠動脈拡張術とステント留置後の75歳男性

処方
① バイアスピリン錠 100mg
　　　　　　　　　　　1回1錠（1日1錠）
　　1日1回　朝食後　28日分
② ニトロペン舌下錠 0.3mg　1回1錠
　　胸痛時　舌下　10回分

ロールされていない状態などでは、臨床経過に注意しながら用いる。消化性潰瘍がある症例では、原則として禁忌である。1日量としてバイアスピリン錠100mg1錠またはバファリン配合錠A81（アスピリン81mg）を処方する。

抗血小板薬として、プラビックス（一般名クロピドグレル硫酸塩）やエフィエント（プラスグレル塩酸塩）が使われることも多い。特に冠動脈形成術後やバイパス術後の冠動脈の再狭窄予防に多く選択されるようになっている。アセチルサリチル酸と併せて処方されることもあり、出血性合併症の発生に注意が必要である。パナルジン（チクロピジン塩酸塩）は白血球減少や肝機能障害などの副作用があり処方されることが少なくなっている。

胸痛などの自覚症状がなく臨床的に安定してい

ても、虚血性心疾患の患者には胸痛発作の時に、ニトログリセリンの舌下錠や口腔内噴霧のスプレー（ニトロペン、ミオコール他）を直ちに使えるように身近に置くことを指導している。ニトログリセリンの使用期限があることも患者に知らせ、使用期限が近くなったら新たに処方する。

症例2 再発予防には危険因子の管理が重要

症例2は、狭心症に対して冠動脈ステント挿入後に、冠動脈の別の箇所に新規の狭窄病変を発症し、新たなステントを挿入した59歳の会社員の男性である。

4年前にテニスをしている時に胸痛を自覚した。冠動脈造影にて右冠動脈に90％、左前下行枝に99％の狭窄を認め、それぞれの冠動脈を拡張してステントを留置した。8カ月後の冠動脈造影で左前下行枝のステント留置部よりも遠位に新たな95％の狭窄を認め、狭窄を拡大後に薬剤溶出ステント

症例2

冠動脈形成術後に新たな狭窄が生じた59歳男性

処方
バイアスピリン錠 100mg
　　　　　　　　　　　　1回1錠（1日1錠）
リピトール錠 10mg　1回1錠（1日1錠）
ノルバスク錠 5mg　1回1錠（1日1錠）
オルメテック錠 20mg　1回1錠（1日1錠）
プラビックス錠 75mg　1回1錠（1日1錠）
　　　　　1日1回　朝食後　28日分

表2　主要降圧薬の積極的適応となる病態

		Ca拮抗薬	ARB/ACE阻害薬	サイアザイド系利尿薬	β遮断薬
左室肥大			●	●	
心不全			●*1	●	●*1
頻脈		● 非ジヒドロピリジン系			●
狭心症		●			●*2
心筋梗塞後			●		●
CKD	蛋白尿（−）	●	●	●	
CKD	蛋白尿（＋）		●		
脳血管障害慢性期		●	●	●	
糖尿病/MetS*3			●		
骨粗鬆症				●	
誤嚥性肺炎			● ACE阻害薬		

*1 少量から開始し、注意深く漸増する　　*2 冠攣縮性狭心症には注意　　*3 メタボリックシンドローム

を留置した。その後の冠動脈造影で再狭窄や新規病変は認めていない。冠動脈危険因子は、高LDLコレステロール血症と高血圧であった。2回目のステント留置後は臨床的に安定したので、今後の内科的治療を目的に当院を紹介された。

当院初診時は、胸痛などの自覚症状はなく、血圧110/72mmHg、LDLコレステロール108mg/dL、体重67.9kg、体格指数（BMI）24.0であった。喫煙歴はない。飲酒量や間食を減らし、1日に約30分の歩行を運動療法として行った結果、1年後は血圧104/70mmHg、LDLコレステロール92mg/dL、体重64.8kg、BMI 23.0となった。

この症例のように、冠動脈形成術後に新しく狭窄が生じた虚血性疾患では、危険因子のコントロールがいっそう重要となる。コントロール目標値は、高血圧では130/80mmHg未満、LDLコレステロールでは100mg/dL未満である[3]。これらを達成するには、薬物療法だけでなく、食事療法、運動療法が必要である。食事療法や運動療法を行うことにより、危険因子のコントロールができれば、薬剤の種類や用量を減らすこともできる。

高血圧の治療は、41ページ表2に示すように病態に応じて薬剤を選択する[4]。本症例では降圧薬として、カルシウム（Ca）拮抗薬のアムロジピンベシル酸塩（アムロジン、ノルバスク他）とアンジオテンシンⅡ受容体拮抗薬（ARB）のオルメサルタンメドキソミル（オルメテック）を処方している。

Ca拮抗薬は、血圧降下作用とともに冠動脈拡張作用もあるので狭心症に使われることが多い。アムロジピンベシル酸塩は半減期が長く持続的な血圧降下作用があるが、反射性の頻脈を起こすことがある。脈拍がやや速い患者にCa拮抗薬を使うときは、シルニジピン（アテレック他）やアゼルニジピン（カルブロック他）などを処方する場合もある。

ARBやアンジオテンシン変換酵素（ACE）阻害薬は心保護効果として心肥大を抑制する効果があり、心血管事故の抑制や予後改善などが期待でき

る[3]。

また、生物学的に合成されたプラバスタチンナトリウム（メバロチン他）やシンバスタチン（リポバス他）の登場により脂質異常症の薬物療法は著しく進化した。さらに、化学合成されたロスバスタチンカルシウム（クレストール）、アトルバスタチンカルシウム水和物（リピトール他）やピタバスタチンカルシウム（リバロ他）などのスタチンは、LDLコレステロールの低下効果が極めて高くなっている。スタチンには脂質異常症の改善効果に加えて、抗酸化作用による動脈硬化性プラークの安定化も期待できる。スタチンは比較的安全性が高い薬剤で、重大な副作用の1つである横紋筋融解症は筋肉痛などの筋障害も含めて1年間に1万例当たり2〜4例といわれている。

症例3 虚血性心疾患の合併症の治療も行う

症例3は、心機能低下、心房細動、脳梗塞を合併した心筋梗塞の59歳の男性患者である。

早朝に胸痛を自覚し、冠疾患集中治療室（CCU）に救急入院した。緊急冠動脈造影の結果、左前下行枝の100％閉塞による心筋梗塞で、左室駆出

症例3

心房細動、脳梗塞を合併した心筋梗塞の59歳男性

処方
①バイアスピリン錠100mg　1回1錠（1日1錠）
　ブロプレス錠8　1回1錠（1日1錠）
　アーチスト錠2.5mg　1回1錠（1日1錠）
　　　1日1回　朝食後　28日分
②プラザキサカプセル75mg
　　　1回2カプセル（1日4カプセル）
　　　1日2回　朝夕食後　28日分

率は36％と低下していた。直ちにPCIが行われ、100％閉塞は0％の状態となった。この症例は心筋梗塞の範囲が大きく心機能の低下も合併していたが、腎臓や肝臓などの臓器障害はなく内科的治療に引き続き心臓リハビリテーションが行われた。

退院後は外来にて内科的治療を継続していたが、右半身不全麻痺と構音障害を突然訴え、救急外来を受診した。心電図は今まで認めていなかった心房細動の所見で、臨床経過などから右半身不全麻痺と構音障害は心原性脳梗塞によるものと考えられ再入院となった。入院後に右半身不全麻痺と構音障害は改善し、神経所見の経過や画像診断などから一過性脳梗塞と診断された。心原性脳梗塞再発の予防のためにプラザキサ（一般名ダビガトランエテキシラートメタンスルホン酸塩）の投与を開始し、慢性期の安定した状態で当院を紹介された。

当院受診時の心電図は心房細動で、陳旧性心筋梗塞を示した。体重は79.2kg、BMIは28.5と肥満であった。血圧は122/72mmHg、脈拍は心房細動のため不整だが、62回/分と安定していた。

図7 CHADS₂スコア

Congestive heart failure	心不全	1点
Hypertension	高血圧	1点
Age ≧ 75y	75歳以上	1点
Diabetes Mellitus	糖尿病	1点
Stroke/TIA	脳卒中／一過性脳虚血発作の既往	2点

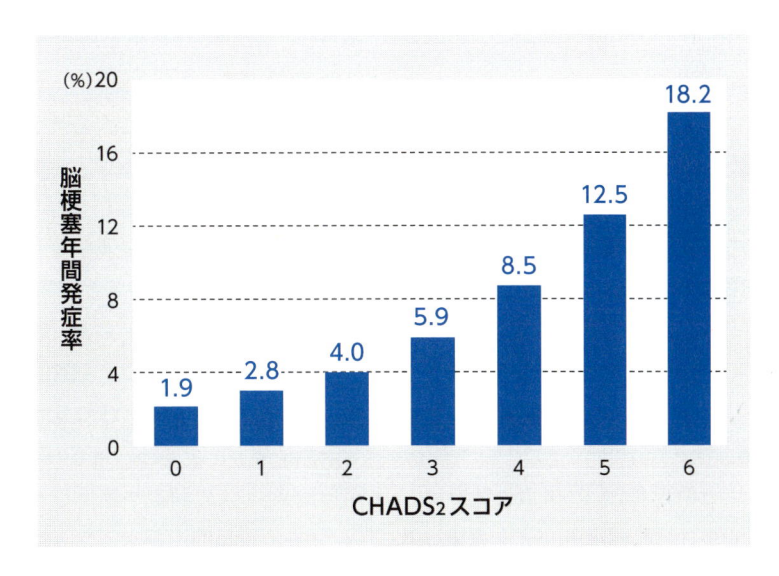

脳梗塞年間発症率(%)

CHADS₂スコア	0	1	2	3	4	5	6
発症率	1.9	2.8	4.0	5.9	8.5	12.5	18.2

退院後の日常生活では、心筋虚血や心不全の徴候はなかった。

本症例では心機能低下、心房細動と心原性脳梗塞を合併している。心筋梗塞の再発予防や予後の改善には、これら合併症の治療が重要となる。

心筋梗塞などで左心室が障害を受け、心機能が低下した虚血性心疾患では心筋の保護や心筋梗塞の二次予防を目的としてACE阻害薬やARBが適応となる。ACE阻害薬には咳などの副作用があり、最近はARBを処方することが多い。本症例では心保護作用を期待して高血圧のコントロールにカンデサルタンシレキセチル（商品名ブロプレス他）を用いている。

カルベジロール（アーチスト他）は、本症例のような心機能低下例に使用されるβ遮断薬である。心不全症状、心拍数、血圧、心機能などを見ながら1.25mg/日から開始する。本症例では、心拍数などから2.5mg/日で処方した。

心房細動は心房内の血流速度を低下させ、心房内皮の障害や血液凝固成分の変化を生じるため左心房に血栓を作りやすくなり、この血栓が心原性脳梗塞などの全身性塞栓症を発症させるため抗凝固療法が必要である[5]。抗凝固薬として50年以上前からワルファリンが使われてきたが、最近は新規経口抗凝固薬（NOAC）[注]が用いられることが多くなっている。

NOACはワルファリンと比較して脳出血の頻度が少なく、心原性塞栓症の発生が少ないといわれている[6]。NOACは併用薬や食材の影響を受けることがないが、ワルファリンとは異なり出血に対する拮抗薬がない。現在使われているNOACには、ダビガトランエテキシラートメタンスルホン酸塩（プラザキサ）、リバーロキサバン（イグザレルト）、アピキサバン（エリキュース）、エドキサバントシル酸塩水和物（リクシアナ）がある。

NOACの適応やその用量は、CHADS₂スコア（43ページ **図7**）、年齢、体重、腎機能などを考慮して決める。CHADS₂スコアは、点数が高いほど脳梗塞発症のリスクが高くなり、2点以上で年間脳梗塞発症率が4％以上と高くなることから、CHADS₂スコア2点以上ではワルファリンと並んでNOACの使用が推奨されている[5]。虚血性心疾患では、抗血小板薬とNOACが併用されることがある。出血性合併症の出現に配慮しながら用いる。脳出血など重篤な出血性合併症の出現に注意し、血圧のコントロールは厳格にする。患者には自宅での血圧測定を指導する。

症例4 冠動脈攣縮性狭心症にはCa拮抗薬

最後に紹介する症例は、早朝の散歩で胸痛を自覚した、冠動脈攣縮性狭心症の55歳男性である。

1カ月くらい前から早朝の散歩の時に胸の違和感や痛みを自覚するようになった。立ち止まると胸の症状は消失する。日中は歩行や階段昇降などを行っても胸の症状は自覚しない。安静時心電図には異常は認めなかった。病歴などから冠動脈攣縮性狭心症が疑われたため、冠動脈造影を行ったところ、右冠動脈に90％の攣縮を確認した。冠動脈内への硝酸薬の注入で冠動脈の攣縮は消失した。喫煙していたが、冠動脈攣縮性狭心症の診断確定後は禁煙した。

冠動脈攣縮性狭心症は、日本人に多いとされている。喫煙者が多く、ストレスや飲酒が発作の増悪因子となる。副交感神経が亢進する夜間や早朝の発作が多い。同じような運動強度の動作を行っても、日中には狭心症の症状が出現しないことも多い。冠動脈の血管内超音波検査（intravascular ultrasound；IVUS）では、冠動脈の攣縮部位に一致して明らかな動脈硬化の所見が認められる[7]。

治療に際しては、禁煙、適正体重の維持、過労や精神的ストレスの回避や節酒などの生活習慣の改善とともに内科的治療を行う。内服薬としては長時

> **症例4**
>
> 冠動脈攣縮性狭心症の55歳の男性
>
> 処方
> ヘルベッサー Rカプセル100mg
> 　　　　　　1回1カプセル（1日2カプセル）
> 　1日2回　起床・就寝時　28日分

間作用型Ca拮抗薬が第一選択となる[8]。Ca拮抗薬は、血管平滑筋細胞内のカルシウムの流入を抑制して、冠動脈の攣縮を予防する。発作が起こりやすい時間に、薬剤の効果が十分に発揮できるように服薬のタイミングを調整する。

本症例はヘルベッサー R（一般名ジルチアゼム塩酸塩）を使用したが、徐脈傾向の患者ではコニール（ベニジピン塩酸塩）を、血圧が高い患者にはアダラートCR（ニフェジピン）を選択することもある。内服薬の効果が切れると冠動脈の攣縮を引き起こしやすくなるので、狭心症の症状がなくても内服薬の継続は必要である。

冠動脈の攣縮により狭心症が起きた時にはニトログリセリン舌下投与、スプレーの口腔内噴霧は有効である。

注）NOACの呼称について

ダビガトラン以降に発売された経口抗凝固薬（OAC）は「新規経口抗凝固薬（new/novel oral anticoagulant）」と称され、NOACという略称が広く使われてきた。だが最近では、既に「新規」の時期は過ぎたとして、同じNOACという略称ながら「非ビタミンK拮抗経口抗凝固薬（non-vitamin K antagonist oral anticoagulant）」が使われることも増えた。また、凝固因子特異的にその活性を直接阻害するという作用機序から「直接経口抗凝固薬（direct oral anticoagulant）」で「DOAC」と呼ばれることもある。

参考文献
1) 日本循環器学会『慢性虚血性心疾患の診断と病態把握のための検査法の選択基準に関するガイドライン（2010年改訂版）』
2) 日本循環器学会、日本冠疾患学会他合同研究班『ST上昇型急性心筋梗塞の診療に関するガイドライン（2013年改訂版）』
3) 日本循環器学会、日本冠疾患学会他合同研究班『心筋梗塞二次予防に関するガイドライン（2011年改訂版）』
4) 日本高血圧学会『高血圧治療ガイドライン2014』
5) 『心房細動治療（薬物）ガイドライン（2013年改訂版）』
6) J Thromb Haemost.2015;13:2012-20.
7) JAMA.2001;285:2864-70.
8) 日本循環器学会、日本冠疾患学会他合同研究班『冠攣縮性狭心症の診断と治療に関するガイドライン（2013年改訂版）』

心不全の基礎知識

筒井 裕之（九州大学大学院医学研究院循環器内科学教授）

心不全は、高血圧、糖尿病、脂質異常症などのリスクファクターから心血管障害を発症し、心不全から最終的には死に至る心血管病の連鎖の終末的病態と捉えられる。心不全の原因となる基礎疾患には、虚血性心疾患、高血圧性心疾患、心筋症、弁膜症、先天性心臓病などがある。心不全に陥ると、自覚症状や運動耐容能の低下のため患者の生活の質（QOL）は低下し、致死的不整脈による突然死の頻度も高く、生命予後は極めて悪い（図1）。

1 心不全の原因疾患

心不全の原因疾患は幅広い（表1）。(1)心筋梗塞や心筋症のように心筋組織が直接的に障害を受ける場合、(2)弁膜症や高血圧などにより長期的な機械的負荷が心筋組織に加わり、機能障害から心不全を発症する場合、(3)頻脈や徐脈などのリズム異常により血行動態の悪化を招く場合──がある。また、全身性の内分泌・代謝疾患、炎症性疾患、ライソゾーム蓄積症などの全身疾患の一表現型、栄養障害や薬剤・化学物質などの外的因子による心筋障害から発症する場合など心臓以外の原因もある。ただし、実際の診療では虚血性心疾患と高血圧が最も多く、それに心筋症、弁膜症が続く。

2 心不全の分類

心不全は、上記のような様々な原因疾患により心臓のポンプ機能が低下し、心拍出量の低下や末梢循環不全、肺や体静脈系のうっ血などを来す病態（症候群）である。

病態の進行速度（急性・慢性）や主体（右心不全・左心不全）、心機能（収縮不全・拡張不全）などに応じて以下のように分類される。

【急性心不全と慢性心不全】

急性心不全（acute heart failure）とは、「心臓に器質的および／あるいは機能的異常が生じて急速に心ポンプ機能の代償機転が破綻し、心室拡張末期圧の上昇や主要臓器への灌流不全を来し、それに基づく症状や徴候が急性に出現、あるいは悪化した病態」と定義される。急性心不全の症状や徴候は、軽症から致死的まで極めて多彩であり、①急性非代償性心不全（新規発症心不全と慢性心不全の急性増悪）、②高血圧性急性心不全、③急性心原性肺水腫、④心原性ショック、⑤高拍出性心不全、⑥急性右心不全──の6つの病態に分類される。

慢性心不全（chronic heart failure）とは、「慢性の心筋障害により心臓のポンプ機能が低下し、末梢主要臓器の酸素需要に見合うだけの血液量を絶対的また相対的に拍出できない状態であり、肺・体静脈系または両系にうっ血を来し日常生活に障害を生じた病態」と定義される。心臓の血液拍出機能が低下して、有効な循環血漿量を保てなくなった病態であり、虚血性心疾患や心筋症、不整脈、高血圧など、全ての器質的心疾患が最終的に到達する病態である。主な症状は動悸や労作時の呼吸困難、下肢などの浮腫であり、進行すると安静時にも呼吸困難が生じる。こうした自覚症状や運動耐容能の低下のため、患者の生活の質（QOL）は低下

解説 心不全の基礎知識

図1　心不全の臨床像

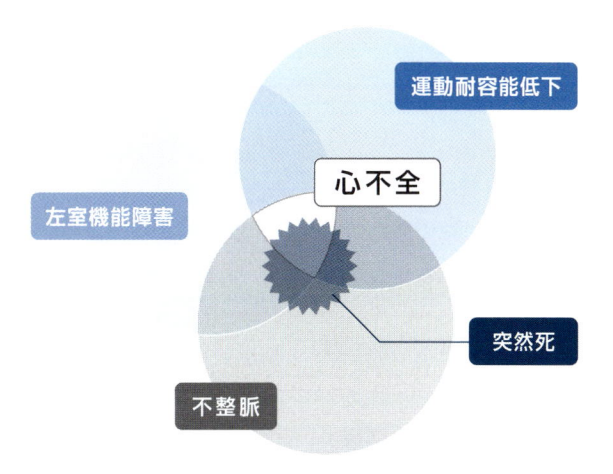

- 運動耐容能低下
- 左室機能障害
- 心不全
- 突然死
- 不整脈

表1　心不全の原因疾患

1) **心筋そのものの障害によるもの**
   - 虚血性
   - 心筋炎
   - 心筋症
     （拡張型、肥大型、拘束型など）
   - 糖尿病などの代謝障害
   - 神経・筋障害
   - 薬剤による心筋抑制
   - 膠原病
   - アルコール中毒
   - 腫瘍などの浸潤
   - 加齢

2) **機械的要因（圧負荷、容量負荷）によるもの**
   - 高血圧
   - 弁膜症
   - 先天性
   - 心タンポナーデ
   - 収縮性心筋炎

3) **心調律異常または伝導障害によるもの**

する。致死性不整脈による突然死の頻度も高く、生命予後は極めて悪い。

【左心不全と右心不全】

左心不全(left-sided heart failure)では左心系（左心房・左心室など）に障害を認め、主として肺循環系に臓器うっ血をみる（図2）。労作時の呼吸困難や息切れ、起座呼吸などの症状や、水泡音や喘鳴などの所見を聴取する。

一方、右心不全(right-sided heart failure)では右心系（右心房・右心室など）に障害を認め、主として体循環系にうっ血が表れる。右季肋部痛、食思不振、腹満感、浮腫などの自覚症状とともに、肝腫大や肝胆道系酵素の上昇、頸静脈怒張などを認める。

両者が同時に出現する場合を、両心不全(both-sided heart failure)と言う。

【収縮不全と拡張不全】

心不全の多くは、心臓のポンプ機能の低下が心筋の収縮機能低下に基づく収縮不全(systolic heart failure)である。従って、心不全における心機能評価は、従来より左室収縮機能に重点が置かれ、収縮機能の指標として左室駆出率(Left ventricular ejection fraction; LVEF、1回の拍動で駆出される血液量の左室容積に対する比率)が最も広く用いられている。

しかしながら、心不全患者の30〜40％ではLVEFで評価される収縮機能は保持されていることが報告され、心不全症状の出現には収縮機能と拡張機能の両者の障害が寄与していることが明ら

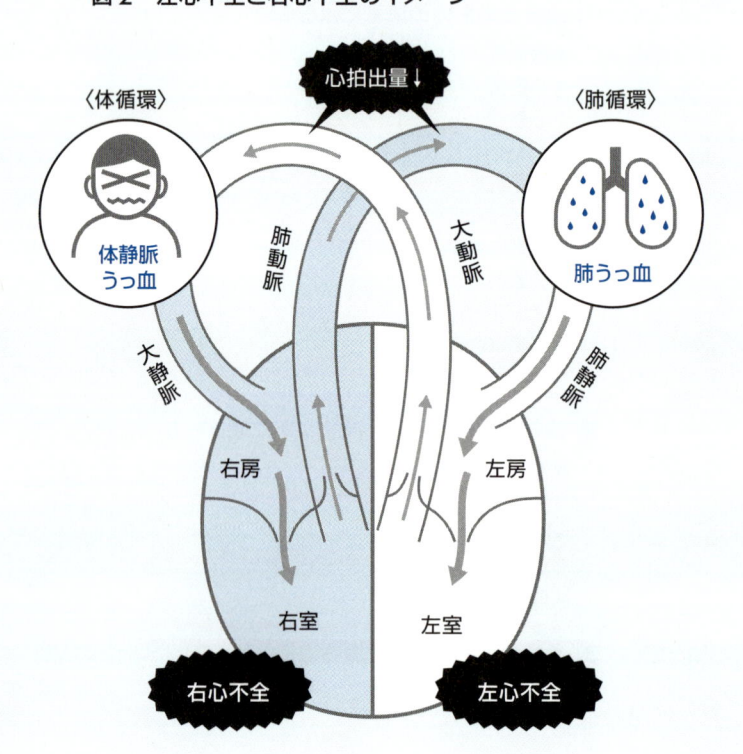

図2　左心不全と右心不全のイメージ

かとなってきた。

一般には収縮機能が低下した心不全を「収縮不全」、収縮機能が低下していない心不全を「拡張不全（diastolic heart failure）」と分類するが、臨床的な心不全では収縮機能も拡張機能もともに低下していることが多く、「収縮不全」と「拡張不全」を明確に区別することは容易ではない。

そこで、最近では「収縮不全」を「左室駆出率が低下した心不全（Heart failure with reduced ejection fraction；HFrEF）」、「拡張不全」を「左室駆出率が保持された心不全（Heart failure with preserved ejection fraction；HFpEF）」と呼ぶようになっている。正常なLVEFの診断は、一般的には40～50％をカットオフ値とすることが多い。

HFpEFの基本病態は、心筋stiffness（硬さ）の増大と不完全弛緩を含む拡張不全である。このような患者は、高齢者の女性に多く、高血圧、糖尿病や心房細動を認めることが多い（**表2**）。臨床的に拡張不全が重要視される理由には、まれでないことに加え、収縮不全に比し増加傾向にあること、決して予後が良好ではないこと、さらに治療の進歩にもかかわらず予後の改善が十分でないことがある。

【高心拍出量性心不全と低心拍出量性心不全】

通常心不全では、心拍出量は低下している低心拍出量性心不全（low output heart failure）が多いが、高心拍出量性心不全（high output heart failure）では、心拍出量は正常よりも増大している。末梢組織での酸素需要が増すために需要と供給のバランスが維持できず心不全を来すもので、甲状腺機能亢進症や貧血、動静脈瘻などで認められる。

表2　拡張不全と収縮不全

		拡張不全	収縮不全
年齢		高齢者	全ての年齢
性		女性に多い	男性に多い
左室駆出率		正常	低下
左室径		正常	拡張
左室肥大		しばしば	時々
合併疾患	高血圧	+++	++
合併疾患	糖尿病	+++	++
合併疾患	陳旧性心筋梗塞	+	+++
合併疾患	長期透析	++	0
合併疾患	心房細動	+（一過性）	+（慢性）

（N Engl J Med.2003;348:2007-18.より引用改変）

医師が処方を決めるまで

心不全の処方の実際

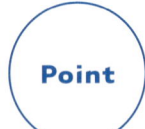

Point
- ▶ HFrEFにはRA系抑制薬とβ遮断薬が第一選択
- ▶ β遮断薬の導入後は、心不全の増悪時にも中断しない
- ▶ HFpEFでは利尿薬でうっ血を除去し、厳格に降圧

慢性心不全の治療目標は、血行動態を改善して自覚症状の緩和やQOLの向上を図ることだけではない。心不全の増悪による入院を抑制し、生命予後を改善することが非常に重要な目標となる。基礎疾患に対する治療が可能な場合は、その治療を行うことが先決である。

また、心不全の増悪には誘因が存在する場合が多い。感染症や不整脈、高血圧、虚血などの医学的要因のほか、塩分制限の不徹底や活動制限の不徹底、内服薬の中断など予防可能な因子もあり、治療目標の達成にはそれらの除去が欠かせない。薬剤の処方だけでは不十分であり、患者教育や服薬管理、退院後のフォローアップなどの疾患管理を行う医療チームの一員として、薬剤師の役割は極めて大きいと考える。

本稿では、心臓の収縮機能の低下により起こるHFrEFと、拡張機能の低下(拡張不全)によるHFpEFの治療戦略を紹介する。

症例 1 　HFrEFにはまずACE阻害薬を処方

最初の症例は、健康診断で心陰影の拡大を指摘され、精密検査のために当院を受診した30歳の男性である。本人に動悸や息切れなどの自覚症状はなかったが、心エコー検査ではLVEFが30%と著しく低下していたため(正常値は55%以上)、HFrEF

症例1

健診で心肥大が指摘された
無症状の30歳男性

初診時の処方
　レニベース錠10　1回1錠(1日1錠)
　1日1回　朝食後　14日分

再診時の処方
　ブロプレス錠8　1回1錠(1日1錠)
　1日1回　朝食後　28日分

と診断した。

HFrEFは慢性心不全の5〜7割を占め、米ニューヨーク心臓協会(NYHA)の心機能分類(表3)に応じた標準的な治療戦略が確立されている。52ページ図3は、日本循環器学会の『慢性心不全治療ガイドライン 2010年改訂版』に示された薬物治療指針である。心不全の病態の形成・進展には、交感神経系やレニン・アンジオテンシン・アルドステロン(RAA)系などの神経体液性因子の活性化を通じた心筋リモデリングが重要な役割を果たしている。そのことを反映し、無症状(NYHA I度)から難治性(NYHA IV度)までの幅広い患者に対して、RAA系を抑制するアンジオテンシン変換酵素(ACE)阻害薬の投与が推奨されていることが大きな特徴である。

ACE阻害薬は、無症候性の左室収縮機能障害がある患者の生命予後を改善することも、大規模な臨床試験により実証されている（SOLVD予防試験。以下、根拠となる臨床試験名をカッコ内に示す）。我が国では現在、12種類のACE阻害薬が使用されているが、このうち心不全の適応を有しているのはエナラプリルマレイン酸塩（商品名レニベース他）とリシノプリル水和物（ゼストリル、ロンゲス他）のみである。高用量の方がより大きな効果が期待できる（ATLAS試験）ため、ACE阻害薬を投与する場合には、患者が耐え得る限り、欧米の大規模試験で使われた用量を目標に漸増する。

本例には、ACE阻害薬のレニベースを10mg/日から処方。2週間後の再診時、患者が同薬剤の副作用である空咳を訴えたため、アンジオテンシンⅡ受容体拮抗薬（ARB）のブロプレス（一般名カンデサルタンシレキセチル）へと処方を変更した。

ACE阻害薬の不忍容例にはARB

ACE阻害薬は、心不全の重症度にかかわらず、全てのHFrEFの患者に投与すべき薬剤である。しかし、副作用のため同薬剤の継続が難しい例があり、その場合は代替薬としてARBを用いる。ACE阻害薬で最も頻度の高い副作用は空咳で、投与後2～3週間以内に生じることが多いが、薬剤を中止することで消失する。

HFrEFに対して、ARBはACE阻害薬と同等の臨床的有用性を有すると考えられている（ELITE Ⅱ試験およびCHARM-Alternative試験）。我が国で行われたARCH-J試験の結果を踏まえ、日本で使用されている6種類のARBのうち、ブロプレスのみに心不全の適応が認められている。

ACE阻害薬やARBなどのレニン・アンジオテンシン（RA）系抑制薬を心不全患者に投与する際には、副作用として生じる低血圧や腎機能低下、高カリウム血症に特に注意が必要である。RA系抑制薬による血圧低下は、投与開始の2～3日後に起こりやすく、利尿薬の併用によって助長される。血清クレアチニン濃度（Scr）や血清カリウム濃度の上昇にも注意が必要で、投薬後2週間から1カ月以内にScrとカリウム濃度を測定し、その後も定期的なモニタリングを続ける。

表3　NYHA（New York Heart Association）分類

	Ⅰ度	心疾患はあるが身体活動に制限はない。日常的な身体活動では著しい疲労、動悸、呼吸困難あるいは狭心痛を生じない
	Ⅱ度	軽度の身体活動の制限がある。安静時には無症状。日常的な身体活動で疲労、動悸、呼吸困難あるいは狭心痛を生じる
	Ⅲ度	高度な身体活動の制限がある。安静時には無症状。日常的な身体活動以下の労作で疲労、動悸、呼吸困難あるいは狭心痛を生じる
	Ⅳ度	心疾患のため、いかなる身体活動も制限される。心不全症状や狭心痛が安静時にも存在する。わずかな労作でこれらの症状は増悪する
（付）	Ⅱs度	身体活動に軽度制限のある場合
	Ⅱm度	身体活動に中等度制限のある場合

もっとも、患者の生命予後を考えると、RA系抑制薬はできるだけ中止しない方がよい。収縮期血圧が80mmHg台であっても、ふらつきなどの症状がなければそのまま継続する。Scrの上昇については、前値の30％までか、1mg/dL未満であれば投与を続ける。カリウム濃度については5.5mEq/L以上に上昇すると不整脈を誘発することがあるため、その場合はカリウムの補正とともにRA系抑制薬の投与を中止する。

症例2 HFrEFではβ遮断薬も必須

次に紹介するのは、坂道歩行で呼吸困難を呈するなど、慢性心不全が中等症にまで進行した45歳の男性である。この患者には原疾患として拡張型心筋症があり、レニベースで加療してきたが、「最近、坂道を上ると息切れがして、つらい」との訴えがあったため、入院下でβ遮断薬の導入を行った。

図3の薬物治療指針に示したように、心不全症状を有する収縮不全には、ACE阻害薬に加えてβ遮断薬が必須となる。β遮断薬は幅広い重症度の慢性心不全患者に対し、生命予後の改善効果を有することが、数多くの大規模臨床試験によって明らかにされている（US Carvedilol、COPERNICUS、CIBIS II、MERIT-HFなど）。ACE阻害薬と比べると、突然死に対する予防効果をはっきり示したエビデンスが多いのが特徴である。現在までに有効性が確認されているβ遮断薬は、カルベジロール（商品名アーチスト他）とビソプロロールフマル酸塩（メインテート他）である。両薬剤は慢性心不全の適応を有しているが、カルベジロールの先発品であるアーチストは、日本人を対象に行われた臨床試験で予後の改善などが示されている（MUCHA試験）。

図3 HFrEFに対する薬物治療指針
（日本循環器学会編『慢性心不全治療ガイドライン2010年改訂版』より引用）

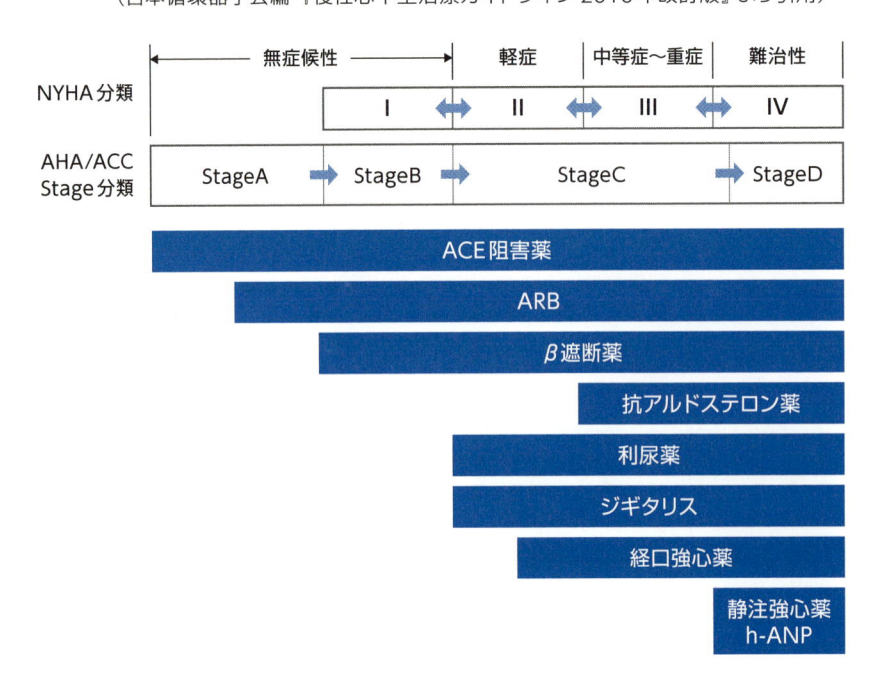

	無症候性	軽症	中等症～重症	難治性
NYHA分類		I ↔ II	↔ III	↔ IV
AHA/ACC Stage分類	StageA → StageB	→	StageC	→ StageD

対象範囲：
- ACE阻害薬：StageA～StageD
- ARB：StageA～StageD
- β遮断薬：StageB～StageD
- 抗アルドステロン薬：StageC～StageD
- 利尿薬：StageC～StageD
- ジギタリス：StageC～StageD
- 経口強心薬：StageC～StageD
- 静注強心薬 h-ANP：StageD

解説　心不全の処方の実際

症例2
中等症の慢性心不全があり、退院後に一時的な増悪を見た45歳男性

退院時の処方
① レニベース錠10　1回1錠（1日1錠）
　ラシックス錠40mg　1回1錠（1日1錠）
　アルダクトンA錠25mg　1回1錠（1日1錠）
　ジゴシン錠0.125mg　1回1錠（1日1錠）
　　1日1回　朝食後　28日分
② アーチスト錠2.5mg　1回1錠（1日1錠）
　　1日2回　朝夕食後　28日分

増悪時の処方
　ラシックス錠40mg　1回2錠（1日2錠）
　　1日1回　朝食後　7日分
　※ほかの処方は変更なし

β遮断薬の投与時に最も注意すべき副作用は、①心不全の増悪、②徐脈、③低血圧──の3つである（図4、54ページ表4）。これらはいずれも、β遮断薬が本来有している薬理学的作用に起因するものであり、β遮断薬の導入や増量の際に最も起こりやすい。従って、慢性心不全患者にβ遮断薬を導入する際には、少量から開始し忍容性を見ながら段階的に増量する。アーチストの場合は、1日量2.5mg（重症例では1.25mg以下）を初期用量とする。本例においても、初期用量2.5mg/日から入院下で漸増し、10mg/日を維持量とした。

心不全増悪時にはまず利尿薬を増量

この患者は、退院後は月1回の通院で安定していたが、3カ月目に症状の悪化を訴え臨時に来院した。体重がここ数日で3kg増え、脚のむくみと全身の疲労感が強くなって、平坦な道を歩いていても息

図4　β遮断薬の投与中に生じる副作用への対処法

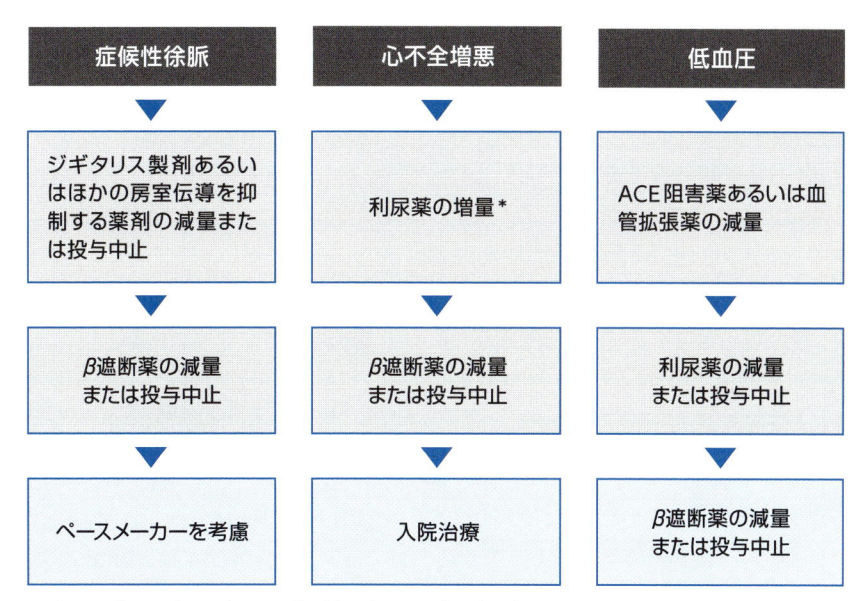

症候性徐脈	心不全増悪	低血圧
ジギタリス製剤あるいはほかの房室伝導を抑制する薬剤の減量または投与中止	利尿薬の増量*	ACE阻害薬あるいは血管拡張薬の減量
β遮断薬の減量または投与中止	β遮断薬の減量または投与中止	利尿薬の減量または投与中止
ペースメーカーを考慮	入院治療	β遮断薬の減量または投与中止

*日本では、必要に応じてピモベンダン（商品名アカルディ他）などの経口強心薬の併用も可能

（Eur Heart J. 2005;26:1115-40.より引用）

表4　β遮断薬を導入時の患者への説明のポイント

- β遮断薬は、慢性心不全という病気の進展を防止するための治療薬であり、この治療によって症状や生命予後の改善が期待される
- 心不全の症状の改善には、服用開始から最低でも2～3カ月を要する
- β遮断薬の導入時期には副作用が見られることがあるが、多くの場合は服用を継続できる
- β遮断薬は長期にわたって服用する必要がある。医師に相談なく、自己判断で中断や中止をしない
- 毎日体重を量ることが大切である

切れが生じるという。

　心不全の増悪は、β遮断薬の導入期ばかりでなく、本例のようにβ遮断薬の投与中にも出現し得る。この場合の対処のポイントは、β遮断薬をできるだけ中止せずに心不全治療を強化することである。まず利尿薬を増量し、心不全の改善が不十分あるいは血圧低下を伴う場合は、経静脈的に強心薬（ホスホジエステラーゼ［PDE］III阻害薬やカテコラミン）を投与する。それでも十分に改善しない場合にはβ遮断薬を減量するが、投薬中止は可能な限り避ける。

　この患者には、β遮断薬の投与量を維持した上で、うっ血による呼吸困難の改善のため、ループ利尿薬のラシックス（一般名フロセミド）を40mg/日から80mg/日へと増量。1週間この用量を服用しても症状が軽快しない場合はすぐ受診するよう指示した。本例では幸い、数日でうっ血が改善して症状が軽快したため、入院を未然に防ぐことができた。

　β遮断薬の投与中は、患者の自覚症状や臓器うっ血の程度、脈拍、血圧のモニタリングを注意深く行うべきである。同時に、塩分制限の不徹底や活動制限の不徹底、内服薬の中断など、予防可能な増悪誘発因子も少なくないため、表に示すような事項を患者に説明し、十分に理解してもらうことも大切で

ある。服薬指導に当たる薬剤師には、患者指導や服薬管理、副作用のモニタリング、薬剤相互作用のチェックなどをぜひ実施してもらいたい。

症例3　HFpEFは利尿薬でうっ血を管理

　最後に紹介するのは、HFpEF症例である。この患者は15年前に高血圧を指摘され、近医にて降圧薬を処方されていたが、3カ月前から労作時の呼吸困難が出現。両下肢のむくみは以前からあったが、2週間前から急にひどくなったため、当院を紹介され受診した。

　初診時の血圧は180/100mmHgで、心エコー検査でびまん性の左室肥大を認めたが、壁運動は正常であり、HFpEFと診断した。

　48ページでも述べた通り、近年、収縮機能（LVEF）が正常または正常近くに保持されたHFpEFが、心不全患者全体の30～50％を占めることが判明し、注目を集めている。このような患者には高血圧や糖尿病、心房細動を合併した高齢女性が多く、その多くは心室の拡張機能が低下した拡張不全型の心不全と考えられている。

　最近の疫学研究により、HFpEFが増加傾向にあり、生命予後は決して良好ではないことが分かってきた。しかも、明らかに予後を改善する薬剤はまだ

症例3

高血圧があり、最近になり呼吸困難と両下腿浮腫が出現した75歳女性

● 処方
ラシックス錠40mg　1回1錠（1日1錠）
アルダクトンA錠25mg　1回1錠（1日1錠）
ディオバン錠80mg　1回1錠（1日1錠）
　1日1回　朝食後　28日分

解説　心不全の処方の実際

見つかっていない。例えば、収縮不全に対する生命予後の改善効果が確立されているACE阻害薬やARBは、HFpEFに関しては心不全による入院を減少させるにとどまっている（CHARM-Preserved試験、PEP-CHF試験）。HFpEFの臨床的特徴をより反映した患者を対象とするI-PRESERVE試験では、ARBの有効性を証明できなかった。薬理学的な観点からは、β遮断薬やカルシウム拮抗薬に心室の拡張機能改善作用が期待されるが、その臨床的有用性は確実には証明されていない。

従って現時点では、経験に基づく治療戦略として①高血圧に対する厳格な降圧、②心房細動の頻脈のコントロール、③虚血の改善──の3点の実施が推奨されている。

図5に、日本循環器学会による治療アルゴリズムを示す。本症例のように高血圧性心疾患を基礎疾患としたHFpEFによる慢性心不全には、まずは利尿薬によるうっ血の軽減が有効である。ただし、利尿薬による左室充満圧の過度の低下は心拍出量を減少させる危険性があるため、投与量の調節は不可欠である。また、高血圧に対する厳格な降圧も必要であり、本例ではARBのディオバン（バルサルタン）を使用したが、アムロジンまたはノルバスク（アムロジピンベシル酸塩）やアダラートCR（ニフェジピンの徐放製剤）などカルシウム拮抗薬の併用や配合剤を必要とすることも多い。

図5　HFpEFの治療アルゴリズム
（日本循環器学会編『慢性心不全治療ガイドライン 2010年改訂版』より引用）

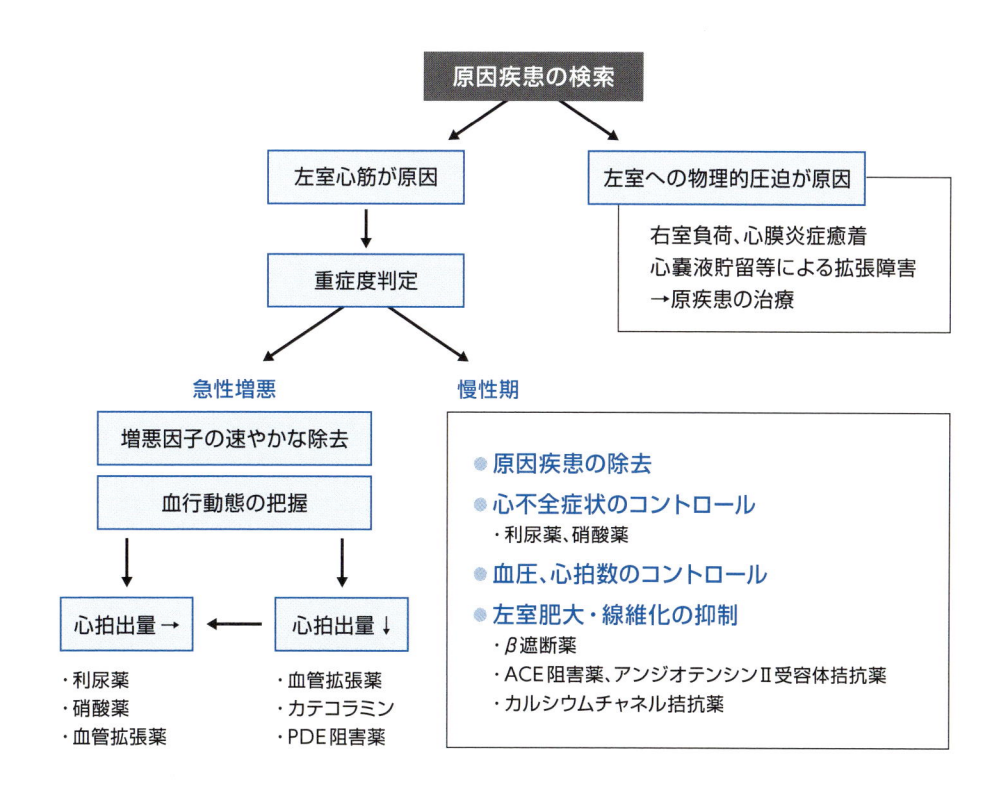

```
                    原因疾患の検索
                    ／        ＼
        左室心筋が原因        左室への物理的圧迫が原因
            ↓                右室負荷、心膜炎症癒着
        重症度判定             心嚢液貯留等による拡張障害
          ／   ＼              →原疾患の治療
     急性増悪   慢性期
        ↓
   増悪因子の速やかな除去       ● 原因疾患の除去
        ↓                    ● 心不全症状のコントロール
     血行動態の把握               ・利尿薬、硝酸薬
      ／     ＼               ● 血圧、心拍数のコントロール
  心拍出量→  心拍出量↓         ● 左室肥大・線維化の抑制
  ・利尿薬   ・血管拡張薬           ・β遮断薬
  ・硝酸薬   ・カテコラミン         ・ACE阻害薬、アンジオテンシンII受容体拮抗薬
  ・血管拡張薬 ・PDE阻害薬          ・カルシウムチャネル拮抗薬
```

日経DIクイズ

服薬指導・疑義照会

高血圧

QUIZ-01

家庭血圧が診察室血圧より高くなる要因

高血圧のため、内科診療所に通院している58歳の女性Mさんが、受診の帰りに処方箋を持って薬局を訪れました。Mさんは処方箋を差し出しながら、次のように話しました。

> 先月の診察時に、家でも血圧を測るよう先生に勧められたので、娘がくれた手首にはめるタイプの血圧計を使って、朝と夜に血圧を測っています。家では上が140mmHgくらいなのですが、今日、診察室で測った時は上が125、下が85でした。偶然低かっただけだと思うのですが、先生には「このまま様子を見ましょう」と言われました。大丈夫でしょうか。

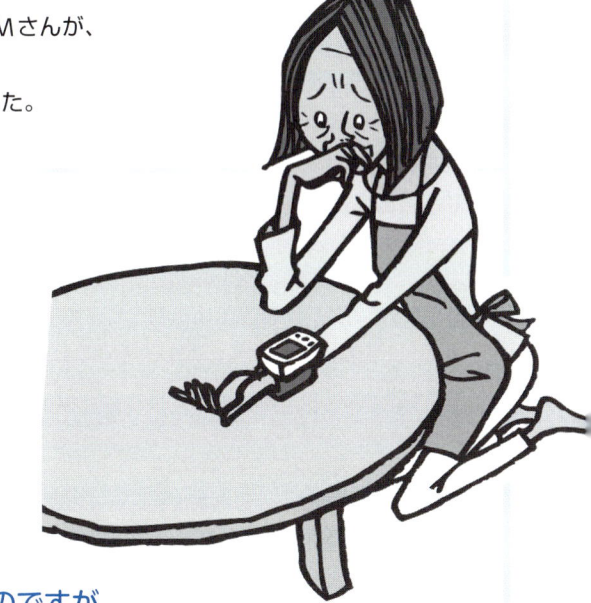

処方箋

【般】アムロジピン錠 5mg　1回1錠（1日1錠）
1日1回　朝食後　30日分

※ 薬歴によると、Mさんは1カ月前に高血圧と診断され、アムロジピンベシル酸塩の服用を開始した。初診時の血圧値は140/95mmHg。服薬コンプライアンスは良好。

Q1 一般に、血圧が上昇すると考えられる状況を、以下から全て選べ。

1. 排尿後
2. ストレス下
3. 飲酒後
4. コーヒー摂取後
5. 喫煙後
6. 入浴直後

Q2 一般に、血圧計による測定値が真の血圧値よりも高値を示す要因として、考えられるのは次のうちどれか。

1. カフ（腕帯）が右心房より高い位置にある
2. カフが右心房より低い位置にある
3. カフの巻き方がきつい
4. カフの巻き方が緩い

出題と解答　**横井 正之**　パスカル薬局（滋賀県草津市）

A1 ❷ ストレス下　❹ コーヒー摂取後　❺ 喫煙後

A2 ❷ カフ（腕帯）が右心房より低い位置にある
　　❹ カフの巻き方が緩い

　家庭血圧測定の重要性は、日本高血圧学会『高血圧治療ガイドライン2014』でも言及されている。ただし家庭血圧は、測定手技や測定条件によって測定誤差が生じやすい（表）。

　特に、手首式血圧計を用いる場合は注意を要する。手首式血圧計は利便性、携帯性に優れる半面、手首の動脈が橈骨や尺骨、腱などの硬い組織に囲まれているため、動脈を十分圧迫できず、測定誤差が生じやすい。

　血圧測定の基準となる位置は右心房である。測定部位が右心房より10cm低いと測定値は真の血圧値より約8mmHg高くなり、逆に測定部位が10cm高いと測定値は約8mmHg低くなるとされる。このため手首血圧計を用いる場合は、測定の際、机に肘をつき、肘を曲げて手首を心臓の高さまで上げる必要がある。

　日本高血圧学会が推奨するのは上腕式電子血圧計である[1]。正確な測定を行うにはまず、体型に合ったサイズのカフ（腕帯）を選ぶ。腕帯の幅は、腕の直径の1.2～1.5倍を目安とする。上腕に腕帯を巻く際は肘関節に掛からないよう注意し、指が1～2本入る程度のゆとりを持って巻く。巻き方が緩過ぎると測定値が高くなる。薄手の衣類の上から測定してもよいが、上腕に圧力が掛かるため腕まくりはしない方がよい。

　測定手技とともに、測定条件についても確認したい。家庭血圧は、朝（起床後1時間以内）と夜（就寝前）に2回ずつ測定することが望ましい。膀胱の充満により血圧が上昇するため、排尿後に測定する。腕帯による圧迫の影響を避けるため、1回目の終了後、2～3分空けてから2回目の測定を行う。測定時は適温の室内で正しい姿勢を取る、測定中は会話しないといった点にも注意する。

　また、測定前の喫煙、飲酒や、コーヒーなどの摂取は避ける。ニコチンやカフェインは交感神経刺激作用により血圧を上昇させ、アルコールはアセトアルデヒドの血管拡張作用で一時的に血圧を低下させるためである。

　家庭血圧は、週5～7日間の平均値を用いて評価する。日々の測定値を基に、自己判断で服薬を中止したり減量したりする患者もいる。薬局では正しい測定手技を指導するとともに、患者の病識や服薬状況を確認することが重要である。

表　血圧値に影響を与える主な要因

血圧が上昇する	測定値が真の血圧値より高くなる
・排尿前　・食事中　・運動後 ・喫煙後　・コーヒー摂取後 ・ストレス下　・低温環境	・測定部位が右心房より低い ・カフの巻き方が緩い

血圧が低下する	測定値が真の血圧値より低くなる
・入浴直後　・飲酒後	・測定部位が右心房より高い ・カフの巻き方がきつい

参考文献

1) 日本高血圧学会『家庭血圧測定の指針 第2版』

こんな服薬指導を

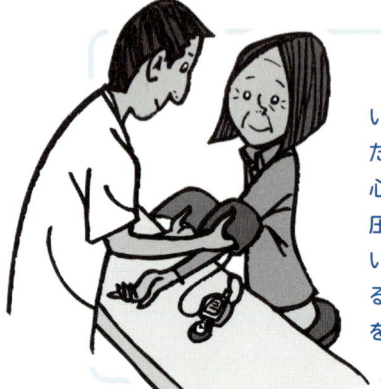

　手首にはめるタイプの血圧計をお使いなのですね。測定の際、手首を下げたままにしていらっしゃいませんか。心臓より低い位置で測ると、実際の血圧値より高い値が出ます。机に肘をついて、手首を心臓の高さまで上げて測るようにしてください。また、コーヒーを飲んだ直後や運動した後も、血圧が上がります。

　手首の血圧計は、血管を十分に圧迫できず、測定誤差が生じやすいといわれていますので、上腕に巻くタイプの血圧計をお薦めします。お時間がございましたら、今からお試しになりませんか。血圧を測定するタイミングや姿勢についても確認させていただきます。

高血圧

QUIZ-02

こむら返りを訴える患者に処方された降圧薬

1年ほど前から高血圧の治療を続けている50歳の男性Mさんが、
内科診療所を受診した帰りに薬局を訪れました。
処方が変更されていたため確認すると、Mさんは次のように話しました。

> 十分に血圧が下がらないので、
> 薬がもう1種類増えることになりました。
> 追加する薬を決める時に、先生から
> 「最近、体の調子はどうですか」と聞かれたので、
> 「夜寝ている時に、ふくらはぎの部分にこむら返りが
> 何度か起こりました」と話したら、
> 「では、ロンゲスという薬で様子をみましょう」と
> 言われました。
> 血圧がきちんと下がれば、こむら返りが起こらなくなる
> ということなのでしょうか。

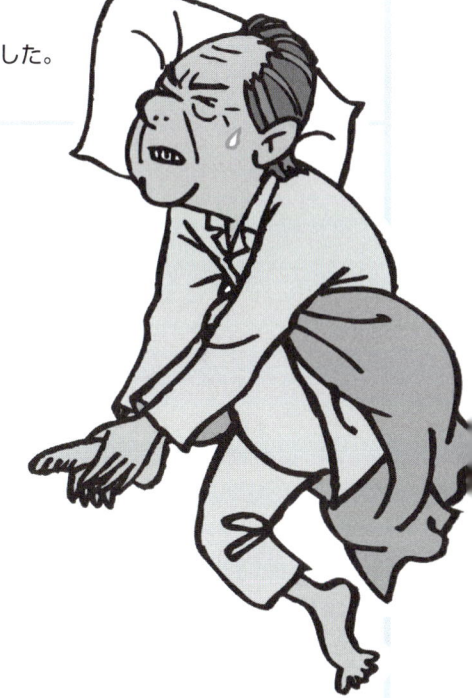

処方箋

コニール錠4　1回1錠（1日1錠）
ロンゲス錠10mg　1回1錠（1日1錠）
　　1日1回　朝食後　14日分

※ 前回までは、コニール（一般名ベニジピン塩酸塩）のみが処方されていた。

Q1 降圧薬を2剤併用する場合に、避けた方がよいと考えられている組み合わせは、次のうちどれか。

1. カルシウム（Ca）拮抗薬＋ACE阻害薬
2. ACE阻害薬＋サイアザイド系利尿薬
3. Ca拮抗薬（ジヒドロピリジン系）＋β遮断薬
4. ACE阻害薬＋カリウム保持性利尿薬

Q2 Mさんの処方医は、こむら返りに対する有効性を期待して、ACE阻害薬のロンゲス（一般名リシノプリル水和物）を併用したものと推測される。同薬は、どのような機序でこむら返りを改善すると考えられるか。

A1 ❹ ACE阻害薬＋カリウム保持性利尿薬

A2 ACE阻害薬は血中のカリウム濃度を上昇させるため、電解質異常（低カリウム血症など）に起因する筋肉の痙攣を抑制できる可能性がある。

　一般に、降圧薬の効果が不十分だった場合は、作用機序が異なる別の降圧薬が追加されることが多い。

　今回、Mさんには、カルシウム（Ca）拮抗薬のベニジピン塩酸塩（商品名コニール他）に加えて、ACE阻害薬のリシノプリル水和物（ロンゲス他）が処方された。これは降圧薬を併用する際によくみられる組み合わせの1つである。Ca拮抗薬には強力な血管拡張作用があるが、交感神経も活性化し、レニン・アンジオテンシン（RA）系を亢進させてしまう。一方、ACE阻害薬やアンジオテンシンⅡ受容体拮抗薬（ARB）はRA系の亢進を抑制するため、これらの併用により降圧効果の増強が期待できる。

　日本高血圧学会『高血圧治療ガイドライン2014』で推奨される併用のパターンを基に、多くの降圧薬の配合剤が発売された。配合剤は処方の単純化のほか、アドヒアランスや血圧コントロールの改善にも有効である。Ca拮抗薬とACE阻害薬の併用は、大規模試験で慢性腎疾患のリスク低下も報告されている。

　逆に、併用を避けるべき組み合わせに、「ACE阻害薬＋カリウム（K）保持性利尿薬」がある。ACE阻害薬はアンジオテンシンⅡの産生抑制を介して、アルドステロンの血中濃度を低下させる。アルドステロンの低下は、ナトリウムの排泄促進や利尿作用によって同薬の降圧効果に寄与するが、その半面、Kの排泄が抑制され、血中K濃度が上昇する。一方、スピロノラクトンなどのK保持性利尿薬もアルドステロンに拮抗する薬剤であるため、この2剤を併用すると、アルドステロンの作用が相加的に減弱し、高K血症の副作用が起こりやすくなる。

　さて、Mさんが訴える「こむら返り」は、不随意に出現する有痛性の筋痙攣である。発症メカニズムは不明だが、糖尿病や肝疾患の患者や、特に高齢者や妊婦に出現しやすいこと、健常者でも運動中や就寝中などに起こることが分かっている。その他、筋障害や神経障害に伴う場合や、服用中の薬剤に起因する薬剤性こむら返りの存在などが知られる。KやCa不足などの電解質異常や、アミノ酸代謝異常などが関与している可能性も指摘されている。

　一般には、こむら返りに対する積極的な薬物療法は行われないが、1日に何回も痙攣を起こすような重症例では、中枢性および末梢性の筋弛緩薬や、抗てんかん薬、芍薬甘草湯、K薬が投与されることがある。ただし、いずれの薬剤も顕著な改善効果が得られない場合もある。

　Mさんの場合、筋弛緩薬などは投与されておらず、処方医はこむら返りを軽症と判断したようである。K不足が原因でこむら返りが出現している可能性を考慮し、降圧薬の追加に当たって、血中K濃度を上昇させるACE阻害薬を選択したものと考えられる。

参考文献
1) 日本高血圧学会『高血圧治療ガイドライン2014』
2) Lancet.2010;375:1173-81.

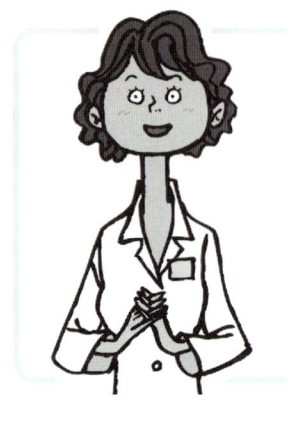

こんな服薬指導を

今回から増えたロンゲスも血圧を下げるお薬で、コニールと一緒に飲むと、より血圧を下げやすくなると考えられています。ただ、こむら返りが血圧が高い方に特に起きやすいというわけではありません。こむら返りの原因はよく分かっていませんが、カリウム不足が原因で起きる場合もあると言われています。ロンゲスには血液中のカリウムを増やす働きもあるので、血圧を効率よく下げると同時に、カリウムを補給してこむら返りを改善する目的で、先生はこの薬を選ばれたのだと思います。まずこの2種類のお薬をきちんと飲んで、足の症状がどうなったかを次回受診時に先生にお話してください。

高血圧
QUIZ-03

仮面高血圧に処方されたARB

大手商社に勤める58歳の男性Kさんが、
内科診療所を受診した帰りに薬局を訪れました。
病状を確認すると、Kさんは次のような質問をしました。

> 長年の飲酒や喫煙で、生活習慣病が気になり、
> 先日、試しに家内が使っている家庭用の血圧計で
> 測ってみたら、上の血圧が160もありました。
> 時間帯を変えて測ってみても同じでした。
> ですが今日、先生に測ってもらったところ、
> 130くらいしかないのです。
> 少し前の職場健診で蛋白尿が出たことがあり、
> それを話すと、仮面高血圧の疑いがあると
> 言われました。でも先生が測った血圧の方が正確だと
> 思うので、薬を飲まなくてもいいのではないですか。

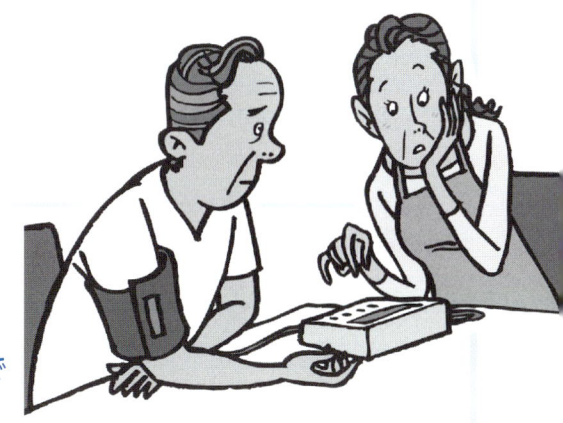

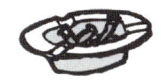

処方箋

ミカルディス錠20mg　1回1錠（1日1錠）
　1日1回　就寝前　28日分

Q 仮面高血圧に関する説明として、誤っているものは次のうちどれか。

1. 仮面高血圧とは、診察室で測定した血圧は正常範囲なのに、家庭で測定すると高血圧になってしまうことをいう
2. 仮面高血圧が起きるのは、家庭用血圧計の精度による部分が大きい
3. 仮面高血圧は、一般の高血圧ほど心血管障害のリスクが高くない
4. 仮面高血圧は、喫煙者やハードワーカー、ストレスを感じやすい人に多い

出題と解答 **今泉 真知子** 有限会社丈夫屋（川崎市高津区）

A ❷ ❸

　医師や看護師などの医療者の前では緊張して血圧が高くなることは「白衣現象」としてよく知られているが、「仮面高血圧」はそれとは正反対の現象である。具体的には、診察室で測定した血圧の平均が140/90mmHg未満であり、かつ家庭血圧で135/85mmHg以上、自由行動下血圧測定（24時間血圧測定、ABPM）の平均血圧が130/80mmHg以上である病態を指す。

　仮面高血圧はハードワーカーや仕事と家事の両立に忙しい女性、ストレスを感じやすい人、ヘビースモーカーなどに多い。このような人では、診察の待ち時間がつかの間の休息となってリラックスできたり、医師と対面することで安心して血圧が下降することがある。

　仮面高血圧には、早朝に測定した家庭血圧の平均値が高い早朝高血圧や、夜間血圧が昼間の血圧に比べて高い夜間昇圧型（riser）などがある。

　診察室血圧や24時間血圧が全く正常域血圧であっても、夜間高血圧やnon dipper（夜間の血圧低下が少ない型）あるいはriserでは、心負荷や心血管死亡のリスクが増加している。これらは、睡眠時無呼吸症候群や、心不全や腎不全などの循環血液量の増加、糖尿病などの自律神経障害などが原因とされている。

　仮面高血圧患者における臓器障害や心血管イベントのリスクは、正常血圧者に比べて高く、持続性高血圧症と同程度とされる。ABPMにより957人を平均8.5年間追跡した研究によれば、心血管病発症の相対リスクは正常血圧者に比べ、持続性高血圧患者で2.9倍、仮面高血圧患者でさらに3.9倍と有意に高かった。

　中でも、夜間および早朝に血圧が上昇するタイプは心血管疾患の発症リスクが特に高いことが知られている。降圧薬服用中の患者でも朝食後に服用した降圧薬の効果が途切れ、夜間から未明、早朝にかけて血圧が上昇する場合、リスクが高まる。

　従って、このような仮面高血圧に対しては降圧薬による治療を積極的に行うべきだと考えられている。通常、家庭血圧やABPMを参考にしながら、24時間にわたり効果が持続する1日1回服用のCa拮抗薬やACE阻害薬、アンジオテンシンⅡ受容体拮抗薬（ARB）などの薬剤が用いられる。ただし、これらの血管拡張薬は血中濃度に依存して血圧を下げる働きがあるため、血中濃度が低下する時期が夜間、早朝の時間帯に重なると十分なイベント抑制効果を発揮できない可能性が高い。このため、服用時点を就寝前に変更したり、朝および就寝前の2回に分けるなど用法上の工夫を行ったり、降圧効果が血中濃度に依存しない利尿薬を併用したりすることも多い。

　今回処方されたテルミサルタン（商品名ミカルディス）は血中半減期が20〜24時間と長く、かつ服用後の降圧効果が最大となる時点（ピーク）と次回服用直前の効果が最小となる時点（トラフ）の比（T/P比）がARBの中で最も高い。抗蛋白尿効果も報告されていることから、処方医はKさんに適していると考えたものと思われる。

参考文献
1) 日本高血圧学会『高血圧治療ガイドライン2014』
2) 成人病と生活習慣病 2004;34:253-6.

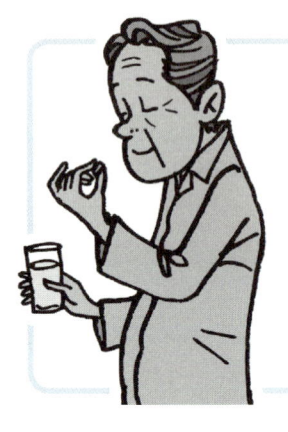

こんな服薬指導を

　「仮面高血圧」とは、診察室で測定した血圧は正常なのに、家庭で測定すると高血圧になってしまう現象をいいます。たばこは血圧を上げる作用があり、診察中は喫煙していないため血圧が下がります。仕事を休むことやお医者さんにかかっているという安心感も血圧を一時的に下げると考えられています。また、蛋白尿が出たのは、腎臓の機能が落ちているためで、これも高血圧の原因になることがあります。

　今回処方されたミカルディスは、1日1回寝る前に飲むだけで1日中血圧がコントロールでき、腎臓を守る働きもあります。先生の指示通り服用してください。

高血圧
QUIZ-04

血糖降下薬とACE阻害薬併用時の注意点

60歳の男性Sさんが、内科診療所を受診した帰りに処方箋を持って薬局を訪れました。処方が変更されていたため確認すると、Sさんは次のような質問をしました。

> 食事や運動に気を付けていたのですが、今日先生に「まだ血糖値が高めで、腎臓にも影響が出始めている」と言われてしまいました。それで今回から新しい薬を飲むのだそうです。自分では尿の色や出方に異常を感じていないのですが、追加された薬はすぐに飲み始めた方がよいのでしょうか。
> それから、この薬はどういう効き目なのか教えてください。

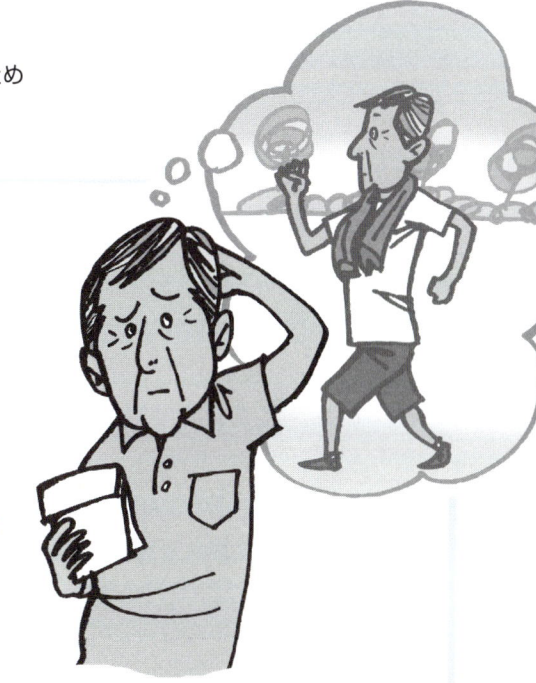

処方箋

① コニール錠4　1回1錠（1日1錠）
　ニューロタン錠50mg　1回1錠（1日1錠）
　　1日1回　朝食後　14日分
② オイグルコン錠1.25mg　1回1錠（1日2錠）
　　1日2回　朝夕食後　14日分

※ 今回から、ニューロタン（一般名ロサルタンカリウム）が新たに追加された。

Q1 ニューロタン（一般名ロサルタンカリウム）は、どのような効果を期待して処方されたと考えられるか。

Q2 糖尿病患者にACE阻害薬が処方された場合に、注意が必要な併用薬は次のうちどれか。

1. アリスキレンフマル酸塩（商品名ラジレス）
2. ニフェジピン（アダラート他）
3. ヒドロクロロチアジド（ヒドロクロロチアジド「トーワ」）

A1 糖尿病性腎症の進展防止を目的とした処方と考えられる。

A2 ❶ アリスキレンフマル酸塩（商品名ラジレス）

　Sさんが処方医に指摘された「腎臓への影響」は、糖尿病性腎症の初期状態と推測される。糖尿病性腎症の発症のメカニズムは不明な部分も多いが、次のように考えられている。

　腎では、血液中の老廃物が腎小体内の糸球体で濾過されている。この糸球体には、輸入細動脈から血液が送り込まれ、輸出細動脈から送り出されているが、このうち輸出細動脈の血管抵抗性はアンジオテンシンによって亢進する。一方、高血糖状態下では腎内のレニン・アンジオテンシン系（RA系）が活性化されているため、腎内のアンジオテンシン濃度が上昇する。

　従って高血糖状態下では、アンジオテンシンの影響で輸出細動脈の血管抵抗が亢進し、糸球体内圧が上昇すると考えられる。この糸球体内圧上昇は、過剰濾過による蛋白尿（アルブミン尿）をもたらすとともに、徐々に糸球体内皮細胞を障害し、メサンギウム細胞（糸球体毛細血管の間の支持組織）を増殖させる。その結果、糸球体硬化などが起こり、腎機能が低下する。

　糖尿病患者の場合、1型か2型かを問わず、蛋白尿が出現して5年でおよそ60％が腎不全に移行し、透析療法を余儀なくされる。できる限り腎機能を正常な状態に保ち、透析導入を遅らせるために、糖尿病性腎症の患者に使用されるのがACE阻害薬およびアンジオテンシンⅡ受容体拮抗薬（ARB）である。これらの薬剤は、賦活された腎内RA系を抑制することで、輸出細動脈を拡張し、糸球体内圧を正常に保つと考えられている。

　ただし、両側性腎動脈狭窄のある患者または片腎で腎動脈狭窄のある患者においては、腎血流量の減少や糸球体濾過圧の低下により、急速に腎機能を低下させる恐れがある。このため、治療上やむを得ない場合を除き、使用を避けるよう添付文書に記載されていることに注意が必要である。

　また、2型糖尿病患者は心血管イベントの発症リスクも高いことが知られている。心腎イベント発症リスク低減のためにRA系阻害薬アリスキレンフマル酸塩（商品名ラジレス）の投与試験が行われたが、ACE阻害薬またはARBを投与中の糖尿病患者に投与すると高カリウム血症、低血圧、腎機能障害などの有害事象が多く報告された。そのため、既にそれらの薬剤を投与中の糖尿病患者（ただしこれらを投与しても血圧コントロールが著しく不良な患者を除く）へのアリスキレンの併用は禁忌になっている。

　なお、高血圧および蛋白尿を伴う2型糖尿病における糖尿病性腎症には、ロサルタンカリウム（ニューロタン他）が保険適応になっているが、イミダプリル塩酸塩（タナトリル他）は、2002年1月にACE阻害薬として初めて1型糖尿病性腎症に保険適応を取得している。

参考文献
1) Lancet.1995;345:1195-8.
2) N Eng J Med.2012;367:2204-13.

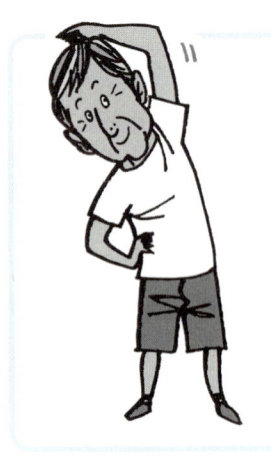

こんな服薬指導を

　糖尿病を長く患っていると、色々な合併症が出てきます。腎臓への影響もその1つです。血糖値が高い状態が続くと、腎臓の中の血液を濾過する部分の血圧が高くなって負担が掛かり、徐々に腎臓の機能が低下します。

　今日から新しく追加になったニューロタンというお薬は、糖尿病の方が使うと腎臓の血液を濾過する部分の血圧を下げて、腎臓への負担を減らす効果が期待できます。腎臓の機能が悪くなる前に、今のうちから飲んでおくことが重要です。また、糖尿病の進行を遅らせたり、健康を維持する上で、運動や食事は大切です。先生の指示を守って、ぜひ今後もお続けください。

　それと、今お飲みの薬と飲み合わせに注意すべき薬がありますので、他の病院や薬局でも、必ず医師、薬剤師にお薬手帳を見せてくださいね。

高血圧
QUIZ-05

味覚障害に胃潰瘍治療薬が処方された理由

高血圧と診断され治療を続けている70歳の男性Sさんが、
内科診療所で診察を受けた帰りに薬局を訪れました。
処方が変更されていたため確認すると、Sさんは次のような質問をしました。

> 最近、食べ物の味をあまり感じない気がしたので、
> 先生に話したら、「じゃあ、薬を変えてみましょう」
> と言われました。
> 自分では年のせいかと思っていたのですが、
> これまで飲んでいた薬と何か関係あるのでしょうか。
> それに薬が1種類増えているようなのですが、
> なぜでしょうか。

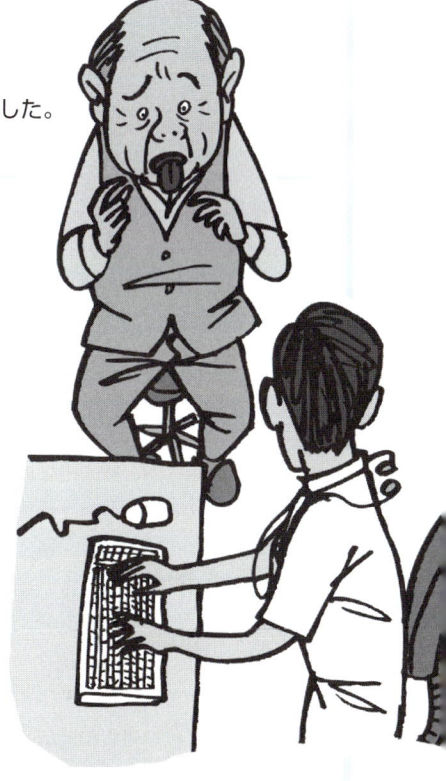

処方箋

① オルメテック錠10mg　1回1錠（1日1錠）
　　1日1回　朝食後　14日分
② プロマック顆粒15%　1回0.5g（1日1g）
　　1日2回　朝食後、就寝前　14日分

※ 前回までは、カプトリル-R（一般名カプトプリル）
　が1回1カプセル、1日2回で処方されていた。

Q1 カプトリル-R（一般名カプトプリル）の代わりに、今回からオルメテック（オルメサルタンメドキソミル）が処方されたのはなぜか。

Q2 プロマック（ポラプレジンク）が新たに処方されたのはなぜか。ただし、Sさんは消化管症状を訴えていないものとする。

A1 カプトリル-Rには味覚障害の副作用が確認されており、代替薬として、オルメテックが選択されたものと推測される。

A2 亜鉛の補給が目的と考えられる。味覚障害には、亜鉛欠乏が関与している場合がある。

　味覚障害の発症メカニズムは明らかでないが、これまでの研究によれば、体内の亜鉛不足との関連性を指摘する報告が多い。舌の表面や口腔粘膜には味を感じる味蕾（みらい）という器官が数千個あり、約10日間の周期で新しい細胞に生まれ変わるが、この時に亜鉛が必要になる。

　しかし、何らかの原因で体内の亜鉛が不足すると、味蕾を形成する細胞の数が減少したり、機能の一部が低下して、味覚障害が起こると考えられている。

　味覚障害は、高齢者で起こりやすい。老化による味蕾の減少や機能低下に加え、消化管機能低下による亜鉛吸収量の減少も関与していると推測される。また高齢者では、唾液の分泌量が減少する傾向にあることも味覚障害の発現に関係がある。唾液は、食物などから味成分を溶かし出す役割を果たしており、唾液量が減少して口腔内が乾燥すると、味を感じにくくなると考えられている。そこで食事中の唾液を増やすために、食事の初めに酢の物などを食べるようにすると効果的な場合がある。

　一方、味覚障害の20～30%は、患者が服用している薬剤に原因があるといわれている。その機序は明らかでない部分も多いものの、一部の薬剤では、亜鉛とキレートを形成することにより、消化管からの亜鉛吸収を低下させることが確認されている。

　Sさんの場合、これまで服用していたカプトプリル（商品名カプトリル-R）の添付文書に「味覚異常」の記載があることから、同薬による薬剤性の味覚障害の可能性がある。そこで処方医は、味覚異常の副作用の報告が少ないアンジオテンシンⅡ受容体拮抗薬（ARB）のオルメサルタンメドキソミル（オルメテック）に変更したのだろう。

　また味覚障害は、亜鉛の補給で改善する場合があり、硫酸亜鉛の試薬や亜鉛含有製剤である胃潰瘍治療薬のポラプレジンク（プロマック他）が処方されることが多い。2011年9月に社会保険診療報酬支払基金が公表した『添付文書の適応外であっても保険審査上は原則として認める事例のリスト』に、味覚障害に対するポラプレジンクが追加されている。

　Sさんの場合、カプトプリルと亜鉛欠乏との因果関係は明らかではないものの、亜鉛を補給する目的でプロマックが処方されたものと考えられる。

　なお、味覚障害に対する亜鉛補給の効果が表れるのは、早くても1カ月後であり、通常は服用開始後3カ月程度観察する。副作用は少ないが、軽い胃もたれや下痢などが起きる場合がある。

こんな服薬指導を

　薬が原因で、食べ物の味を感じなくなることがあります。これまでSさんが服用されていたカプトリル-Rも、まれに味覚に影響を与えることがあるようです。今回処方されたオルメテックは、味覚への影響は非常に少ないと考えられます。先生は、Sさんの症状が薬によるものではないかと考え、お薬を変更なさったのだと思います。

　もう1つのプロマックという顆粒は、亜鉛を補給するお薬です。亜鉛は舌で味を感じる仕組みに関わっているためです。ただ、このお薬が効き始めるまでに1カ月はかかるので、しばらく飲んで様子を見ていただくことになります。

　このほか、お食事の初めに酢の物を召し上がると、たくさん唾液が出て、味を感じやすくなる方もいらっしゃいます。よろしければ、お食事の際にお試しになってみてください。

高血圧

QUIZ-06

ノルバスクをアダラートCRに変えた理由

高血圧の治療のため、循環器内科診療所に通院中の60歳の女性Kさんは、受診の帰りに処方箋を持って薬局を訪れました。Kさんは処方箋を差し出しながら、次のように話しました。

> 朝の血圧が高めなので先生に相談したら、「夜のお薬を変えて様子を見ましょう」と言われました。強い薬になるのですか。日中の血圧が下がり過ぎたりしないのかしら。

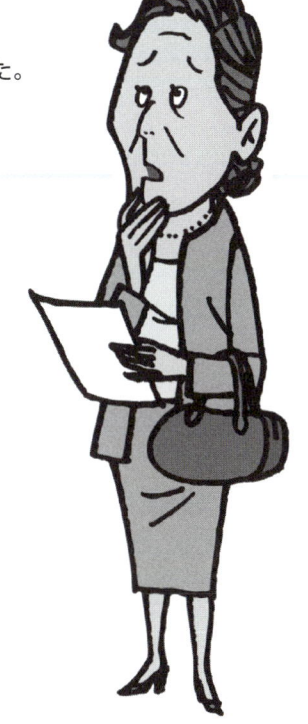

処方箋

① ブロプレス錠8　1回1錠（1日1錠）
　　1日1回　朝食後　28日分
② アダラートCR錠 20mg　1回1錠（1日1錠）
　　1日1回　就寝前　28日分

※Kさんは数年前から降圧薬を服用している。薬歴によると、3カ月前からブロプレス錠8（一般名カンデサルタンシレキセチル）を1日1回朝食後、ノルバスク錠5mg（アムロジピンベシル酸塩）を1日1回就寝前に服用していたが、今回、ノルバスク錠5mgからアダラートCR錠20mg（ニフェジピン）に変更になった。Kさんは普段から家庭血圧を測定しており、朝7時の血圧は140/80mmHg前後で推移していた。今回の診察時（午前11時）の血圧は120/80mmHgだった。

Q 医師がKさんへの処方について、ノルバスク錠（一般名アムロジピンベシル酸塩）からアダラートCR錠（ニフェジピン）に変更したのはなぜだと考えられるか。

1. アダラートCR錠20mgはノルバスク錠5mgに比べて最高血中濃度到達時間（Tmax）が長いから
2. アダラートCR錠20mgの血中濃度は二峰性で12時間後にもピークがあるから
3. アダラートCR錠20mgはノルバスク錠5mgに比べて血中濃度半減期（$t_{1/2}$）が長いから

A ❷ アダラートCR錠20mg（一般名ニフェジピン）の血中濃度は二峰性で12時間後にもピークがあるから

血圧には日内変動があり、起床時は交感神経の作用が亢進して血圧が上昇する。脳卒中や心筋梗塞などの心血管イベントは早朝に発症するケースが多く、早朝高血圧の中でも一過性に急激に血圧が上昇する現象「モーニングサージ」が、そのトリガーの1つとして注目されている。

早朝高血圧の中には、夜間も血圧が低下しないケースもあるため、早朝高血圧とモーニングサージは、厳密には異なる意味を持つ。ただ、早朝血圧は家庭血圧で測定されることが多く、24時間血圧測定が一般的ではない現状では、早朝高血圧全般に対応していく必要がある。

さて、今回のケースを整理してみると、早朝高血圧を呈するKさんに対し、医師は、朝食後服用のアンジオテンシンⅡ受容体拮抗薬（ARB）のカンデサルタンシレキセチル（商品名ブロプレス他）を継続したまま、就寝前服用のCa拮抗薬のアムロジピンベシル酸塩（アムロジン、ノルバスク他）をニフェジピンのCR錠（アダラートCR他）に変更している。

これに対してKさんは、「強い薬になるのか。日中の血圧が下がり過ぎないか」と心配している。

この疑問に答えるのに、1つの臨床試験が参考になる。ARBを朝食後、アムロジピン錠5mgまたはニフェジピンCR錠20mgを就寝前に投与し、早朝高血圧（起床後1時間以内）の抑制効果を調べたTIMING Study Ⅱである[1]。同研究で、ニフェジピンCR錠はアムロジピンに比べ、早朝の収縮期血圧を有意に低下させた（$P<0.05$、拡張期は有意差なし）。一方、就寝時の血圧に関しては、アムロジピンはニフェジピンCR錠に比べて有意な低下効果を示した（収縮期 $P<0.01$、拡張期 $P<0.001$）。

ニフェジピンCR錠は有核2層構造となっており、上部消化管では有効成分がゆっくりと放出され、下部消化管では内核錠から速やかに溶出する。その結果、ニフェジピンの血中薬物濃度は二峰性を示し、投与約3時間後に最高血中濃度（Cmax）を示した後、12時間後にもなだらかなピークを示す。TIMING StudyⅡにおいて、同薬が早朝血圧を低下させたのは、就寝前（22時前後）に服用すると、降圧効果の2回目のピークが早朝血圧の上昇時に一致するためと推察されている。

なお、日中の外来診察時血圧に関しては、アムロジピン錠5mgとニフェジピンCR錠20mgの降圧効果に大きな差はなく、Kさんが心配している日中の過度な降圧は起こりにくいと思われる。また、アムロジピンの単回投与時の血中濃度半減期（$t_{1/2}$）は約33～39時間と非常に長く、継続投与によって定常状態に達した後は、血中濃度の変化はわずかとなる。TIMING StudyⅡで、就寝前血圧はアムロジピン投与群の方が低値を示したのは、そのためと考えられる。

もっとも、心血管イベント発生率の減少効果の違いについては、明らかでない部分も多いため、今後の研究に期待したい。

参考文献
1) 血圧 2008;15:1089-94.

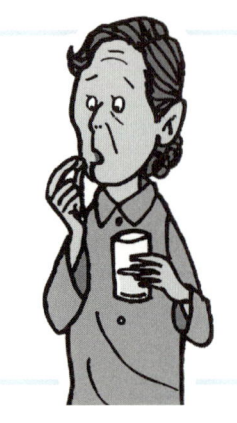

こんな服薬指導を

今回、新しく処方されたアダラートCR錠というお薬は、胃と腸でゆっくり溶けて効くように作られています。寝る前に服用すると、これまでのノルバスク錠よりも、朝の血圧を効果的に下げるといわれています。効果の強さはほぼ同じで、日中の血圧が下がり過ぎる可能性は少ないのでご安心ください。

ただ、このアダラートCR錠は、半分に割ったりかみ砕いたりすると効き方が変わってしまいますので、そのような飲み方は避けてください。また、今後も家庭血圧の測定は続けていただき、普段より血圧が低い日が続いたり、立ちくらみを感じることがあれば、私どもか先生にご相談ください。

高血圧

QUIZ-07

メタボリックシンドロームに処方されたARB

半年前の健康診断で高血圧を指摘され、病院に通院している55歳の男性Nさんが、処方箋を持って薬局を訪れました。処方が変更されていたため確認すると、Nさんは次のように話しました。

> 先週の採血の結果、血糖値にも異常があることが分かり、先生に「おなか周りも目立っているみたいですから、メタボリックシンドロームですね。血糖値はボーダーライン上なので、まず食事療法と運動療法から始めましょう。今日から血圧のお薬も変えてみましょう」と言われました。今度のお薬は、糖尿病にも効果があると聞きましたが。

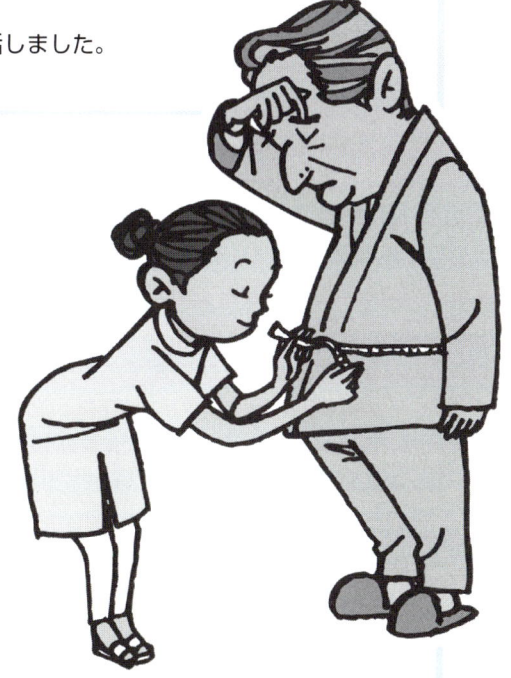

処方箋

ミカルディス錠 20mg　1回1錠（1日1錠）
コニール錠 2　1回1錠（1日1錠）
【般】アロチノロール塩酸塩錠 5mg　1回1錠（1日1錠）
　　　1日1回　朝食後　14日分

※ 前回までは、ミカルディス（一般名テルミサルタン）の代わりにカプトリル-Rカプセル（カプトプリル）が処方されていた。

Q ミカルディス（一般名テルミサルタン）が糖尿病に効果を発現するメカニズムと関係が深いと考えられる作用は、次のうちどれか。

1. インスリン分泌促進作用
2. 二糖類分解抑制作用
3. インスリン抵抗性改善作用
4. インスリン様作用

A ❸ インスリン抵抗性改善作用

　Nさんのように、高血圧と糖尿病など、2種類以上の生活習慣病を抱えた成人が増加している。メタボリックシンドロームの診断基準は日本内科学会など8学会によって策定されており、ウエスト周囲径が男性で85cm以上、女性で90cm以上であって、かつ（1）脂質異常、（2）高血圧、（3）空腹時高血糖——のうち、2項目以上に該当する場合と定義されている。

　肥満になると、脂肪および筋組織の糖分の取り込みが減少し、インスリンが働きにくくなる。また、筋肉や肝臓でのグリコーゲン合成酵素の働きが低下するため血糖値が上昇し、糖尿病や高血圧などを発症しやすくなる。生活習慣病は、それぞれ発症原因が異なると考えられていたが、研究が進む中で高血糖と脂質代謝異常、高血圧が相互に関係することが明らかになってきている。

　今回、Nさんに処方されたアンジオテンシンⅡ受容体拮抗薬（ARB）のテルミサルタン（商品名ミカルディス）は、高血圧だけでなく、インスリン抵抗性を改善する効果が示されている。そのため、メタボリックシンドロームの患者への使用で、血圧を下げるとともに、2型糖尿病の発症を抑制する効果も期待されている。

　テルミサルタンは、2型糖尿病治療薬のうち、インスリン抵抗性改善薬であるピオグリタゾン塩酸塩（アクトス他）と同様に、チアゾリジン環を構造式の中に含んでいる。チアゾリジン環を持つ物質は、脂肪細胞中に発現する核内受容体のペルオキシソーム増殖因子活性化受容体γ（PPARγ）に特異的に結合してこれを活性化し、遺伝子発現を調節することでインスリン抵抗性を改善すると考えられている。

　インスリン抵抗性の改善について、テルミサルタンとロサルタンカリウム（ニューロタン他）を比較した研究によれば、高脂肪・高蛋白質食で飼育したラットに対して両者を投与したところ、テルミサルタン群で血糖値の低下とインスリン濃度の低下が有意に認められた。これはテルミサルタンが特異的にPPARγ刺激作用を有することを示唆している。ARBのうち、イルベサルタン（イルベタン、アバプロ）やオルメサルタンメドキソミル（オルメテック）も同様にこのPPARγ活性化作用を持ち、インスリン抵抗性を改善することが確認されている。

　また、ロサルタンカリウムも糖尿病の新規発症を抑制すると報告されていることから、高血圧を合併する糖尿病の機序にレニン・アンジオテンシンが関与していることも示唆されている。

　今回の検査で、Nさんの血糖値は糖尿病のボーダーライン上にあると分かったことから、主治医はまず、食事療法と運動療法で血糖値のコントロールを図っていくのが適当と判断したと思われる。加えて、糖尿病の発症を抑制する効果を期待し、降圧薬をテルミサルタンに変更したものと考えられる。テルミサルタンは通常、成人には1日40mgを投与するが、初回は1日20mgから投与開始し、漸次増量していく。

参考文献

1) Hypertension. 2004;43:993-1002.

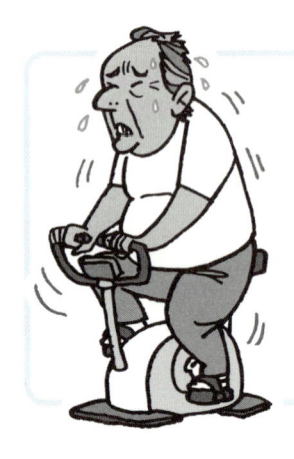

こんな服薬指導を

　メタボリックシンドロームとは、肥満が原因で高血圧や糖尿病、脂質異常症などの生活習慣病を起こしやすい状態を指します。今回出されたミカルディスというお薬には、血圧を下げる作用のほかに、血糖値を下げるホルモンであるインスリンの働きを良くする作用もあります。きちんと飲んでいただくことで、糖尿病の進行を防ぐことが期待されます。Nさんの血糖値は現在、糖尿病のボーダーライン上にあるようですから、先生のおっしゃる通り、食事療法、運動療法にしっかり取り組めば、悪化を防ぐことができると思います。お薬の服用とともに、生活改善の方も頑張っていきましょう。

高血圧

QUIZ-08

EDを訴えて降圧薬が変わった若年男性

高血圧の治療のため、内科診療所に通院している38歳の男性Mさんが、
受診の帰りに薬局を訪れました。降圧薬が変更されていたため確認すると、
Mさんは次のように話しました。

> 恥ずかしい話ですが、実は最近、
> 夜の生活がうまくいかなくて……。
> いつも通っている診療所の先生に
> そのことを相談したら、血圧を下げる薬の
> 影響も否定できないので
> 薬を変えて様子を見ましょうと言われました。
> どういうことでしょうか。

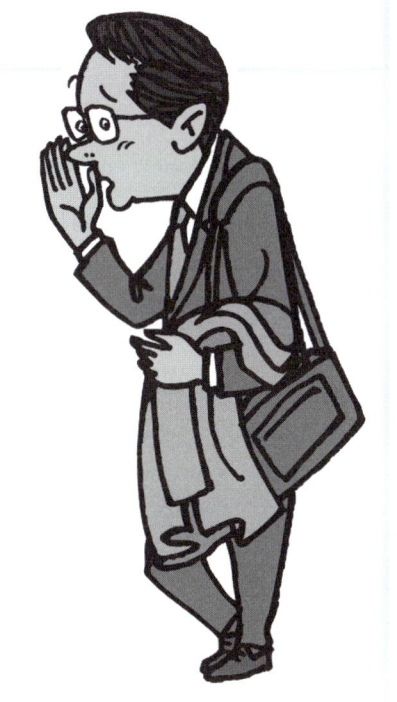

処方箋

ディオバン錠80mg　1回1錠（1日1錠）
　　　　　　　　1日1回　朝食後　28日分

※ お薬手帳によると、Mさんは前回までアダラートCR（一般名ニフェジピン）を服用していた。

Q 降圧薬以外に勃起障害（ED）を引き起こす可能性がある薬剤として、日本性機能学会の『ED診療ガイドライン2012年版』に挙げられているものを以下から全て選べ。

1. ホルモン剤（エストロゲン製剤、5α還元酵素阻害薬）
2. 脂質異常症治療薬（スタチン系、フィブラート系）
3. 精神神経用薬（抗うつ薬、抗精神病薬）
4. 非ステロイド抗炎症薬（NSAIDs）

A 1～4の全て

ED（勃起障害）は、「満足な性行為を行うのに十分な勃起が得られないか、または維持できない状態」を指す。様々な要因により発症するが、大きくは器質性と心因性に分けられる。我が国のED患者は1130万人と推定されている[1]。

EDの主な原因には、加齢、喫煙、高血圧、糖尿病、脂質異常症、肥満、うつ病、前立腺肥大症などがあるが、薬剤の副作用に起因することも少なくない。日本性機能学会の『ED診療ガイドライン2012年版』は、EDを引き起こす可能性のある代表的な薬剤として、左の表を示している。

Mさんのように高血圧がある場合は、高血圧自体がEDのリスク因子であるが、降圧薬もEDを引き起こす。その機序としては、高血圧に合併する動脈硬化病変のために陰茎への血流が低下しているところに、さらに血圧が下がることで陰茎血流が低下するためと考えられている[2]。

医師は今回、Mさんに処方する降圧薬を、ニフェジピン徐放錠（商品名アダラートCR）からアンジオテンシンⅡ受容体拮抗薬（ARB）のバルサルタン（ディオバン他）に変更した。ARBは勃起機能に保護的に働くことを示唆する研究がある。例えば高血圧患者82人にロサルタンカリウム（ニューロタン他）を12週間投与したところ、性的活動の頻度が投与前に比べ有意に増加した[3]。また、高血圧患者1889人にバルサルタンを16週間投与したところ、性的活動の頻度が投与前に比べ有意に増加した[4]。添付文書でも、ニフェジピンには勃起不全が副作用として記載されているのに対し、バルサルタンではそのような記載がない。こうした点が変更の理由として考えられる。

EDに関わる服薬指導では、プライバシーへの配慮を心掛けたい。また、自己判断による降圧薬の服薬中断が高血圧を招き、かえってEDを悪化させる可能性があることや、喫煙、肥満なども影響することを併せて伝えたい。さらに、今後ホスホジエステラーゼ（PDE）5阻害薬が処方された場合は、降圧薬との併用による血圧低下に注意する必要がある。

表　EDを引き起こす可能性のある薬剤

分類	薬剤
降圧薬	利尿薬（サイアザイド系、スピロノラクトン）
	Ca拮抗薬
	交感神経抑制薬
	β遮断薬
精神神経用薬	抗うつ薬（三環系抗うつ薬、SSRI、MAO阻害薬）
	抗精神病薬（フェノチアジン系、ブチロフェノン系、スルピリド、その他）
	催眠鎮静薬（バルビツール系）
	麻薬
ホルモン剤	エストロゲン製剤
	抗アンドロゲン薬
	LH-RHアナログ
	5α還元酵素阻害薬
抗潰瘍薬	スルピリド、メトクロプラミド、シメチジン
脂質異常症治療薬	スタチン系
	フィブラート系
呼吸器官・アレルギー用薬	ステロイド
	テオフィリン
	β刺激薬、抗コリン薬
	抗ヒスタミン薬（クロルフェニラミン、ジフェンヒドラミン）
	プソイドエフェドリン
その他	非ステロイド抗炎症薬（NSAIDs）

（日本性機能学会『ED診療ガイドライン2012年版』より一部抜粋）

参考文献
1) 医学のあゆみ 2002;201:397-400.
2) Int J Impot Res. 1989;1:35-42.
3) Am J Med Sci. 2001;321:336-41.
4) J Hum Hypertens. 2003;17:515-21.

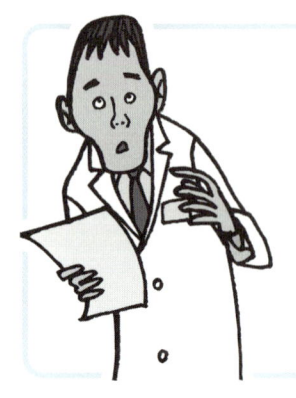

こんな服薬指導を

（周りに聞こえないように配慮しながら）お薬が原因かもしれないのですね。血圧を下げるお薬を服用することでEDになる方は比較的多いようです。EDへの影響はお薬の種類によって違うので、今回先生は、薬を変えて様子を見ようとおっしゃったのだと思います。今回処方されたディオバンというお薬は、性生活に好影響を与えたという報告があります。まずは服薬して様子を見てください。お薬の服用をやめて血圧が上がるとEDの症状がかえって悪化することがあるので、1日1回きちんと服用してください。また、喫煙や肥満もEDの原因になりますので、禁煙や減量もぜひ検討してください。

高血圧

QUIZ-09

食塩感受性高血圧に適した降圧薬とは

高血圧のため内科診療所に通院している
65歳の男性Mさんが、処方箋を持って薬局を訪れました。
病状を確認すると、Mさんは次のような質問をしました。

> 今日、ラーメンの食べ歩きが趣味だと先生に話したら、「塩分の取り過ぎが血圧に影響しているかもしれません。塩分の影響を抑える薬を出していますが、ラーメンはできるだけ控えてください」と言われました。ラーメンはやめたくないのですが、何か良い方法はないでしょうか。

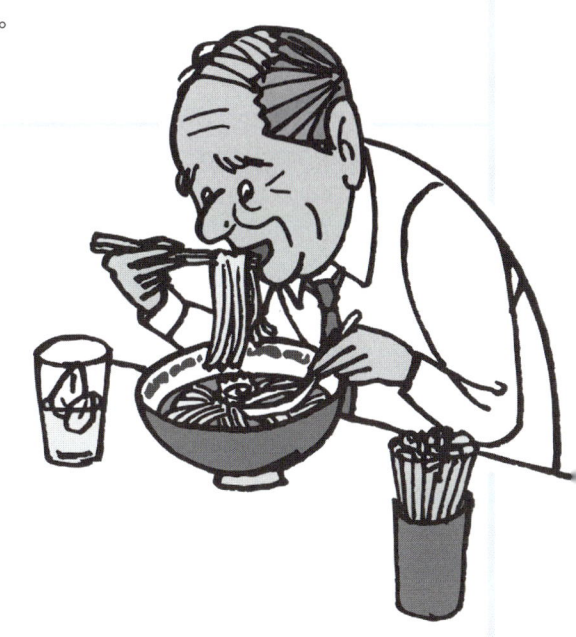

処方箋

① ノルバスク錠 5mg　1回1錠（1日1錠）
　 フルイトラン錠 2mg　1回1錠（1日1錠）
　 セララ錠 50mg　1回1錠（1日1錠）
　　　　1日1回　朝食後　14日分
② 【般】ジアゼパム錠 2　1回1錠（1日1錠）
　　　　1日1回　就寝前　14日分

Q1 Mさんのような塩分の取り過ぎに関係する高血圧（食塩感受性高血圧）に特に有効と考えられている薬剤は、次のうちどれか。

1 ノルバスク（一般名アムロジピンベシル酸塩）
2 フルイトラン（トリクロルメチアジド）
3 セララ（エプレレノン）
4 セレナミン（ジアゼパム）

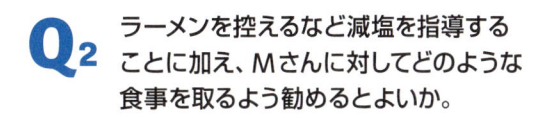

Q2 ラーメンを控えるなど減塩を指導することに加え、Mさんに対してどのような食事を取るよう勧めるとよいか。

A1 ❷ フルイトラン（一般名トリクロルメチアジド）
❸ セララ（エプレレノン）

A2 野菜や果物、低脂肪乳製品など、カリウム、カルシウム、マグネシウム、食物繊維が豊富でコレステロールや脂肪の少ない食事を取るよう勧める。

　食塩の過剰摂取は高血圧の原因の一つであり、疫学的には食塩摂取量と血圧の間には正の相関が見られる。ただし、食塩負荷に対する血圧の反応性には個人差が大きい。高血圧の中にも、食塩負荷で容易に血圧が上昇するタイプ（食塩感受性高血圧）と、血圧があまり上昇しないタイプ（食塩非感受性高血圧）がある。
　食塩感受性は腎臓のナトリウム排泄機能と関連し、食塩感受性高血圧の患者はナトリウムが貯留しやすく、循環血漿量が増加して血圧が上昇すると考えられている。腎機能が低下した高齢の高血圧患者の多くが食塩感受性との指摘がある。なお、食塩感受性は食塩負荷量を変化させたときの血圧変化の度合いで判定する。
　食塩感受性高血圧では非感受性高血圧に比べて心血管イベントが多いとの報告があり、積極的な治療が重要である。治療薬では、腎臓のナトリウム再吸収を抑制する利尿薬が特に有効とされている。
　実際、Mさんに処方されているトリクロルメチアジド（商品名フルイトラン他）などのサイアザイド系利尿薬は、食塩感受性が遺伝的に高い黒人の高血圧患者が対象者の多くを占める大規模臨床試験（ALLHAT試験）で有効性が確認された。ただし、利尿薬は長期投与すると糖尿病や低カリウム血症などが問題になる。利尿薬の副作用は用量依存的に増加するので、利尿薬は少量投与とし、他の降圧薬が追加されることが多い。
　エプレレノン（セララ）も食塩感受性高血圧に有効である。エプレレノンは、血圧調節ホルモンの一つであるアルドステロンの作用を受容体レベルで阻害する。アルドステロンには腎臓のナトリウム再吸収を促進する働きがあり、エプレレノンはこれを阻害することでナトリウムの貯留を抑制する。また、アルドステロンの臓器障害作用は過剰な食塩の存在下で増強するといわれ、エプレレノンには臓器保護効果も期待されている。
　食塩感受性高血圧に対しては、食事療法も有効である。減塩ばかりでなく、カリウムやカルシウム、マグネシウムといったナトリウム排出作用のある栄養素を取ることも重要である。これを裏付けたのが、米国で行われたDASH（Dietary Approaches Stop Hypertension）という臨床試験である。この試験では減塩を行わず、野菜、果物、低脂肪乳製品に富みコレステロールや脂肪を抑えた食事を8週間続けたところ、高血圧患者の収縮期血圧が11.4mmHg、拡張期血圧が5.8mmHg低下した。
　この食事内容はDASH食と呼ばれ、カルシウム、マグネシウム、食物繊維が豊富で、総脂肪が少ない。DASH食にはナトリウム排泄作用があると推察されている。減塩が難しいMさんには、DASH食を勧めることも一つの方策であろう。

こんな服薬指導を

　先生がおっしゃった通り、塩分の取り過ぎが高血圧の原因になっているかもしれません。Mさんのお薬のうち、フルイトランとセララには塩分を体外に出す仕組みを強める作用があり、食塩が影響する高血圧には効果的です。血圧を下げる効果の高いノルバスクと併せて、毎日しっかりお飲みください。

　食塩が影響する高血圧では、体内の塩分を減らすことが大切です。最近、野菜や果物、低脂肪乳製品を多く含み脂肪分が少ない食事に切り替えると、血圧が下がるという研究結果が報告されました。ラーメンがお好きとのことですが、ほかの食事を取る時はそのようにしてみてはいかがでしょうか。

高血圧

QUIZ-10

SSRIが処方された高血圧患者

心身症と高血圧の治療のため、内科診療所に通院している61歳の男性Hさんが、診察を受けた帰りに薬局を訪れました。処方内容に変更があったため確認すると、Hさんは次のように話しました。

> 最近、何をするにもやる気が出ないので相談したら、先生に「少しうつ状態になっているのかもしれません」と言われました。
> それでしばらくの間、うつ病の薬を飲んでみることになりました。また薬が増えてしまって、少し不安ではあるのですが。

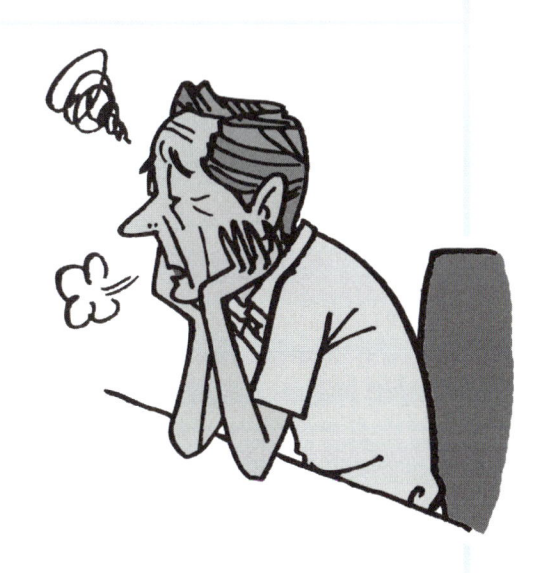

処方箋

① コンスタン0.4mg錠　1回1錠（1日2錠）
　　1日2回　朝夕食後　14日分
② ロプレソールSR錠120mg　1回1錠（1日1錠）
　　1日1回　朝食後　14日分
③ パキシル錠10mg　1回1錠（1日1錠）
　　1日1回　夕食後　14日分

※ 今回から、抗うつ薬のパキシル（一般名パロキセチン塩酸塩水和物）が追加された。

Q1 Hさんに対する今回のパキシル（一般名パロキセチン塩酸塩水和物）の処方には、どのような問題があるか。

Q2 処方医に疑義照会を行い、パキシルに代わる抗うつ薬を提案する場合、Q1の問題点を回避するには、次のどちらを提案するのがより適当か。

1 フルボキサミンマレイン酸塩（商品名デプロメール、ルボックス他）
2 ミルナシプラン塩酸塩（トレドミン他）

出題と解答　澤田 康文　東京大学大学院薬学系研究科

A1 薬物代謝酵素（CYP2D6）に対する阻害作用により、併用薬の血中濃度が上昇する可能性がある。

A2 ❷ ミルナシプラン塩酸塩（商品名トレドミン他）

　パロキセチン塩酸塩水和物（商品名パキシル他）は、薬物代謝酵素チトクローム P450（CYP）2D6 を強く阻害する。そのため、主に CYP2D6 で代謝されるメトプロロール酒石酸塩（ロプレソール他）を併用すると、血中メトプロロール濃度が上昇する。

　パロキセチンは CYP2D6 を阻害することでメトプロロールの α-OH 化と O-脱メチル化を抑制する。この代謝に対するパロキセチンの阻害定数 Ki 値（最大代謝速度を2分の1に阻害する時のパロキセチン濃度）は 0.9〜1.4 μM である。また、阻害は不可逆的（mechanism based inactivation；MBI）と考えられている。CYP2D6 は、メトプロロール代謝のおよそ 70％を担うと考えられており、CYP2D6 阻害は血中濃度に大きな影響を与えると推測される。実際、パロキセチン併用時に、メトプロロールの血中濃度の急激な上昇と心拍数の減少が起こったという報告がある。

　H さんに対する処方では、メトプロロールとパロキセチンの服用時点が離れている。しかしロプレソール SR は1日1回の徐放性製剤であり、服用12時間後でも約 40ng/mL（平均最高血中濃度の3分の1程度）のメトプロロールが血中に残存するので、やはり相互作用への注意が必要である。

　さらにパロキセチンは、CYP3A4 によるアルプラゾラム（コンスタン、ソラナックス他）の代謝をも阻害する。Ki 値で見ると、アルプラゾラムの 4-OH 化で 36μM、α-OH 化で 63μM と阻害作用は比較的弱いものの、併用時にアルプラゾラムの血中濃度が上昇する可能性は否定できない。ただし現時点では、この相互作用の臨床的エビデンスは報告されていない。

　従って、このケースでは疑義照会を行い、パロキセチンを他の抗うつ薬に変更すべく処方医に提案することになる。代替薬としては、同じ選択的セロトニン再取り込み阻害薬（SSRI）のフルボキサミンマレイン酸塩（ルボックス、デプロメール他）が候補になる。しかし同薬は、メトプロロールとの相互作用はないものの、パロキセチンと同様にアルプラゾラムの代謝を阻害する。その阻害作用はパロキセチンよりも強く、Ki 値は 4-OH 化で 9μM、α-OH 化で 5μM である。フルボキサミンとの併用で、アルプラゾラムの血中濃度が2倍程度に増加するとの報告がある。一方、セロトニン・ノルアドレナリン再取り込み阻害薬（SNRI）のミルナシプラン塩酸塩（トレドミン他）は、CYP にほとんど影響を与えないと考えられている。

　メトプロロールとアルプラゾラムを継続するならば、(1) パロキセチンをミルナシプランに変更、(2) パロキセチンをフルボキサミンに変更し、アルプラゾラムを半量に減量する──といった代替案を提案するのが妥当だろう。なお、アルプラゾラムを他のベンゾジアゼピン系薬に変更する場合は、CYP 代謝を受けないロラゼパム（ワイパックス他）が適当である。

参考文献
1) Eur J Clin Pharmacol.1998;54:261-4.
2) Drug Metab Dispos.1996; 24:350-5.
3) Clin Pharmacol Ther. 2000; 67:283-91.
4) J Clin Psychiat.1993;54 Suppl:4-11; discussion 12-4.
5) J Clin Psychopharmacol.1995;15:125-31.
6) Eur J Clin Pharmacol.1994;46:359.
7) 医薬品研究 2000;31:659-67.

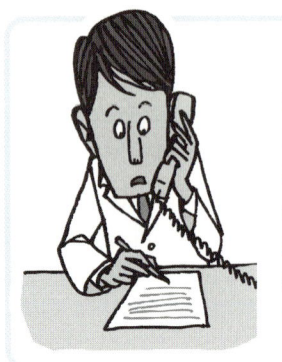

こんな疑義照会を

　今回追加されたパキシルは、ロプレソールの代謝を阻害しますので、ロプレソールの血中濃度が上昇して、徐脈などの副作用が起こる可能性があります。さらにパキシルは、コンスタンの代謝に対しても若干の阻害作用があることが報告されています。ですので、ロプレソールとコンスタンの処方を続けるのであれば、SNRI のトレドミンが適当かと思います。

　パキシルと同じ SSRI でしたら、ルボックスも使用できますが、その場合は、ルボックスがコンスタンの代謝を強く阻害しますので、コンスタンを半量程度に減らす必要があると思います。いかがいたしましょうか。

高血圧

QUIZ-11

Ca拮抗薬が変更された糖尿病患者

高血圧と糖尿病を患う43歳の男性Nさんが、
近隣の病院の糖尿病内科を受診した後、薬局を訪れました。
病状を確認すると、Nさんは次のように質問しました。

> 先生に、「腎硬化症だね」と言われました。
> 「薬をきちんと飲まないと腎臓がカチコチに固まって
> しぼんでしまうよ」と言われてしまったのですが、
> 腎硬化症とはどんな病気ですか。
> あと、腎臓の状態に合わせて血圧の薬が
> 変わることになりました。
> どちらも同じ種類の薬だと先生は話していたのですが、
> どういうことでしょうか。

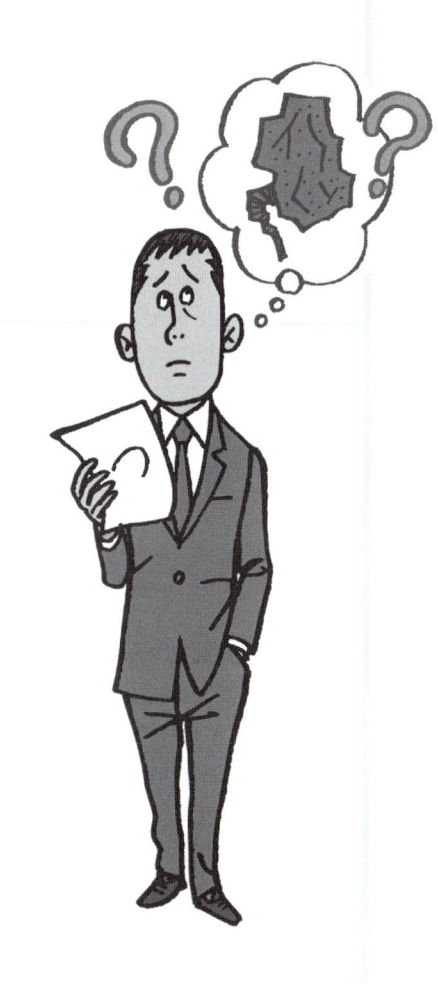

処方箋

① ノボラピッド注フレックスペン　1本
　　1日3回　朝昼夕食直前（朝4単位、昼5単位、夕5単位）
② メバロチン錠10　1回1錠（1日1錠）
　　ディオバン錠40mg　1回1錠（1日1錠）
　　アテレック錠10　1回1錠（1日1錠）
　　　1日1回　朝食後　21日分

※ Nさんは2回目の来局。転居に伴い、以前まで通っていた診療所から病院に転院した。今回、アムロジン（一般名アムロジピンベシル酸塩）に代わり、アテレック（シルニジピン）が処方された。薬歴によると、Nさんは15年前から高血圧を患い、8年前から糖尿病の治療を受けている。今回、尿検査で顕性蛋白尿を指摘された。

Q アムロジン（一般名アムロジピンベシル酸塩）とアテレック（シルニジピン）では、腎臓への影響にどのような違いがあるか。

出題と解答　岡本 達明　クオール株式会社（東京都港区）西日本支社

A L型Caチャネルを阻害するアムロジピンベシル酸塩は、腎臓の輸入細動脈のみを拡張して糸球体内圧を上昇させ、糸球体の負荷を高める可能性がある。一方、L型とN型のCaチャネルを阻害するシルニジピンは、輸入・輸出細動脈を拡張させるため糸球体内圧を下降させ、糸球体の負荷を軽減させる可能性がある。

腎硬化症は、高血圧の持続で生じた腎細動脈の動脈硬化性病変に基づく腎障害である。この動脈硬化性病変は、小葉間動脈や輸入細動脈の血管内腔を狭窄させ、腎血流量を低下させる。未治療のまま放置すると、糸球体虚血から糸球体硬化が引き起こされ、腎実質の硬化や萎縮に至る。

健康な人の糸球体内圧は、輸入細動脈の自動調節能により、全身血圧とは独立して一定（50mmHg）に保たれている。腎硬化症の初期は自動調節能が働いて糸球体内圧が保たれるが、Nさんのように顕性蛋白尿を伴う場合は、自動調節能が破綻して糸球体内圧が上昇していると考えられ、病状が増悪しやすい。

Nさんは糖尿病にも罹患しているので、糖尿病性腎症を合併している可能性も高い。糖尿病性腎症では、輸入細動脈の自動調節能が破綻して糸球体内圧が上昇するので、初期には腎肥大が起きる。しかし糸球体高血圧が続くと、やがて糸球体硬化に至る。Nさんの主治医は画像所見や血液検査所見などを踏まえて、高血圧による腎硬化症と診断したのだろう。

糖尿病を合併した腎硬化症の治療では、厳格な血糖管理と血圧管理が重要となる。慢性腎臓病（CKD）の降圧目標値は、糖尿病の有無にかかわらず、診察室血圧で130/80mmHg未満とされている。糖尿病合併CKDへの降圧薬としては、蛋白尿減少効果が証明されているレニン・アンジオテンシン系阻害薬が第一選択である。単剤で不十分な場合は、Ca拮抗薬や少量の利尿薬が追加される。

主治医は今回、Ca拮抗薬をアムロジピンベシル酸塩（商品名アムロジン、ノルバスク他）からシルニジピン（アテレック他）に変更した。Ca拮抗薬が作用する電位依存性Caチャネルには複数のサブタイプがあるが、アムロジピンが輸入細動脈に存在するL型Caチャネルに作用するのに対し、シルニジピンはL型Caチャネルと輸出細動脈に存在するN型Caチャネルに作用する。従って、アムロジピンでL型Caチャネルを阻害すると、輸入細動脈が拡張して糸球体内圧が上昇し、糸球体の過剰濾過、負荷増大が懸念される。一方、シルニジピンは輸入細動脈とともに輸出細動脈も拡張させて糸球体内圧を下げるため、糸球体の負荷軽減につながる。

実際、シルニジピンでは腎保護作用が報告されている。日本で実施されたCARTER試験では、蛋白尿があり既にARBなどを服用している高血圧患者339例を1年間追跡した結果、シルニジピン追加群（179例）ではアムロジピン追加群（160例）よりも蛋白尿が有意に減少した。血圧値は追跡期間中、両群でほとんど差がなかったと報告されている。Nさんの主治医はこうした知見を基に、シルニジピンに変更したと考えられる。

参考文献
1) 日本腎臓学会『エビデンスに基づくCKD診療ガイドライン2013』
2) Kidney International.2007;72:1543-9.

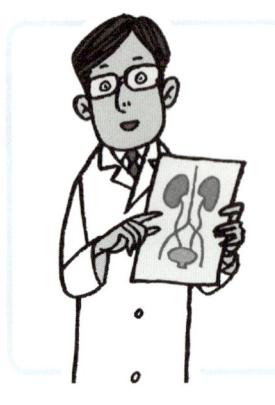

こんな服薬指導を

腎硬化症は、高血圧が長く続くことで腎臓につながる血管に動脈硬化が発生し、血管が狭くなって腎臓に血液が流れ込みにくくなる病気です。薬を飲まずに放置していると腎臓が小さく固くなって、機能を失ってしまいます。

Nさんの腎臓の状態に合わせて、先生はアムロジンをアテレックに変更したようです。どちらも同じ種類の高血圧の薬ですが、アムロジンよりもアテレックの方が腎臓に優しいといわれています。腎臓がこれ以上悪くならないようにするには、薬で血圧値と血糖値を抑えることが今まで以上に大切です。先生の指示通りに、きちんと薬を飲んでください。

高血圧

QUIZ-12

大腸癌の治療中に降圧薬が追加された理由

大腸癌の化学療法のため、病院の外科に通院している64歳の男性Gさんが、外来受診後に処方箋を持って薬局を訪れました。処方が追加されたので確認すると、Gさんは次のように質問しました。

> 今の治療を始めてから毎朝血圧を測って記録するように言われていて、血圧が上がってきたので薬が追加になりました。高血圧は抗癌剤の副作用だと言われたのですが、私が読んだ本には、抗癌剤の副作用として高血圧は出てきませんでした。本当に、抗癌剤のせいで血圧が上がったのでしょうか。

処方箋

① デカドロン錠 0.5mg　1回4錠（1日8錠）
　　1日2回　朝昼食後　2日分
② シンセロン錠 8mg　1回1錠
　　吐き気時　2回分
③ プルゼニド錠 12mg　1回1錠
　　便秘時　1日1回まで　2回分
④ ディオバン錠 40mg　1回1錠（1日1錠）
　　1日1回　朝食後　14日分

※今回から④のディオバン（一般名バルサルタン）が追加された。薬歴によると、Gさんはオキサリプラチン、フルオロウラシル、レボホリナートカルシウム、ベバシズマブによる化学療法を受けている。また、これまでGさんは高血圧を指摘されたことはなかった。

Q Gさんが高血圧を起こした原因薬剤として、以下の薬剤のうちどれが該当すると考えられるか。

1. オキサリプラチン（商品名エルプラット他）
2. フルオロウラシル（5-FU他）
3. レボホリナートカルシウム（アイソボリン他）
4. ベバシズマブ（アバスチン）

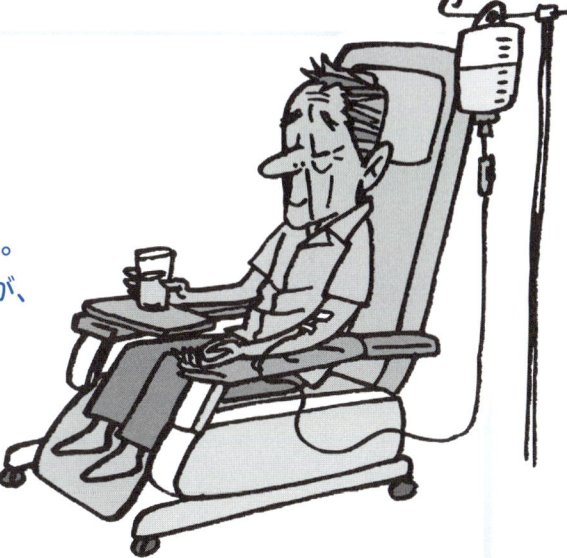

A ❹ ベバシズマブ（商品名アバスチン）

　大腸癌の化学療法には、主として(1)腫瘍切除後の再発を抑制する、(2)切除不能な進行再発大腸癌の腫瘍増大を遅らせて症状をコントロールする——という2つの目的がある。Gさんには、治癒切除不能な進行・再発大腸癌に適応を持つベバシズマブ（商品名アバスチン）が投与されているため、上記(2)の目的で化学療法を受けていると考えられる。

　大腸癌は、外科療法による腫瘍の切除が最も治療効果が高い。切除不能と判定された進行再発大腸癌は、化学療法を実施しない場合、生存期間中央値が約8カ月と報告されている。一方、化学療法を実施すると、生存期間中央値は約2年となる。化学療法で大腸癌の治癒を望むのは難しいものの、化学療法が奏功して腫瘍が小さくなると、切除が可能になるケースもある。このような現状を患者に説明し、患者の希望や選択を尊重して化学療法が実施される。

　Gさんが受けている治療法は、FOLFOX療法にベバシズマブを併用するというものであり、進行再発大腸癌の標準化学療法の一つである。FOLFOX療法とは、抗癌剤のオキサリプラチン（エルプラット他）とフルオロウラシル（5-FU他）に、活性型葉酸製剤のレボホリナートカルシウム（アイソボリン他）を併用する治療法をいう。

　ベバシズマブは、このFOLFOX療法の治療効果を高めるために併用される。同薬は、血管内皮細胞増殖因子（VEGF）に対するヒト化マウスモノクローナルIgG抗体であり、VEGFに選択的に結合して血管新生を阻害する作用を持ち、癌細胞の増殖や転移の抑制が期待できる。

　イリノテカン塩酸塩水和物（カンプト、トポテシン他）またはフルオロウラシルが無効となった進行再発大腸癌患者にFOLFOX療法とベバシズマブを併用したところ、FOLFOX療法単独よりも生存期間中央値が有意に延長したことが報告されている（FOLFOX単独群10.8カ月、ベバシズマブ併用群13カ月）。

　なお、ベバシズマブは現在、扁平上皮癌を除く切除不能な進行・再発非小細胞肺癌、卵巣癌、進行または再発子宮頸癌、手術不能または再発乳癌、悪性神経膠腫にも適応を有する。

　一方で、ベバシズマブは高血圧や腸管穿孔、血栓症など、従来の抗癌剤と異なる特有の副作用を起こす恐れがあり、注意が必要である。このうち高血圧は発現率が18.0％と高い。

　高血圧が起こる機序としては、ベバシズマブがVEGFとVEGF受容体との結合を阻害し、血管拡張作用を有する一酸化窒素（NO）の産生を抑制することが考えられている。血圧上昇によって、高血圧性脳症や高血圧性クリーゼを起こし、死亡した例も報告されているので、投与中の血圧管理は重要である。

　このため、ベバシズマブを投与されている患者では、毎日1回決まった時間に血圧を測定し、頭痛などの高血圧症状が見られた場合にも血圧を測るよう指導されている。血圧上昇が見られた場合は、降圧効果に加えて腎保護効果を持つアンジオテンシンⅡ受容体拮抗薬（ARB）が用いられるケースが多い。

こんな服薬指導を

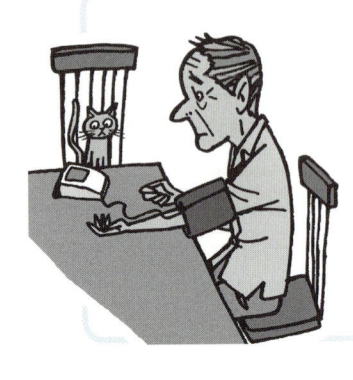

　Gさんが病院で受けている点滴の中に、アバスチンという薬が入っています。アバスチンは、癌細胞に栄養を送る血管ができるのを抑える働きをする、比較的新しいタイプの抗癌剤です。一方で、高血圧や血栓症など、従来の抗癌剤とは違う特有の副作用があります。それで、お読みになった本には高血圧が載っていなかったのでしょう。血管を広げる物質が体内で生成されるのを、アバスチンが抑えるために高血圧が起きると考えられています。

　今回追加されたディオバンは血圧を下げるお薬ですので、明日からしっかりお飲みください。併せて、毎日の血圧測定はこれからも続けてください。

高血圧
QUIZ-13

認知症にACE阻害薬が有効?

アルツハイマー型認知症と診断され、病院の精神科に通院している67歳の男性Sさんが、受診後に娘さんと一緒に薬局を訪れました。処方変更について確認すると、娘さんは不安そうに次のような質問をしました。

> 先生には「今回からしばらく、血圧の薬を変えてみます」と言われました。これまでの血圧の薬は長く飲んでいた薬ですし、血圧は家でも測っていて安定しているので、そのことを先生には話したのですが……。新しい薬について先生は、「アルツハイマーにも効果があるかもしれないので」と言っていましたが、どういうことなのでしょうか。

処方箋

① コバシル錠 4mg　1回1錠（1日1錠）
　アリセプトD錠 5mg　1回1錠（1日1錠）
　バファリン配合錠A81　1回1錠（1日1錠）
　　1日1回　朝食後　30日分
② ツムラ抑肝散エキス顆粒（医療用）　1回2.5g（1日7.5g）
　　1日3回　朝昼夕食前　30日分
③ グラマリール錠 25mg　1回1錠（1日3錠）
　　1日3回　朝昼夕食後　30日分
④ マイスリー錠 10mg　1回1錠（1日1錠）
　　1日1回　就寝前　30日分

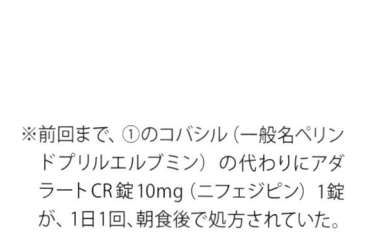

※前回まで、①のコバシル（一般名ペリンドプリルエルブミン）の代わりにアダラートCR錠10mg（ニフェジピン）1錠が、1日1回、朝食後で処方されていた。

Q アルツハイマー型認知症のSさんに、コバシル（一般名ペリンドプリルエルブミン）が処方されたのはなぜだと考えられるか。

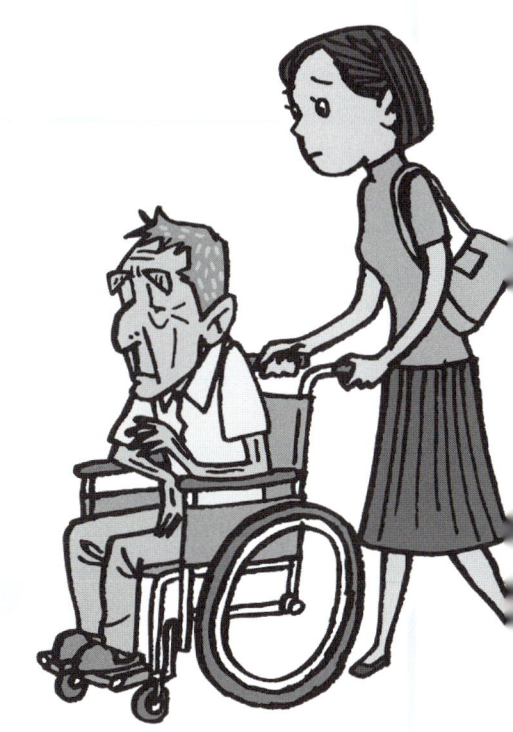

A コバシル（一般名ペリンドプリルエルブミン）は脳内移行性があり、アルツハイマー型認知症患者で亢進している脳内のACE活性を抑えることで、認知機能の低下を抑制する効果が期待できるため。

ドネペジル塩酸塩（商品名アリセプト他）は、アルツハイマー型認知症（AD）の治療において、広く使用されている。しかし同薬は、服用継続により認知症の進行をある程度遅らせることはできるものの、病態の進行を抑制することはできない。このためAD治療の専門医は、認知症の進行抑制に効果がある新たな薬剤の模索を続けているのが現状である。

そうした薬の一つとして、アンジオテンシン変換酵素（ACE）阻害薬が注目を集めている。その中でも脳移行性が高いカプトプリル（カプトリル他）やペリンドプリルエルブミン（コバシル他）などがよく用いられる。

ACE阻害薬による認知機能低下の抑制効果は、以下のようなメカニズムによるものと考えられている。

血圧や体液の恒常性の維持に関連することで知られるレニン・アンジオテンシン（RA）系は、末梢循環系とは別に、脳内にも存在することが分かっている。脳内のRA系は、大脳の認知機能に関与しており、AD患者やその前段階の軽度認知障害患者では、脳内のACE活性が亢進していることが国内外の研究で確認されている。

ACE活性が亢進すると、脳内でのアンジオテンシンⅡの産生が過剰になり、その結果、脳内神経細胞からのアセチルコリンの遊離が抑制されて、認知機能の低下が生じるのではないかと考えられている。また脳内ACE活性の亢進は、ACEの基質の一つであるサブスタンスPの分解をも促進する。サブスタンスPは、アミロイドβ蛋白の分解酵素であるニュートラルエンドペプチダーゼ（NEP）でも代謝される。脳内のACE活性を低下させてサブスタンスPが増えれば、NEPの活性が亢進し、ADの病態の本質とされるアミロイドβ蛋白の脳内での蓄積が抑制される可能性がある。

こうした仮説を基に、国内外で臨床試験が実施されており、脳内移行性の高いACE阻害薬を投与することで、AD患者の認知機能低下を抑制できたことが報告されている。

例えば、高血圧を伴う軽症から中等症のAD患者162人を、（1）脳内移行性ACE阻害薬（ペリンドプリルまたはカプトリル）群、（2）脳内非移行性ACE阻害薬（イミダプリルまたはエナラプリル）群、（3）カルシウム拮抗薬（ニフェジピンまたはニルバジピン）群の3群に割り付けて、1年後の認知機能の低下を比較するという試験が行われた。その結果、認知機能を表すMMSE（30点満点）の平均変化は、（2）と（3）ではそれぞれ－4.6ポイント、－4.9ポイントだったのに対し、（1）では－0.6ポイントとMMSEの低下が有意に抑制された。

Sさんの主治医は、これらの知見を基に降圧薬を変更したものと推測される。ただ、家族には、認知機能の悪化は抑制できる可能性はあっても、症状の改善までは期待できないことを伝えておくべきだろう。

参考文献
1) 呼吸と循環 2006;54:369-74.
2) Geriat Med 2008;46:351-6.
3) 医学のあゆみ 2011;239:413-7.

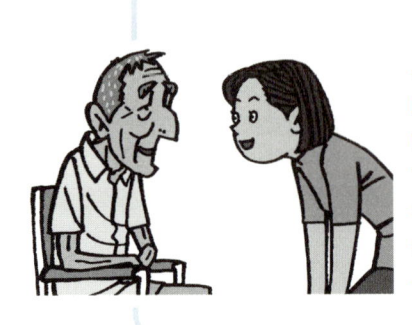

こんな服薬指導を

今日、新たに処方されたコバシルは、これまでのアダラートと同じ血圧を下げるお薬ですが、少し作用の仕方が違います。このコバシルは、最近の研究で、脳の中にも作用して、認知症の悪化を抑える可能性があることが分かってきました。脳の神経を活発にして、アリセプトの効果を高めたり、認知機能を維持したり、認知症の原因といわれるアミロイド蛋白が脳に蓄積されにくくする効果が期待できます。

ただ、アリセプトと同様、認知症が悪くなるスピードを抑える程度の穏やかな効果です。次回の診察では、血圧の状況も含めて、お父様の様子を先生に伝えてください。

高血圧

QUIZ-14

昼より夜が高いパターンを示す高血圧

高血圧のため内科診療所に通院している75歳の男性Bさんが、受診後に処方箋を持って薬局を訪れました。処方が変更されていたため確認すると、Bさんは次のような質問をしました。

> 薬を飲んでいるのになかなか血圧が下がらないので、機械を付けて血圧を1日中測ったら、昼間よりも夜中の血圧が高いことが分かったんだ。それで先生に、「通常の血圧パターンではないので、ひとまず薬を変更しましょう」と言われて心配になってね。
> 夜中に血圧が高いのは、普通じゃないのかな。

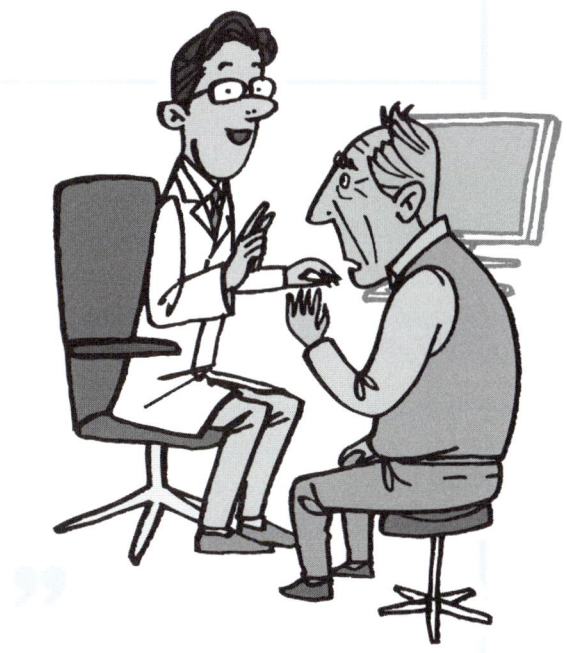

処方箋

① アジルバ錠 20mg　1回1錠（1日1錠）
　　　　1日1回　就寝前　14日分
② クレストール錠 2.5mg　1回1錠（1日1錠）
　　　　1日1回　朝食後　14日分

※薬歴によると、Bさんにはこれまでブロプレス（一般名カンデサルタンシレキセチル）が処方されていたが、今回から①のアジルバ（アジルサルタン）に変更となった。

Q1 Bさんのように、昼間よりも夜間の血圧が高いタイプの呼称として正しいのは、次のうちどれか。

1. dipper型
2. non-dipper型
3. riser型
4. extreme dipper型

Q2 昼間よりも夜間の血圧が高くなる原因となるものを、次から全て選べ。

1. 睡眠時無呼吸症候群
2. 腰部脊柱管狭窄症
3. 糖尿病による自律神経障害
4. 食塩の過剰摂取による循環血液量の増加

出題と解答 **今泉 真知子** 有限会社丈夫屋（川崎市高津区）

A1 ❸ riser型

A2 ❶ 睡眠時無呼吸症候群　❸ 糖尿病による自律神経障害
　　　❹ 食塩の過剰摂取による循環血液量の増加

　Bさんの話から、Bさんは自由行動下血圧測定（ABPM）を受けて、昼間よりも夜間の血圧が高いことが判明したと考えられる。

　通常、夜間血圧は昼間の血圧に比べて10～20％低下する。この正常な変動パターンをdipper型といい、夜間の血圧下降が0～10％しかないパターンをnon-dipper型、逆に夜間血圧が昼間の血圧よりも上昇するパターンをriser（夜間昇圧）型という。

　riser型の患者は、脳、心臓、腎臓などの臓器障害や心血管死のリスクが高い。riser型の脳卒中リスクは、dipper型やnon-dipper型の2倍といわれ、脳卒中の独立した危険因子とされる。さらにriser型は、認知症や脳萎縮とも関連している。Bさんはriser型に該当し、血圧をただ下げるだけではなく、血圧の日内変動パターンも是正することが重要である。

　riser型の原因には、(1)心不全や慢性腎不全、食塩過剰摂取などによる循環血液量の増加、(2)睡眠時無呼吸症候群、不眠、抑うつ状態などによる睡眠障害、(3)糖尿病などによる自律神経障害、(4)服薬中の降圧薬の効果減弱——などがある。

　Bさんがriser型を示す理由については精査が必要だが、主治医はまず高い降圧効果を得るために、カンデサルタンシレキセチル（商品名ブロプレス他）をアジルサルタン（アジルバ）に変更したと考えられる。

　アジルサルタンは、最も後発のアンジオテンシンⅡ受容体拮抗薬（ARB）であるが、降圧力が高いことで知られる。本態性高血圧患者を対象とした二重盲検比較試験では、アジルサルタン投与群（311人）においてカンデサルタン投与群（309人）に比べ有意に高い降圧効果が得られた（表）。またアジルサルタン群では24時間を通じて降圧効果が得られることもABPMで確認された。

　さらに、アジルサルタンは、夜間高血圧を下げて血圧の日内変動を正常に近付ける効果もあるともいわれている。このため、Bさんにアジルサルタンの投与すると、昼間や夜間の高血圧が是正されるほか、日内変動に良い影響を及ぼす可能性がある。

参考文献
1) 今月の治療 2003;39:43-5.
2) 苅尾七臣『やさしい早朝高血圧の自己管理 改訂版』（医薬ジャーナル社、2011）
3) 日本高血圧学会「高血圧治療ガイドライン2014」

表　投与16週後のトラフ時座位血圧の変化量（インタビューフォームより引用改変）

拡張期		収縮期	
アジルサルタン	カンデサルタン	アジルサルタン	カンデサルタン
－12.4±9.87	－9.8±8.50	－21.8±15.30	－17.5±12.69

注1) 表の値は、平均値±標準偏差
注2) アジルサルタン群は、初めの8週間は20mgを、続く8週間は40mgを投与した
　　 カンデサルタン群は、初めの8週間は8mgを、続く8週間は12mgを投与した
注3) トラフ時座位拡張期血圧と収縮期血圧の変化量は、アジルサルタン群でカンデサルタン群と比べて有意に大きかった

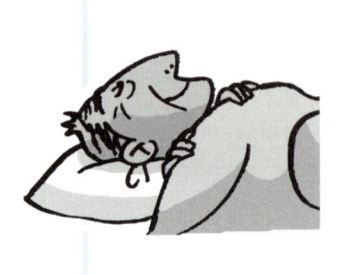

こんな服薬指導を

　通常、夜の血圧は昼よりも1～2割低くなります。夜の血圧が高くなる原因は、食塩の取り過ぎや睡眠不足、糖尿病、血圧の薬の効果が夜に弱まるなど様々です。それで先生は、まずはお薬をより強力なものに変えて高血圧をしっかり治療しつつ、検査をして原因を調べようと話されたのだと思います。

　今回新しく出たアジルバは、1日1回飲むことで、昼も夜も血圧を下げる効果が続きます。これまで服用されていたブロプレスよりも効果が強く、1日の血圧のリズムを正常なパターンに近付ける効果もあるといわれていますので、Bさんの状態に合うお薬だと先生はお考えになったのだと思います。

高血圧

QUIZ-15

ARBの変更後に尿酸値が上昇した理由

高血圧のため、内科診療所に通院している65歳の男性Yさんが、
受診の帰りに処方箋を持って薬局を訪れました。
Yさんは処方箋とお薬手帳を差し出しながら、心配そうに話しました。

> 血圧の薬が変わって1カ月になるんだけど、
> 今日、検査したら、尿酸値が高くなってたんだよ。
> 特に酒を飲み過ぎたり、
> 食べ過ぎたりしたわけでもないのにさ。
> これって、この薬の副作用じゃないの？
> この薬に変える時、先生は
> これまでと同じ種類だと言っていたけど、
> だったら、前の薬に戻してほしいんだけど……。

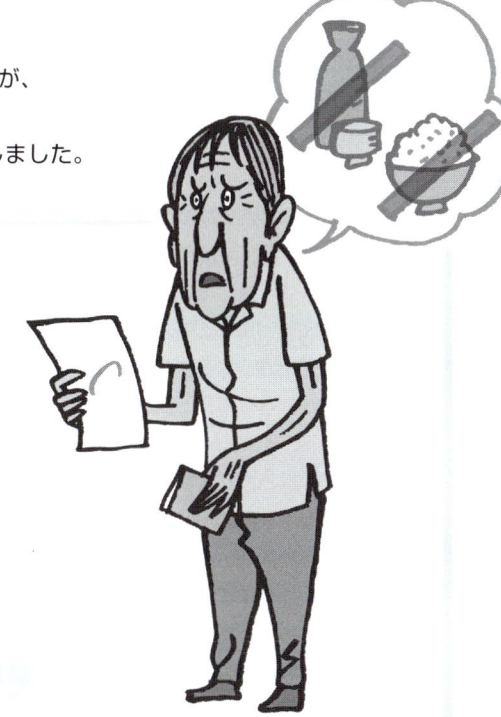

処方箋

オルメテック錠 20mg　1回1錠（1日1錠）
　　　　1日1回　朝食後　28日分

※Yさんによると、今回の尿酸値は8.0mg/dL、降圧薬を変更する前の尿酸値は7.2mg/dLだった。また、お薬手帳によると、Yさんには1カ月前からオルメテック（一般名オルメサルタンメドキソミル）が処方されており、それ以前は、別のアンジオテンシンⅡ受容体拮抗薬（ARB）が処方されていた。

Q1 Yさんに1カ月前まで処方されていたARBとして、考えられるものは次のうちどれか。

1. ロサルタンカリウム（商品名ニューロタン他）
2. カンデサルタンシレキセチル（ブロプレス他）
3. バルサルタン（ディオバン他）
4. テルミサルタン（ミカルディス）
5. イルベサルタン（アバプロ、イルベタン）
6. アジルサルタン（アジルバ）

Q2 オルメテック（一般名オルメサルタンメドキソミル）への変更後、Yさんの尿酸値が上昇したのはなぜだと考えられるか。

出題と解答 山本 雄一郎 アップル薬局（熊本市中央区）

A1 ❶ ロサルタンカリウム（商品名ニューロタン他）
❺ イルベサルタン（アバプロ、イルベタン）

A2 ロサルタンおよびイルベサルタンには、尿酸低下効果があると考えられるため。その機序は、近位尿細管における尿酸トランスポーターURAT1の阻害による尿酸の排泄促進であると考えられる。

尿酸値を上昇させ得る降圧薬としては、利尿薬とβ遮断薬が知られている。それぞれ、尿酸の腎排泄量と腎血流量を低下させると考えられる。一方、アンジオテンシンⅡ受容体拮抗薬（ARB）は薬理作用上、尿酸値上昇を招くとは考えにくい。従って、ARBの変更後、Yさんの尿酸値が上昇したのは、変更前のARBに尿酸低下作用があったためと推測できる。

日本で用いられている7種類のARBのうち、ロサルタンカリウム（商品名ニューロタン他）に関しては、尿酸低下効果を裏付けるエビデンスが多い。例えば日本高血圧学会の『高血圧治療ガイドライン2014』によると、ロサルタンは血清尿酸値7.0 mg/dL以上の患者において、平均0.7mg/dL低下させると記されている。その効果は用量依存的で、ロサルタン25、50、100mg/日の投与により、尿酸値がそれぞれ0.32、0.77、1.25mg/dL低下したとの報告もある[1]。

尿酸は、食物から摂取または体内で産生されたプリン体が、主に肝臓でキサンチンオキシダーゼ（XO）によって代謝されて産生する。このうち、3分の1は腸管から、残りが腎臓から排泄される。親水性の尿酸は、腎糸球体濾過を受けた後、近位尿細管上皮細胞に存在する尿酸トランスポーターによって再吸収または排泄される。最終的に糸球体濾過量の約1割が尿中に排泄される。

再吸収の役割を担う尿酸トランスポーターには、管腔側膜のURAT1と、血液側膜のURATv1がある。尿酸排泄促進薬のベンズブロマロン（ユリノーム他）はURAT1を阻害することで尿酸の再吸収を抑え、尿酸排泄を促進させる。ロサルタンもURAT1を阻害することで、尿酸排泄を促進させると考えられている。

また、イルベサルタン（アバプロ、イルベタン）もURAT1およびURATv1を阻害する可能性が示されている[2]。ただし、同薬の臨床的な血清尿酸値低下効果に関しては、統一した見解が得られていない。イルベサルタン150〜300mg/日を投与した海外の臨床試験[3]や、70%以上の患者に200mg/日を長期投与した日本の研究[4]では、尿酸値の有意な低下が認められていることから、高用量で尿酸排泄効果が得られる可能性がある。

ARBのうち、ロサルタンとイルベサルタンのみがこのような作用を有する理由は不明である。ただし、ラットを用いた研究で、最高血中濃度到達時の腎臓/血漿中のARB濃度比がロサルタンで1.4、イルベサルタンで1.6だったのに対し、他のARBでは1未満だった[5]ことから、組織分布の違いが関与している可能性が考えられる。

参考文献
1) Eur J Clin Pharmacol.1992;42:333-5.
2) J Pharmacol Sci.2010;114:115-8.
3) Nefrologia.2008;28:56-60.
4) 血圧 2011;18:1108-16.
5) Progress in Medicine 2009;29:1992-7.

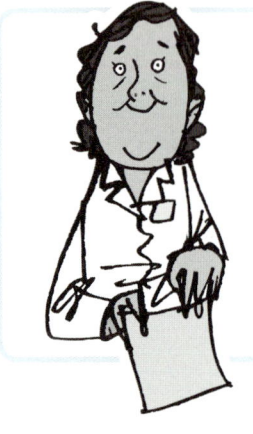

こんな服薬指導を

お薬手帳を拝見しました。以前はニューロタンを服用されていたのですね。ニューロタンと、先月からお飲みになっているオルメテックは同じタイプのお薬ですが、ニューロタンには血圧を下げる効果のほかに、尿酸値を下げる効果もあることが知られています。そのおかげで尿酸値が下がっていたのが、元の値に戻ったのだと思います。オルメテックの副作用ではありませんので、ご安心ください。

先生は血圧の下がり具合などを考えてお薬を変更されたのでしょうから、Yさんのご希望をお伝えして、お薬を戻していただけるかどうか確認いたします。お掛けになってお待ちください。

高血圧

QUIZ-16

妊娠高血圧症候群に使用できる降圧薬

妊娠中の体調不良のため、産婦人科診療所を受診した33歳の女性Nさんが、処方箋を持って薬局を訪れました。Nさんは心配そうな表情でこんな質問をしました。

> 私は妊娠中なのですが、最近、よく足元がふらついて、頭痛もひどいのです。先生に診てもらったら、妊娠高血圧だと言われました。「この薬はあなたの妊娠週数だと出せるから」と、血圧の薬を処方していただいたのですが、何週だと飲んでいいのでしょう。これで血圧が下がらなければ別の薬を追加するとも言われたのですが、妊娠中に飲める薬って、そんなにあるんでしょうか。

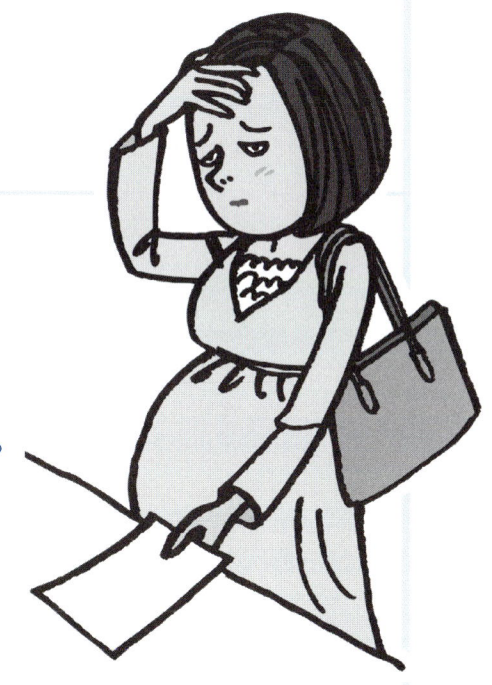

【処方箋】
アダラートCR錠 20mg　1回1錠（1日1錠）
　　　　　1日1回　朝食後　14日分

Q1 今回、Nさんに処方されたアダラートCR錠（一般名ニフェジピン）は、妊娠何週から使用できるか。

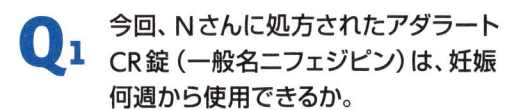

1. 12週
2. 16週
3. 20週
4. 24週

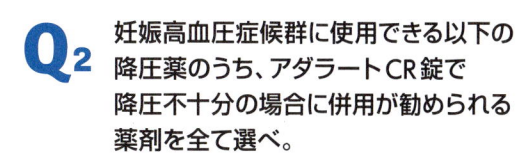

Q2 妊娠高血圧症候群に使用できる以下の降圧薬のうち、アダラートCR錠で降圧不十分の場合に併用が勧められる薬剤を全て選べ。

1. アプレゾリン（ヒドララジン塩酸塩）
2. アルドメット（メチルドパ）
3. トランデート（ラベタロール塩酸塩）

出題と解答　**今泉 真知子**　有限会社丈夫屋（川崎市高津区）

A1　❸ 20週

A2　❷ アルドメット（一般名メチルドパ）
　　　❸ トランデート（ラベタロール塩酸塩）

　妊娠中の血圧は、妊娠週数によって変動する。通常、血圧は妊娠初期に低下し始め、妊娠20〜32週にかけて妊娠前の血圧に戻り、32週以降は上昇する。一方、妊娠前は正常血圧だったのに20週ごろから血圧が上昇し、収縮期140mmHg以上または拡張期90mmHg以上となった場合は、妊娠高血圧症候群と診断される。

　妊娠高血圧症候群は、過去に妊娠中毒症と呼ばれていた病態とほぼ同一である。妊娠中毒症の3要件（高血圧、蛋白尿、浮腫）のうち、母体や胎児の障害に直接関係するのは高血圧であることが判明したため、2005年4月に日本産科婦人科学会が病名を改め、新たな診断基準を設けた。

　妊娠高血圧症候群の重症度は、血圧と尿蛋白量で診断する。収縮期140〜159mmHgまたは拡張期90〜109mmHgで、尿蛋白量が1日300mg以上2g未満の場合は軽症で、薬物治療は行わなくてもよい。だが、収縮期160mmHg以上または拡張期110mmHg以上の場合は、尿蛋白量によらず重症と診断され、母体の臓器障害を防ぐために降圧治療が開始される。

　日本高血圧学会の『高血圧治療ガイドライン2014』（JSH2014）では、妊娠高血圧症候群に対して4種類の降圧薬を推奨している。その1つが、今回Nさんに処方されたカルシウム拮抗薬のニフェジピン（商品名アダラート他）であり、20週以降の妊婦に使用できるよう11年に添付文書が改訂された。JSH2014ではアダラートCRやアダラートL、セパミット-Rなどの長時間作用型製剤の使用を推奨している。

　また、妊娠週数によらず推奨されている降圧薬は、中枢性交感神経抑制薬のメチルドパ（アルドメット他）、血管拡張薬のヒドララジン塩酸塩（アプレゾリン）と、αβ遮断薬のラベタロール塩酸塩（トランデート他）の3種類である。従って、妊娠20週未満は上記の3種類、20週以降はニフェジピンを加えた4種類が、妊娠高血圧症候群への第一選択薬となる。

　1剤で降圧が不十分な場合は2剤を併用するが、その場合は降圧機序の異なる2剤を組み合わせる。ニフェジピンとヒドララジンは血管拡張薬、メチルドパとラベタロールは交感神経抑制薬に分類されるので、Nさんの場合は、メチルドパあるいはラベタロールが2剤目として選択される。

　なお、病態上、推奨薬以外の降圧薬を用いなければならないケースもあり得るが、利尿薬は胎盤血流量を低下させるため肺水腫や心不全などがない限り使用しない。また、レニン・アンジオテンシン系阻害薬は、妊娠中の服用で胎児腎の形成不全や羊水過少症などを生じるとの報告があり、禁忌であることに留意したい。

　また、高血圧に対しては通常、減塩が指示されるが、妊婦が過度の減塩を行うと胎盤血流量の低下を引き起こし得るので、妊娠高血圧症候群では基本的に急激な減塩は勧めない。

参考文献
1）綜合臨床2008増刊号「新版 処方計画法」
2）『拡張型心筋症ならびに関連する二次性心筋症の診療に関するガイドライン』（日本循環器学会他、2009-2010年度合同研究班報告、2011）

こんな服薬指導を

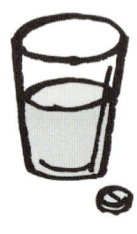

　先生に妊娠高血圧だと言われて、驚かれたことでしょう。妊娠中に血圧が高いままだと、Nさんにもおなかの赤ちゃんにも負担が掛かりますから、お薬をきちんと使って血圧を下げることがとても大切です。

　Nさんのおっしゃる通り、妊娠中に使えるお薬は限られていますが、明日からお飲みいただくアダラートは妊娠20週以降から使ってよいお薬です。アダラートだけで血圧が十分に下がらない場合も、妊娠中に使える血圧のお薬はまだあります。次の診察は2週間後ですね。もしお薬が追加になった場合も、妊娠中に使えるお薬かどうかお調べしますから、ご安心ください。

不整脈
QUIZ-17

抗凝固薬切り替え時の服薬方法

過去に持病の不整脈が原因で脳梗塞を起こしたことがあり、抗凝固療法を続けている60歳の男性Nさんが薬局を訪れました。Nさんは処方箋を差し出しながら、次のような質問をしました。

> 脳梗塞の予防でワーファリンを飲んでいたのだけど、今日、先生から薬を変えてみようと言われたよ。新しい薬は「イグザレルト」という薬で、納豆などの食べ物の制限も不要で、血液検査も定期的に行わずに済むらしいんだ。でも、「今日はまだ処方しません」と言われたんだ。新しい薬はいつから飲むことになるのかな。

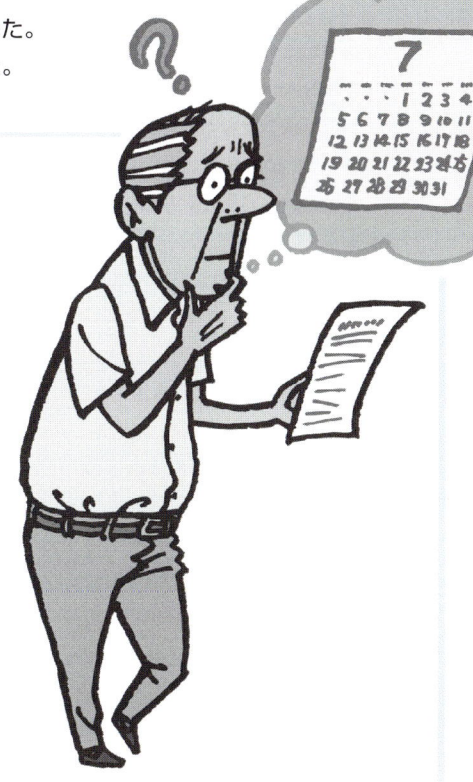

処方箋

ディオバン錠80mg　1回1錠（1日1錠）
タケプロンOD錠15　1回1錠（1日1錠）
クレストール錠2.5mg　1回1錠（1日1錠）
　　　1日1回　朝食後　14日分

Q ワーファリン（一般名ワルファリンカリウム）からイグザレルト（リバーロキサバン）への、適切な切り替え方法を述べよ。

A ワーファリンの投与中止後、プロトロンビン時間国際標準比（PT-INR）などの血液凝固能検査を実施し、治療域の下限以下になったことが確認できたら、イグザレルトの投与を開始する。

心房細動患者の脳卒中発症予防に対して使用できる経口抗凝固薬は、長らくワルファリンカリウム（商品名ワーファリン他）しかなかった。しかし、2011年3月以降、新規経口抗凝固薬（NOAC）が相次いで発売された。現在、ダビガトランエテキシラートメタンスルホン酸塩（プラザキサ）、リバーロキサバン（イグザレルト）、アピキサバン（エリキュース）、エドキサバントシル酸塩水和物（リクシアナ）の計4種類がある。

ダビガトランは、血液凝固因子のトロンビンに結合し、フィブリノゲンからフィブリンへの変換を阻害することで抗凝固作用を示す抗トロンビン薬である。他の3剤は、血液凝固第Xa因子の働きを阻害し、トロンビンの生成を抑制することで抗凝固作用を示す抗Xa薬である。

ワルファリンは、抗凝固作用に個人差が大きく、また同じ患者でも生活の変化や薬の相互作用などにより効果が変化することがあるため、定期的にプロトロンビン時間国際標準比（PT-INR）を測定して投与量を調整しなくてはならない。これに対し、NOACはPT-INRの測定やワルファリンのような細かな用量調整は必須ではない。また、納豆などのビタミンKを多く含有する食品の摂取に気を使う必要もない。

さて、Nさんのように抗凝固薬をワルファリンからリバーロキサバンに切り替える時に重要なのは、PT-INRの値によっては、ワルファリンもリバーロキサバンも投与しない期間（抗凝固薬の未投与期間）が生じることである。ワルファリンを用いる抗凝固療法では、患者の原疾患や危険因子などに応じてPT-INRの管理目標値（治療域）が定められている。ただ、現実にはワルファリンの服用下でもPT-INR値が治療域の下限を下回っている例は少なくない。そのような患者では、ワルファリンの中止後、速やかにリバーロキサバンの服用を開始しても差し支えない。しかし、ワルファリン投与でPT-INRが治療域にコントロールされていた患者の場合は、ワルファリンの中止後、抗凝固薬の未投与期間を設け、PT-INRが治療域の下限を下回ってからリバーロキサバンを開始する。

ワルファリンの抗凝固効果は通常、経口投与後48～72時間持続するが、これには個人差が大きいため切り替え時にはPT-INR値によるモニタリングが欠かせない。モニタリング期間中は、ワルファリンの休薬に伴い血栓塞栓症を起こすリスクと、ワルファリンの抗凝固効果が残っている状態でリバーロキサバンを追加することで出血を起こすリスクの両方に配慮しなければならない。

Nさんは主治医にリバーロキサバンをまだ処方しないと言われていることから、主治医は抗凝固薬の未投与期間を設け、PT-INR値の推移を見ようとしていると推測される。Nさんには、リバーロキサバンは医師の指示があるまで飲み始められないことを十分に理解してもらうことが大切である。また、納豆などのビタミンK含有食品は、ワルファリンによる抗凝固作用が継続している間は、引き続き食べてはいけないことも伝える必要がある。

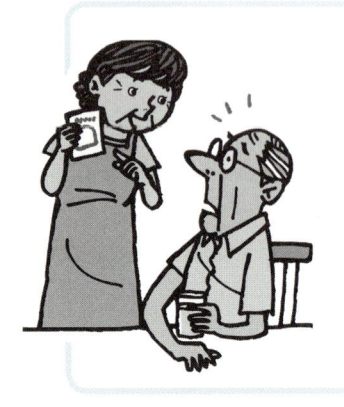

こんな服薬指導を

先生は、新しいお薬は血液検査をして飲み始めるタイミングを決めるおつもりだと思います。実は、ワーファリンは中止してからも効果がしばらく続きます。どれくらい続くかには個人差があるので、血液検査をしないと、新しいお薬を始める時期は決められないのです。今、ワーファリンの効果が残っているのに、新しいお薬を飲み始めてしまうと、血液をさらさらにする効果が強くなり過ぎて危険だからです。先生の言われた通りに次回きちんと受診して、血液検査を受けてください。

それから、納豆などビタミンKを多く含む食品も、ワーファリンの効果が残っている間はお控えください。新しいお薬を飲み始めたら、納豆などをお召し上がりになっても大丈夫ですよ。

不整脈

QUIZ-18

心房細動に抗不整脈薬が処方されない理由

病院の循環器内科を受診した62歳の男性Kさんが、
処方箋を持って薬局を訪れました。
Kさんは処方箋の内容について、次のような質問をしました。

> どうも息苦しくて体の具合が悪いと思っていたら、
> 病院で持続性心房細動だと言われました。
> それで出してもらった薬を一つひとつ調べていったら、
> 不整脈の薬が出ていません。
> 私の父も私くらいの年で心房細動になり、
> 不整脈の薬を使っていたのですが、
> どうして私には出ていないのでしょうか。
> また、父はアスピリンをずっと飲んでいました。
> なぜ私にはアスピリンが出ていないのでしょう。

処方箋

アダラートCR錠 40mg　1回1錠（1日1錠）
アーチスト錠 10mg　1回1錠（1日1錠）
ワーファリン錠 1mg　1回1錠（1日1錠）
クレストール錠 5mg　1回1錠（1日1錠）
　　　　　1日1回　朝食後　14日分

Q 持続性心房細動患者に用いる抗血栓薬として、適切なものは次のうちどれか。

1. プラザキサ（一般名ダビガトランエテキシラートメタンスルホン酸塩）
2. プラビックス（クロピドグレル硫酸塩）
3. イグザレルト（リバーロキサバン）
4. リクシアナ（エドキサバントシル酸塩水和物）
5. ワーファリン（ワルファリンカリウム）
6. バイアスピリン（アスピリン）

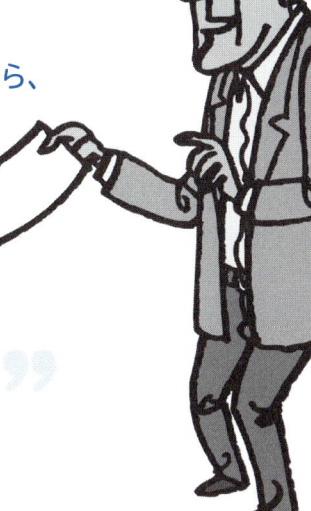

A

1 プラザキサ（一般名ダビガトランエテキシラートメタンスルホン酸塩）
3 イグザレルト（リバーロキサバン）
4 リクシアナ（エドキサバントシル酸塩水和物）
5 ワーファリン（ワルファリンカリウム）

心房細動は、心房で不規則な電気興奮が起こり、心房が細かく震えて心房全体としては大きく収縮できなくなる疾患である。発作の持続期間から、①発症後7日以内に洞調律に戻る「発作性心房細動」、②発症後7日を超えて心房細動が持続する「持続性心房細動」、③電気的あるいは薬理学的に除細動が不能の「永続性心房細動」――などに分類される。Kさんが診断された持続性心房細動では、薬物療法が治療の中心となる。

従来、心房細動の薬物療法では、抗不整脈薬による洞調律の維持が重要視されてきた。洞調律に維持することで自覚症状が改善し、運動耐容能が増し、心原性脳梗塞を予防できると考えられてきたからである。

しかし2000年以降に発表された国内外の大規模臨床試験で、洞調律維持療法（リズムコントロール）によって洞調律を維持していても抗凝固療法は必要で、抗不整脈薬には重篤な副作用が発生し得ることが分かった。一方、心拍数を低下させる心拍数調節療法（レートコントロール）でも、生活の質（QOL）の改善が見られ、比較的安全な治療法であることも示された。さらに、持続性心房細動では、高い心拍数が続くと心不全に至ることが分かった。

心房細動による症状の多くは高い心拍数に起因し、症状を抑える意味でも心拍数調節療法は効果的である。具体的には、心拍数を下げるβ遮断薬などを投与して、心拍数を安静時は60～80/分、中等度運動時は90～115/分に維持する。Kさんに今回、処方されたβ遮断薬のカルベジロール（商品名アーチスト他）は、心拍数低下作用に加えて心保護作用もあるといわれており、心房細動患者にはよく使われる。

持続性心房細動におけるもう一つの治療の柱が、抗凝固療法である。心房細動では、心房で血液がよどんで血栓ができ、心原性脳塞栓を起こすリスクが高い。これを予防するために抗血栓薬を使用する。

従来は、抗血栓薬として、抗血小板薬のアスピリンが用いられるケースも多かった。しかし、心房細動でできる血栓は血液凝固因子の活性化によるもので、血小板の働きを抑えるアスピリンでは、心原性脳塞栓の発症を抑える効果がない。実際、国内で行われたJAST試験では、心房細動患者をアスピリン投与群と非投与群に分けて比較したところ、アスピリンは心原性脳塞栓の予防に有効でなかったばかりでなく、副作用である出血の頻度を高めた。

現在では、心原性脳塞栓の予防には、アスピリンは使用しない。同様に、抗血小板薬のクロピドグレル硫酸塩（プラビックス）も使わない。ワルファリンカリウム（ワーファリン他）やダビガトランエテキシラートメタンスルホン酸塩（プラザキサ）、リバーロキサバン（イグザレルト）、エドキサバントシル酸塩水和物（リクシアナ）といった凝固因子によるフィブリン形成を抑える薬を用いる。

参考文献

1) 日本循環器学会ほか『心房細動治療（薬物）ガイドライン（2013年改訂版）』
2) Stroke. 2006;37:447-51.
3) Geriatric Medicine.2008;46:1019-24.

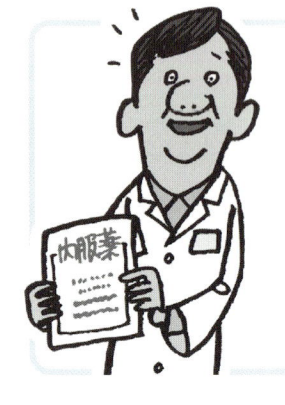

こんな服薬指導を

持続性心房細動との診断だったのですね。確かに以前は、不整脈の薬を使って心房細動を起こさないようにする治療でした。ただ最近、心房細動が続いている場合は、心拍数を下げる薬を使う方が、心臓の負担を減らして症状を抑えられることが分かってきました。それで、Kさんにはアーチストという心拍数を下げるお薬が出ています。

また、アスピリンも以前は心房細動の患者さんによく処方されていましたが、今はワーファリンの方が、脳塞栓を予防する効果が高いことが分かっています。医療の進歩によって、効果が高いと分かったお薬がKさんに出されていますので、安心してお使いください。

不整脈

QUIZ-19

不整脈患者に処方された過活動膀胱治療薬

70歳の男性Aさんが、病院の泌尿器科を受診した帰りに、処方箋とお薬手帳を持って薬局を訪れました。
病状を確認すると、Aさんは次のように話しました。

> しばらく前からトイレが近くて困るようになって、泌尿器科を受診したら、「過活動膀胱という病気だから薬を飲むように」と先生に言われました。
> 実は、循環器の方でも薬をもらっているのですが、新しい薬と一緒に飲んで大丈夫でしょうか。

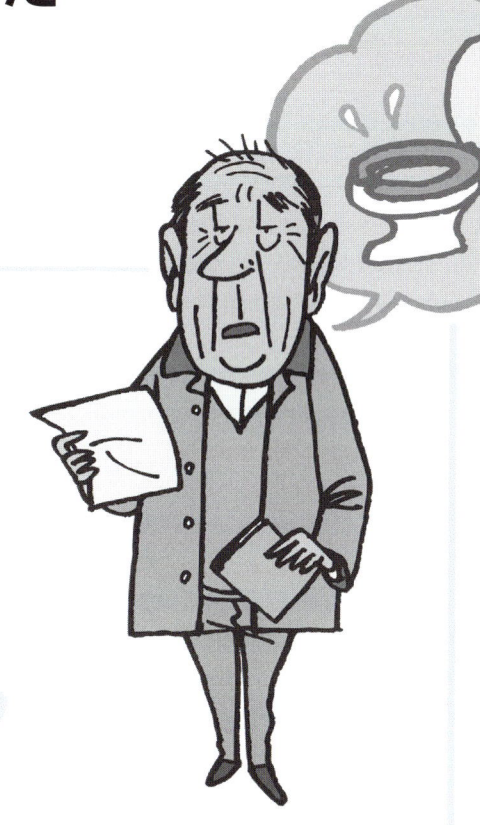

処方箋

ベタニス錠50mg　1回1錠（1日1錠）
　　　　　　　1日1回　朝食後　14日分

※ お薬手帳によると、Aさんには循環器内科から、ワーファリン（一般名ワルファリンカリウム）、タンボコール（フレカイニド酢酸塩）、ワソラン（ベラパミル塩酸塩）、オルメテック（オルメサルタンメドキソミル）、クレストール（ロスバスタチンカルシウム）、タケプロン（ランソプラゾール）が処方されている。

Q1 以下の循環器内科からの処方薬のうち、ベタニス（一般名ミラベグロン）との併用を避けるべき薬剤はどれか。

1. ワーファリン（ワルファリンカリウム）
2. タンボコール（フレカイニド酢酸塩）
3. ワソラン（ベラパミル塩酸塩）
4. オルメテック（オルメサルタンメドキソミル）
5. クレストール（ロスバスタチンカルシウム）
6. タケプロン（ランソプラゾール）

Q2 Q1の答えの薬剤とベタニスを併用すると、どのような機序でどんな有害事象が起こる恐れがあるか。

A1 ❷ タンボコール（一般名フレカイニド酢酸塩）

A2 ミラベグロンのCYP2D6阻害作用により、フレカイニドの血中濃度が上昇し、心室性不整脈などの副作用を誘発する恐れがある。

　過活動膀胱（OAB）は「尿意切迫感を必須とした症状症候群であり、通常は頻尿および夜間頻尿を伴う。切迫性尿失禁は必須ではない」と定義されている。

　正常な膀胱では、交感神経終末より放出されたノルアドレナリンが、膀胱のβ3受容体を介して膀胱を弛緩させるとともに、α1受容体を介して尿道を収縮させることで尿をためている（蓄尿期）。そして排尿期には、ノルアドレナリンの放出が抑制されて尿道が弛緩、同時に副交感神経終末からアセチルコリンが放出され、ムスカリン受容体を介して膀胱が収縮することで排尿が起こる。しかしOABでは、蓄尿期にアセチルコリンが放出されて膀胱が収縮し、尿意切迫感を生じる。

　そこでOAB治療に、膀胱収縮抑制作用を有するコハク酸ソリフェナシン（商品名ベシケア）、トルテロジン酒石酸塩（デトルシトール）、イミダフェナシン（ウリトス、ステーブラ）などの選択的ムスカリン、抗コリン作用とカルシウム拮抗作用を併せ持つプロピベリン塩酸塩（バップフォー他）が広く使用されている。

　しかし、これらの抗コリン薬は、口腔内乾燥をはじめ、便秘、頭痛、目のかすみなどの副作用が出現しやすい。また、重篤な副作用として、急性緑内障発作、麻痺性イレウスなどのほか、中枢神経のムスカリン受容体を阻害することで認知症、記憶障害、傾眠傾向などを生じ得る。

　今回、Aさんに処方されたミラベグロン（ベタニス）は、2011年9月発売のOAB治療薬である。膀胱のβ3受容体に結合して蓄尿期のノルアドレナリンによる膀胱の弛緩作用を増強し、膀胱容量を増大させることで正常な蓄尿期の状態に近づける。そのため、抗コリン薬に特徴的な口腔内乾燥、便秘などの副作用が起こりにくい。

　一方、ミラベグロンは、添付文書の警告に、生殖可能な年齢の患者への投与はできる限り避けることとされている。また、薬物代謝酵素チトクロームP450（CYP）2D6を阻害する作用があり、CYP2D6で代謝される薬剤との併用には注意を要する。特に、抗不整脈薬のフレカイニド酢酸塩（タンボコール）とプロパフェノン塩酸塩（プロノン他）は、血中濃度が上昇して心室性不整脈などを誘発する恐れがあるため、併用禁忌となっている。

　Aさんはフレカイニドを服用しており、同薬の中止は困難と考えられるため、ミラベグロンを処方した泌尿器科医に疑義照会し、処方を変更してもらう必要がある。

　このほかクラリスロマイシンなど、ミラベグロンの代謝における寄与度が最も高いCYP3A4を強く阻害する薬剤は、併用によりミラベグロンの血中濃度が上昇する恐れがあるため注意を要する。カテコールアミンも、アドレナリン作動性神経刺激を増大し、頻脈や心室細動発現の危険性を高めるため、併用注意となっている。

　加えて、OABの適応を有する抗コリン薬や、前立腺肥大症の治療にも用いられる5α還元酵素阻害薬と併用した際の安全性や臨床効果は確認されていないため、現時点ではこれらの薬剤との併用は避けることが望ましい。

　なお、ミラベグロンは空腹時に服用すると血漿中の濃度が高くなることが示されているため、必ず食後に服用する。また、徐放性製剤であることから、割ったり、すり潰したりすると徐放性が失われ、薬物動態が変わる恐れがあるため、かまずにそのまま服用するように指導する。

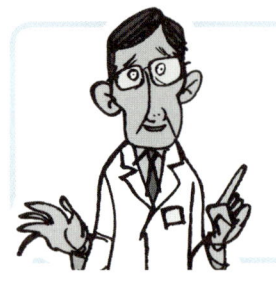

こんな疑義照会を

　Aさんの併用薬を確認しましたところ、循環器内科から抗不整脈薬のタンボコールが処方されていることが分かりました。今回処方されたベタニスを併用すると、タンボコールの血中濃度が上昇し不整脈を起こしやすくなるため、併用禁忌となっています。

　ベタニス以外の過活動膀胱治療薬も在庫しておりますが、いかがいたしましょうか。

不整脈

QUIZ-20

心房細動の薬が異なる夫婦

夫婦ともに心房細動があり、近くの循環器内科診療所に通院している65歳の男性Hさんと63歳の妻が、受診の帰りに処方箋を持って薬局を訪れました。
夫婦2人分の処方箋を差し出しながら、Hさんは次のような質問をしました。

> 私も妻も、心房細動という不整脈があって、血液をサラサラにする薬を飲んでいます。妻の薬は粒が小さくて、1日1回1錠飲むだけでいいのに、私は大きなカプセルを1日2回、4個も飲んでいます。私も妻と同じ薬に替えてもらえないかと先生に相談したのですが、「あなたの薬は替えられません」と断られてしまいました。どうしてでしょうか。

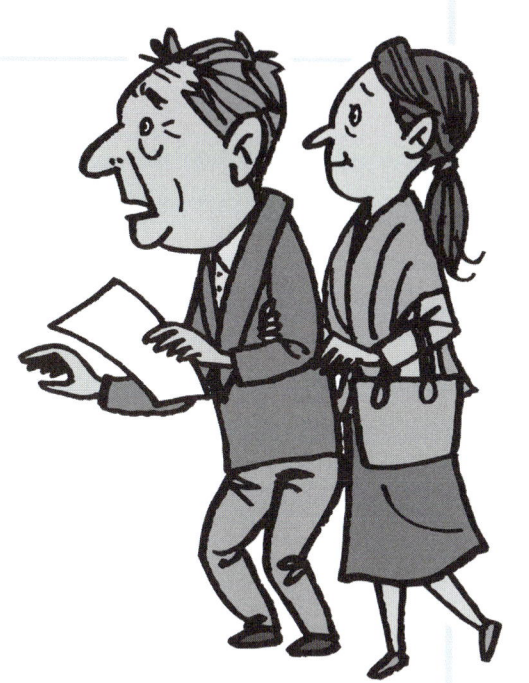

Hさんの処方箋

プラザキサカプセル75mg　1回2カプセル（1日4カプセル）
　　　　　　　　　　　　1日2回　朝夕食後　28日分

Hさんの妻の処方箋

イグザレルト錠15mg　1回1錠（1日1錠）
　　　　　　　　　　1日1回　朝食後　28日分

※お薬手帳によると、Hさんには近隣の消化器内科診療所から、ウルソ（一般名ウルソデオキシコール酸）、ラクツロース、アミノレバン（肝不全用経口栄養剤）、パリエット（ラベプラゾールナトリウム）、アルダクトン（スピロノラクトン）が処方されている。

Q 処方医が、Hさんに処方しているプラザキサ（一般名ダビガトランエテキシラートメタンスルホン酸塩）をイグザレルト（リバーロキサバン）に変更しないのは、なぜだと考えられるか。

A リバーロキサバン（商品名イグザレルト）は、中等度以上の肝障害のある患者には禁忌であるため。

心房細動は長く続くと、心房内に血栓が生じ、脳梗塞が起こりやすくなる。同疾患による脳梗塞の発症予防には、長らくワルファリンカリウム（商品名ワーファリン他）が用いられてきた。現在は、直接トロンビン阻害薬のダビガトランエテキシラートメタンスルホン酸塩（プラザキサ）と、血液凝固第Xa因子阻害薬のリバーロキサバン（イグザレルト）やアピキサバン（エリキュース）、エドキサバントシル酸塩水和物（リクシアナ）も使用できる。

これらの新規抗凝固薬（NOAC）は全て、患者の腎機能に応じた用量調節が必要である。一方、肝障害のある患者への投与は、薬剤によって対応が異なる。お薬手帳によると、Hさんには消化器内科からウルソデオキシコール酸（ウルソ他）、ラクツロース製剤（モニラック、ラクツロース・シロップ他）、肝不全用経口栄養剤のアミノレバンなどが処方されており、Hさんは肝疾患を有していると推察される。

肝障害患者へのダビガトランの使用は、添付文書上、禁忌や慎重投与ではない。国外のデータによると、中等度の肝障害患者にダビガトラン（エテキシラートとして150mg）を単回投与したときの総ダビガトランの血中濃度曲線下面積（AUC）は、健康被験者と同程度だった。

一方、リバーロキサバンは、中等度以上の肝障害（Child-Pugh分類BまたはCに相当）のある患者への投与は禁忌である。国外臨床薬理試験で、中等度肝障害（Child-Pugh B）を有する肝硬変患者で血漿中リバーロキサバン濃度が有意に上昇し（AUCで2倍以上）、出血リスク増大の可能性が示唆されたためである。

Child-Pugh分類は、脳症や腹水の有無など5項目の点数を合計し、肝障害の程度を評価する方法である（表）。薬局では、項目の点数化は容易ではないが、処方内容から肝障害の程度をおおよそ推測できる。

Hさんの場合、利尿薬のスピロノラクトン（アルダクトン）が処方されていることから腹水の存在が疑われる。そのほか、アミノレバンの適応が「肝性脳症を伴う慢性肝不全患者の栄養状態の改善」であることから、Hさんが中等度以上の肝障害を有している可能性は十分考えられる。これらを踏まえて、処方医はリバーロキサバンへの変更は難しいと判断したと考えられる。

なお、アピキサバンは重度の肝障害がある患者に、エドキサバンは高度の肝機能障害のある患者に、いずれも慎重投与となっている。

表　Child-Pugh（チャイルド・ピュー）分類

	1点	2点	3点
1. 肝性脳症	なし	軽度	時々昏睡
2. 腹水	なし	少量	中等量
3. 血清総ビリルビン値(mg/dL)	2.0未満	2.0〜3.0	3.0超
4. 血清アルブミン値(g/dL)	3.5超	2.8〜3.5	2.8未満
5. プロトロンビン時間(%)	70超	40〜70	40未満

A：5〜6点　B：7〜9点　C：10〜15点

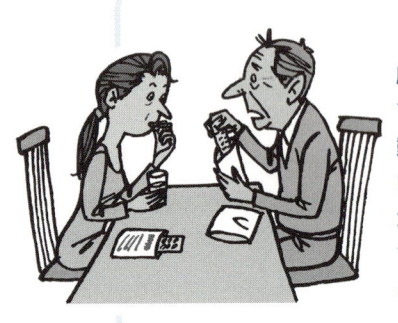

こんな服薬指導を

お薬手帳を拝見しました。Hさんは、肝臓のご病気で別の病院にも通院されているのですね。確かに奥様の心房細動のお薬は1日1回で飲みやすいと思いますが、Hさんのように肝臓の病気がある場合、強く効き過ぎて出血しやすくなる恐れがあるため、処方されることはありません。先生は、肝臓の病気があっても服用できるこちらのカプセル剤を、Hさんに処方しているのだと思います。飲みにくいかもしれませんが、脳梗塞を防ぐためにきちんと服用してください。

Hさんも奥様も、もし血尿が出たり、歯茎から出血してなかなか止まらない場合は、すぐに先生にご連絡ください。

不整脈
QUIZ-21

同じ心房細動なのに薬の量が4倍？

心房細動のため、内科診療所に通院している50歳の男性Gさんが、
受診の帰りに処方箋を持って薬局を訪れました。
Gさんは処方箋を差し出しながら、不安そうな顔で次のように話しました。

> このところずっと、動悸が続いていて、
> 1カ月前に病院で診てもらったら、
> 心房細動と診断されました。早朝は脈拍数が
> 130まで上がっていたみたいです。
> 薬を飲むようになって、動悸は良くなって
> きたのですが、ちょっと気になることがあります。
> 実は先日、会社の同僚と話していたら、
> 彼も僕と同じ心房細動で、メインテートを
> 飲んでいるというのです。
> でも、彼の薬は0.625mgなのに、
> 僕は2.5mgと4倍です。
> 彼は3年前に心筋梗塞を起こしているのですが、
> 僕の方が重症なのでしょうか。

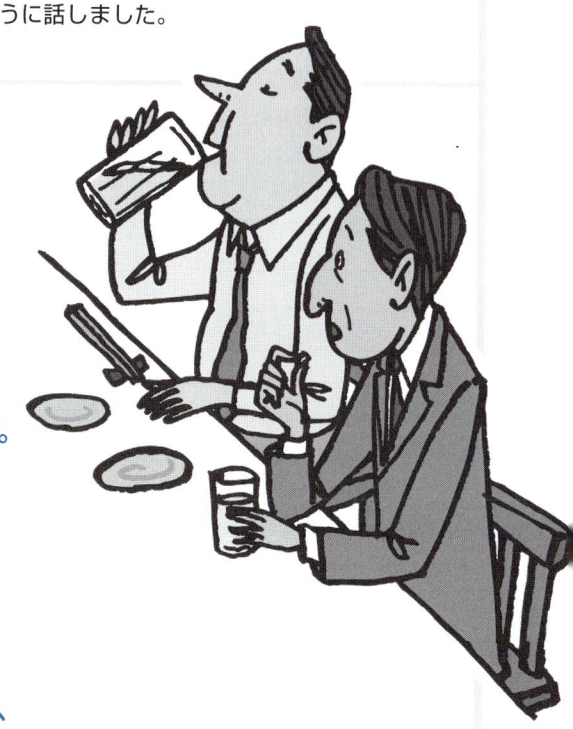

処方箋

① メインテート錠 2.5mg　1回1錠（1日1錠）
　　　1日1回　朝食後　14日分
② ワソラン錠 40mg　1回1錠（1日3錠）
　　　1日3回　朝昼夕食後　14日分

Q Gさんのメインテート（一般名ビソプロロールフマル酸塩）の用量が、Gさんの同僚の4倍なのはなぜか。

A 頻脈性心房細動に対するビソプロロールフマル酸塩（商品名メインテート他）の用量は通常1日2.5mgであるが、慢性心不全の合併例に対しては、体液貯留や心不全の悪化を防ぐために1日0.625mgから開始する。このことから、Gさんの同僚は慢性心不全を合併した頻脈性心房細動であると推測される。

心房細動は不整脈の一種で、心房で不規則な電気興奮が生じ、心房が小刻みに震えて規則正しく収縮できなくなる病態である。このため心房内の血液のうっ滞により血栓が形成されやすくなり、心原性脳塞栓症を起こすリスクが高くなる。

また、心房細動には心不全のリスクが伴うことも忘れてはならない。心房が正常に収縮できなくなると、心室に十分な血液が送り込まれず、心拍出量（1分間に心臓が動脈へ送り出す血液量）が減少する。早期の心房細動では頻脈を認めることが多いが、頻脈が持続すると左心室拡張不全が生じ、うっ血性心不全を引き起こすリスクが高くなる。

従って、持続性・永続性の頻脈性心房細動に対しては、動悸や息切れといった自覚症状を低減させる効果を含め、心拍数調節療法（レートコントロール）が重要となる。

心房細動時の心拍数は、房室結節の脱分極（不応期）により決まることから、心拍数調節療法では、Ca拮抗薬、β遮断薬、ジギタリス製剤などの房室結節伝導抑制薬が用いられる。

このうち、心機能が保たれているケースに対しては、Ca拮抗薬やβ遮断薬がよく用いられるが、心機能が低下したケースに対しては、ジギタリスが選択されることもある。ジギタリスは副交感神経系の活性時に効果を発揮するため、活動時の徐拍作用はCa拮抗薬やβ遮断薬に比べて弱い。また、Ca拮抗薬やβ遮断薬が心筋の収縮能を低下させる陰性変力作用を持つのに対し、ジギタリスは心筋の収縮能を増大させる陽性変力作用を持つためである。

Gさんにβ遮断薬のビソプロロールフマル酸塩（商品名メインテート他）とCa拮抗薬のベラパミル塩酸塩（ワソラン他）が処方されているのは、持続性の頻脈性心房細動のためと推察できる。ビソプロロールはβ₁受容体への選択性が高く、内因性交感神経刺激作用（ISA）がないという特徴を持つ。同薬は高血圧や狭心症などに使用されてきたが、2011年に慢性心不全への適応が追加され、13年には頻脈性心房細動への適応も公知申請により追加されている。

頻脈性心房細動に対しては通常、1日1回2.5mgから開始する。一方、虚血性心疾患または拡張型心筋症に基づく慢性心不全に対しては、1日1回0.625mgから開始する。これは、慢性心不全において、ビソプロロールの投与初期や増量時に心不全や浮腫の悪化、体重増加などが起きやすいためである。添付文書上、慢性心不全にその他の適応症を合併している場合は、慢性心不全の用法・用量に従うこととされている。

心筋梗塞は、慢性心不全の原因疾患の一つである。従って、Gさんの同僚は慢性心不全を合併した頻脈性心房細動であると推察される。

参考文献
1) 日本循環器学会他『心房細動治療（薬物）ガイドライン（2013年改訂版）』

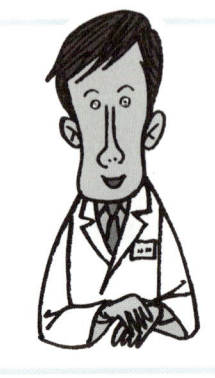

こんな服薬指導を

メインテートは、以前から高血圧や様々な心臓病の治療に使われています。Gさんのような心拍数が多いタイプの心房細動にも効果があることが分かり、使われるようになりました。

ただ、服用量は、治療する病気によって異なります。心拍数が多いタイプの心房細動には通常、1日2.5mgを服用しますが、心臓の機能が弱まっている場合は、1日0.625mgから服用を始めて、徐々に増やします。同僚の方は、過去に起きた心筋梗塞で心臓が弱まっているので、お薬の量が少なくなっているのでしょう。薬の量が多いからといって、Gさんが重病というわけではないのでご安心ください。

不整脈
QUIZ-22

ワルファリンの効果を増強する果物とは

高血圧と心房細動の治療のため、循環器内科診療所に通院している50歳の女性のNさんが、受診の帰りに薬局を訪れました。Nさんは処方箋を差し出しながら、次のように話しました。

> 3日ほど前から腕や腰などに内出血のような青紫の斑点が出てくるようになりました。診療所で血液を調べてもらったら、ワーファリンが効き過ぎていることが分かったので、薬を中止することになりました。先生によると、どうやら食べ物によってワーファリンが効き過ぎた可能性が考えられるようです。思い当たることといえば、1週間前にレストランのフルーツバイキングに行ったことくらいでしょうか。パイナップル、モモ、マンゴー、メロンなどを食べましたが……。

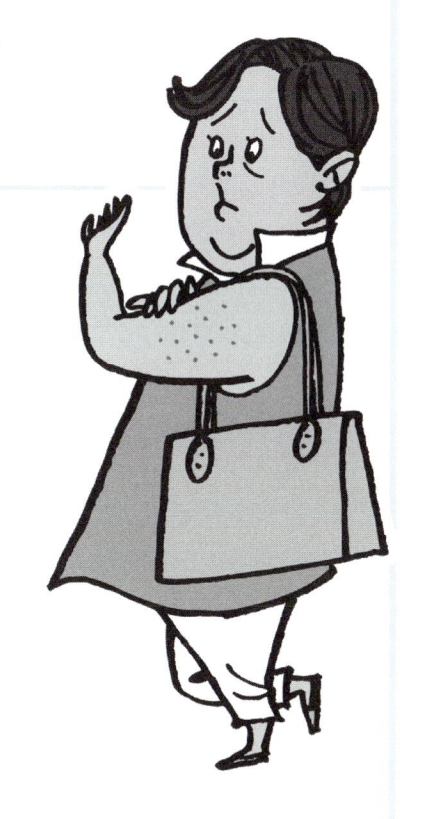

処方箋

オルメテック錠 20mg　1回1錠（1日1錠）
1日1回　朝食後　7日分

※今回、Nさんのプロトロンビン時間国際標準比（PT-INR）は、5.2だった。また薬歴によると、Nさんは1年前から心房細動の治療のためにワーファリン（一般名ワルファリンカリウム）を服薬していたが、今回初めてPT-INRが急上昇した。

Q ワーファリン（一般名ワルファリンカリウム）の作用を増強した可能性がある果物は次のうちどれか。

1. パイナップル
2. モモ
3. マンゴー
4. メロン

A ❸ マンゴー

　ワルファリンカリウム（商品名ワーファリン他）は、肝臓でのビタミンK依存性血液凝固因子の生合成を抑制することにより、抗凝固作用や血栓の予防作用を示す。同薬を服用している間は、ビタミンKを多く含む食物の摂取により薬効が減弱する可能性があるため、納豆やクロレラなどの摂取を避けるべきであることが知られている。

　一方、食物によってワルファリンの効果が増強する可能性もある。

　ワルファリンと医薬品や食品の相互作用については、1993年10月〜2004年3月にMEDLINEなどの医学的文献データベースに掲載された642の論文から、レビュー可能な181の論文をまとめたシステマティックレビューがある[1]。

　この論文では、ワルファリンの効果を増強する可能性が最も高い医薬品・食品として、アセトアミノフェンやフェノフィブラート、魚油などに並んで、マンゴーが挙がっている。その根拠となったのは、ワルファリン服用中の患者13人において、マンゴー摂取後にプロトロンビン時間国際標準比（PT-INR）の上昇、マンゴー摂取中止後にPT-INRの下降が見られたという報告である[2]。

　この報告では、ほとんどの患者は、医療機関でPT-INRを測定する前に、2日から1カ月間、マンゴーを1〜3個/日、ないしは2〜3個/日、5〜6個/日摂取していた。患者13人のPT-INRは、マンゴー摂取により平均で38％上昇した。マンゴーの摂取を2週間やめると、PT-INRは平均で17.7％減少した。

　患者インタビューでは、PT-INRを上昇させる因子（ワルファリン投与量、他薬剤、食事内容、アルコール摂取など）に変化はなく、服薬コンプライアンスも良好だった。また、全ての患者は健康食品、サプリメントを摂取していなかった。

　さらに、この報告では、前述の13人から2人を選びマンゴーを再度摂取してもらっている。その結果、PT-INRは再び上昇し、前回摂取時より少量のマンゴーでPT-INRの上昇が見られた。

　ワルファリンとマンゴーの相互作用のメカニズムは不明だが、ワルファリンは多量のビタミンAとの同時摂取で薬物代謝酵素チトクロームP450（CYP）が阻害され、抗凝固作用が促進するという報告がある。マンゴーにはビタミンAが豊富に含まれるため、これが薬効に影響した可能性がある。

　その他、ワルファリンの効果を増強させる可能性が考えられる果物として、CYPを阻害するグレープフルーツなども挙げられる。

　マンゴーに限らず、特定の食物の過剰摂取は、医薬品に対して思わぬ相互作用を及ぼす可能性があることを念頭に、服薬指導に臨む必要がある。

　PT-INRの上昇による出血傾向の症状としては、全身の内出血（紫斑）や鼻血、血尿、歯茎からの出血などがある。抗凝固薬や抗血小板薬を服薬している患者にはこうした症状を伝えておき、症状が出たら速やかに受診するよう普段から伝えておくことが重要である。また、血圧が高い場合には出血リスクが高まることも併せて意識しておきたい。

参考文献
1) Arch Intern Med.2005;165:1095-106.
2) Ann Pharmacother.2002;36:940-1.

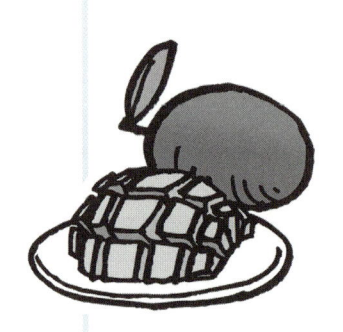

こんな服薬指導を

　召し上がった果物の中で、ワーファリンの効果を強める果物としては、マンゴーが考えられます。メカニズムは明らかでないのですが、マンゴーに豊富に含まれるビタミンAが、ワーファリンの効果を高める可能性があります。

　ワーファリンの効果が高まって、血液がサラサラになり過ぎると、Nさんのような内出血（紫斑）や鼻血、血痰、血尿、歯茎からの出血などの症状が出ることがあります。そのため先生は、ワーファリンの効き過ぎを治すために、いったんお薬を中止して様子を見ているのだと思います。

　念のため、今後はマンゴーを多く食べるのは避けてください。また、血圧が高くても出血しやすくなりますので、血圧の薬はしっかり服用してください。

不整脈

QUIZ-23

甲状腺機能低下を来す抗不整脈薬とは

不整脈で内科診療所に通院中の52歳の女性Aさんが、病院の内分泌代謝科を受診した帰りに薬局を訪れました。Aさんは不安そうな表情を浮かべながら、次のような質問をしました。

> 少し前に不整脈と診断されて、薬を飲み続けているのですが、その前後から体が何となくだるいのが気になっていました。そこで今日、かかりつけの診療所の先生に紹介されて、病院に行ってきたのですが、甲状腺機能低下症と診断されてしまいました。不整脈の薬で甲状腺の病気になると聞いたことがあるのですが、本当でしょうか。先生は私の飲んでいる薬が原因ではないとおっしゃるのですが。

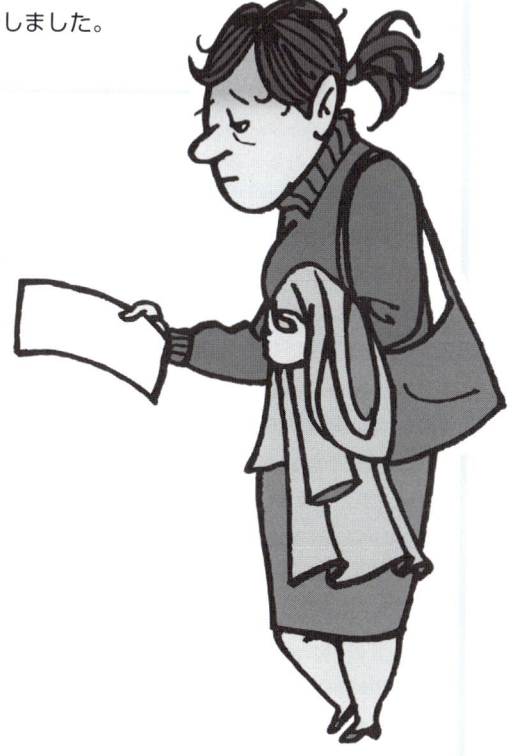

処方箋

① チラーヂンS錠50μg　1回1錠（1日1錠）
　　1日1回　朝食後　14日分
② アローゼン顆粒　1回1g（1日1g）
　　1日1回　就寝前　14日分

※Aさんは内科診療所からワソラン（一般名ベラパミル塩酸塩）を処方されている。

Q1 以下の抗不整脈薬の中で、甲状腺機能を低下させる薬剤はどれか。

1. サンリズム（一般名ピルシカイニド塩酸塩水和物）
2. アスペノン（アプリンジン塩酸塩）
3. アンカロン（アミオダロン塩酸塩）
4. リスモダン（ジソピラミドリン酸塩）
5. ワソラン（ベラパミル塩酸塩）

Q2 Q1の薬剤が甲状腺ホルモンに及ぼす作用は以下のどれか。

1. 甲状腺ホルモンの合成・分泌を抑制する
2. 甲状腺ホルモン代謝を亢進させる
3. サイロキシン（T4）からトリヨードサイロニン（T3）への変換を抑制する
4. 甲状腺ホルモンの腸管からの吸収を抑制する

A1 ❸ アンカロン（一般名アミオダロン塩酸塩）

A2 ❶ 甲状腺ホルモンの合成・分泌を抑制する
❸ サイロキシン（T4）からトリヨードサイロニン（T3）への変換を抑制する

　甲状腺機能低下症は、甲状腺ホルモンの分泌量や活性が不十分となる疾患で、中でも自己免疫により甲状腺が障害される橋本病がよく知られている。これは甲状腺組織がリンパ球の浸潤を受け、線維化して甲状腺濾胞細胞が壊れるために生じるもので、患者は圧倒的に女性が多い。

　甲状腺機能低下症の症状は徐々に表れる。全身症状としては、易疲労感、脱力感、食欲低下などの感覚的な症状や、体重増加、便秘、顔面や下肢のむくみ、脱毛などが見られる。

　甲状腺機能低下症の治療には、不足しているサイロキシン（T4）を投与する。Aさんにも、合成T4製剤であるレボチロキシンナトリウム水和物（商品名チラーヂンS）が処方されている。

　さて、Aさんが薬の副作用で甲状腺機能低下症になったのではないかと心配している通り、薬剤が原因の甲状腺機能低下症も存在する。甲状腺機能低下を引き起こす可能性のある薬剤には、(1)甲状腺ホルモン合成・分泌を抑制するものとして、ヨード造影剤、炭酸リチウム（リーマス他）、ステロイド、アミオダロン塩酸塩（アンカロン他）、ポビドンヨード（イソジン他）など、(2)甲状腺ホルモン代謝を亢進させるものとして、リファンピシン（リファジン他）、カルバマゼピン（テグレトール他）、フェニトイン（アレビアチン、ヒダントール）など、(3)T4からトリヨードサイロニン(T3)への変換を抑制するものとして、アミオダロン、ステロイド、β遮断薬、プロピルチオウラシル（チウラジール、プロパジール）など――が考えられる。

　この中で、不整脈の治療に用いられる薬剤はアミオダロンとβ遮断薬である。アミオダロンはヨウ素を大量に含有する。ヨウ素は元来、甲状腺ホルモン合成を用量依存的に増加させる。しかし、大量投与によって甲状腺ホルモンの合成が抑制されるために、甲状腺の機能が低下することがある（ウォルフ・チャイコフ効果）。

　また、β遮断薬はT4からT3への変換を阻害するほか、末梢でのβ受容体を遮断することで、過剰な甲状腺ホルモンにより生じる頻脈などの諸症状を抑制する。この作用により、甲状腺機能亢進症の患者にβ遮断薬がしばしば処方される。

　Aさんのような甲状腺機能低下症の患者にアミオダロンやβ遮断薬を処方しなければならない場合は、それらを処方しつつ、甲状腺機能低下症に対する治療としてT4を投与するのが一般的である。なお、医師が話しているように、Aさんにはアミオダロンおよびβ遮断薬は処方されていないので、Aさんの甲状腺機能低下症は、抗不整脈薬による誘発とは考えにくい。日本人は昆布や海藻によるヨウ素の摂取量が多い。甲状腺機能低下症と診断された場合は、これらヨウ素を多く含む食品は控えた方がよい。また、ポビドンヨードによるうがいなども避けた方がよいだろう。

こんな服薬指導を

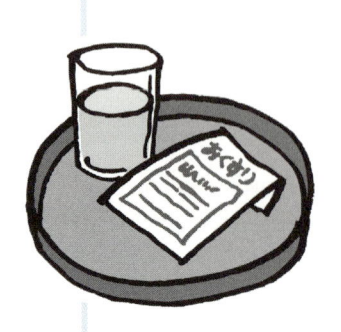

　甲状腺機能低下症は、甲状腺ホルモンが不足して起きる病気です。この病気は女性に多く、元気がなくなり、食欲の低下や便秘、むくみ、体重増加、脱毛、皮膚の乾燥などが見られます。チラーヂンSというお薬で甲状腺ホルモンを補充すれば、症状は軽くなることが多いので、様子を見てください。

　不整脈の薬で甲状腺機能低下症になったかもしれないとご不安なのですね。先生の言う通り問題はないと思います。アンカロンという不整脈のお薬は、甲状腺ホルモンを不足させることがあります。β遮断薬という薬も甲状腺ホルモンの働きを抑えてしまいます。ですがAさんの薬はワソランで、原因とは考えにくいです。服用をやめたりせず、きちんと飲んでくださいね。

不整脈

QUIZ-24

リクシアナが減量された患者

57歳の女性Gさんは、内科診療所で心房細動と診断され、抗凝固薬を服用しています。今回は、かぜを引いたため、同じ診療所を受診した後、薬局に立ち寄りました。Gさんは処方箋を手に、次のような質問をしました。

> 心房細動で脳卒中を予防するためのお薬を飲んでいます。
> 今日はかぜのお薬をいただいたのですが、それを飲んでいる間は脳卒中予防のお薬の量を減らすと先生に言われました。
> 減らして大丈夫なのですか。
> 以前に軽い脳卒中を起こしたので心配です。

処方箋

① リクシアナ錠 30mg　1回1錠（1日1錠）
　ジスロマック錠 250mg　1回2錠（1日2錠）
　　　1日1回　朝食後　3日分
② カロナール錠 200　1回2錠（1日6錠）
　ムコダイン錠 500mg　1回1錠（1日3錠）
　アスベリン錠 20　1回1錠（1日3錠）
　　　1日3回　朝昼夕食後　3日分
③ リクシアナ錠 60mg　1回1錠（1日1錠）
　　　1日1回　朝食後　11日分

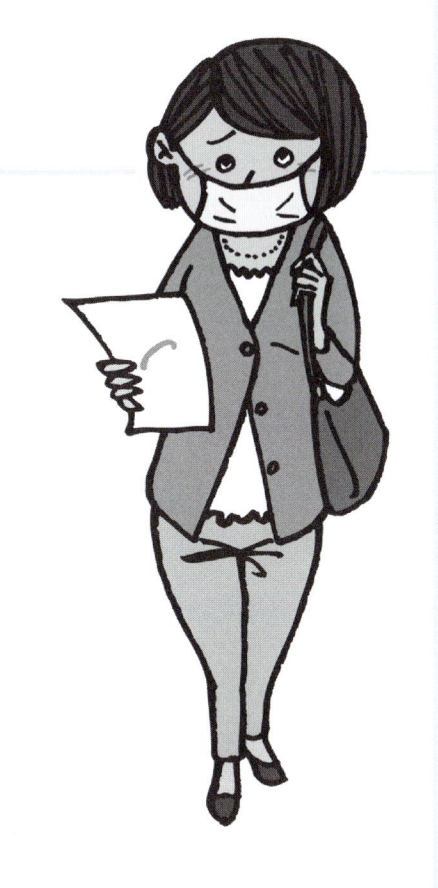

※③は①を服用し終えてから服用開始の指示あり。
　Gさんの腎機能は正常である。

Q1 この患者の体重はどの程度と推測できるか。以下から選べ。

1. 40kg超 50kg以下
2. 50kg超 60kg以下
3. 60kg超

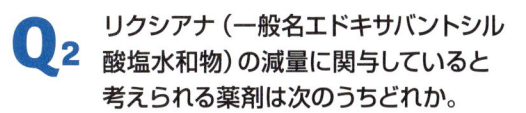

Q2 リクシアナ（一般名エドキサバントシル酸塩水和物）の減量に関与していると考えられる薬剤は次のうちどれか。

1. ジスロマック（アジスロマイシン水和物）
2. カロナール（アセトアミノフェン）
3. ムコダイン（L-カルボシステイン）
4. アスベリン（チペピジンヒベンズ酸塩）

A1 ❸ 60kg超
A2 ❶ ジスロマック（一般名アジスロマイシン水和物）

　心房細動は加齢に伴い有病率が上昇する。高齢化が進む2030年には、患者数が100万人を突破すると予想されている。心房細動が生じると、心房内の血液の流れがよどんで血栓ができ、それが動脈血流に乗って脳血管を塞栓することがある。これが心原性脳塞栓症である。

　心房細動患者のうち、脳梗塞や一過性脳虚血発作（TIA）の既往、高血圧や糖尿病を有するなど、脳梗塞のリスクが高いと判断される患者には、心原性脳塞栓症の発症を防ぐ目的で抗凝固療法が行われる。

　内服の抗凝固薬は従来、ワルファリンカリウム（商品名ワーファリン他）しかなかったが、近年ラインアップが充実し、直接トロンビン阻害薬のダビガトランエテキシラートメタンスルホン酸塩（プラザキサ）、血液凝固第X因子（FXa）阻害薬のリバーロキサバン（イグザレルト）、同アピキサバン（エリキュース）、同エドキサバントシル酸塩水和物（リクシアナ）が使用可能となっている。

　Gさんに処方されているエドキサバンは、11年7月に下肢整形外科手術（膝関節全置換術、股関節全置換術、股関節骨折手術）における静脈血栓塞栓症の発症抑制を適応として発売され、非弁膜性心房細動の適応は14年9月に追加された。適応追加に伴い、従来の15mg錠、30mg錠に加えて60mg錠が同年12月に発売された。30mg錠と60mg錠は形も色も異なる。

　非弁膜性心房細動に対するエドキサバンの用量は、体重60kg以下の場合は30mg/日、60kg超の場合は60mg/日である。Gさんには他剤との併用期間が終われば60mg/日に戻す内容で処方されているので、体重は60kg超と推定される。

　ただし、体重60kg超でも腎機能が低下した患者は減量が必要である。クレアチニンクリアランス（CCr）が30mL/分以上50mL/分以下の場合は30mg/日に減量、同15mL/分以上30mL/分未満は慎重投与、同15mL/分未満は禁忌である。

　また、エドキサバンはP糖蛋白の基質であり、P糖蛋白阻害作用を持つ薬剤の影響を受ける点にも注意が必要である。添付文書の併用注意には、ベラパミル塩酸塩（ワソラン他）、エリスロマイシン（エリスロシン他）、シクロスポリン（サンディミュン、ネオーラル他）、アジスロマイシン水和物（ジスロマック他）、クラリスロマイシン（クラリシッド、クラリス他）、イトラコナゾール（イトリゾール他）、ジルチアゼム塩酸塩（ヘルベッサー他）、アミオダロン塩酸塩（アンカロン他）、HIVプロテアーゼ阻害薬など、多数の薬剤が記載されている。これらの薬剤と併用する場合、エドキサバンを30mg/日に減量する。

　今回、アジスロマイシンを3日間併用するため、その期間エドキサバンを減量して処方されたと考えられる。エドキサバンの製造販売元の第一三共によれば、アジスロマイシンの血中動態を考慮すると、併用薬の投与期間が過ぎれば、元の60mg/日に戻して問題はないとのことである。

参考文献
1）荒木博陽監修『ハイリスク薬チェックシート　第2版』（じほう、2013）

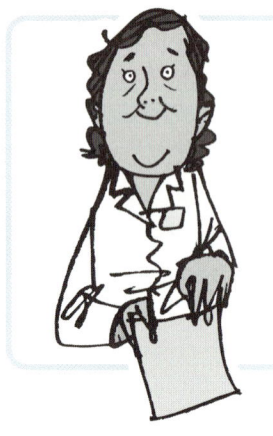

こんな服薬指導を

　Gさんが服用されているリクシアナというお薬は、体重や腎臓の状態、他の薬との飲み合わせによって、飲む量が変わります。

　今回Gさんには、かぜのために、ジスロマックというお薬が3日分処方されています。このジスロマックというお薬は、リクシアナに影響を及ぼすことが分かっていますので、ジスロマックを飲む3日間だけ、リクシアナの量が半分になったと考えられます。

　リクシアナの30mg錠は、このピンク色の錠剤です。これをジスロマックと一緒に3日間お飲みになり、飲み終わったら今までと同じようにクリーム色の60mg錠をお飲みください。

不整脈

QUIZ-25

抗菌薬とジゴキシンの相互作用

心房細動の治療のためにジゴシン（一般名ジゴキシン）を服用している72歳の男性Tさんが、内科診療所を受診した帰りに薬局を訪れました。今回追加処方された薬剤がジゴシンと相互作用を起こす可能性があったため確認すると、Tさんは次のように質問しました。

> ひどい咳が続いていて、診療所の先生から、「かぜがこじれて、気管支にも炎症が起きているようですね」と言われました。今までの心臓の薬と一緒に、抗菌薬とかぜ薬を1週間だけ飲むようにということでしたが……。何か問題があるのですか。それと最近、夜におしっこで起きることが多いような気がするのですが、心臓のお薬と関係があるのでしょうか。

処方箋

① クラリス錠 200　1回1錠（1日2錠）
　　　　　　　　　1日2回　朝夕食後　7日分
② PL配合顆粒　1回1g（1日3g）
　　　　　　　　　1日3回　朝昼夕食後　7日分

Q1 クラリス（一般名クラリスロマイシン）とジゴシン（ジゴキシン）を併用すると、薬物間相互作用が起きることが知られている。併用時の血中薬物濃度の変化として、正しいものは次のうちどれか。

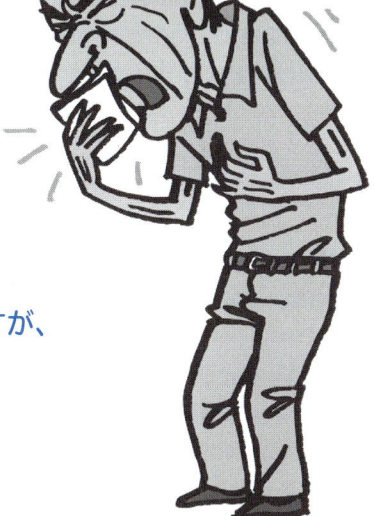

1. 非併用時よりも、血中ジゴキシン濃度が上昇する
2. 非併用時よりも、血中ジゴキシン濃度が低下する
3. 非併用時よりも、血中クラリスロマイシン濃度が上昇する
4. 非併用時よりも、血中クラリスロマイシン濃度が低下する

Q2 Tさんが訴える夜間頻尿の原因として、最も可能性が高いのは次のうちどれか。

1. ジゴキシンの副作用
2. 心房細動
3. 気管支炎
4. その他の疾患

A1　❶ 非併用時よりも、血中ジゴキシン濃度が上昇する
A2　❹ その他の疾患

　かぜや急性気管支炎は、ほとんどがウイルス感染を原因とするものであり、基本的に抗菌薬の投与は必要ない。ただし、抵抗力が弱く、細菌の2次感染が懸念される高齢者や小児などでは、予防的な意味合いで抗菌薬がしばしば処方される。

　Tさんには、マクロライド系抗菌薬のクラリス（一般名クラリスロマイシン）が処方されている。マクロライド系抗菌薬には、多くの薬物間相互作用が知られており、併用薬がある場合には注意しなければならない。

　クラリスロマイシンとジゴキシンは、併用すると、非併用時に比べてジゴキシンの血中濃度が上昇し、ジギタリス中毒症状が出現しやすくなる。この併用で起きた有害事象の報告例は、必ずしも多くないが、ほとんどが高齢者で占められている。

　従って、このケースでは、ジギタリス中毒が出現する可能性について、まず処方医に疑義照会を行うべきだろう。疑義照会の結果、やむを得ず併用することになった場合には、めまい、頭痛、目のかすみ、吐き気・嘔吐、徐脈などのジギタリス中毒の初期症状を患者に説明し、これらの症状が表れたら、直ちに医師を受診するよう指導する。

　相互作用のメカニズムは完全には明らかでないが、（1）クラリスロマイシンが、ジゴキシンを不活化する腸内細菌を減少させ、その結果、ジゴキシンの腸管からの吸収量が増加する、（2）クラリスロマイシンが、ジゴキシンの尿細管分泌に関与するP糖蛋白を阻害し、その結果、ジゴキシンの尿中排泄が減少して血中濃度が上昇する――という機序が考えられている。

　一方、Tさんが訴える夜間頻尿は、心房細動や気管支炎の症状、およびジゴキシンの副作用症状では説明できない。Tさんが高齢の男性であることを考えると、前立腺肥大症の初期症状である可能性が高い。前立腺肥大症による排尿障害だとすると、抗コリン薬の服用が引き金になり、尿閉が起きる可能性がある。Tさんに処方されているPL配合顆粒には、抗コリン作用を持つ抗ヒスタミン薬のプロメタジンメチレンジサリチル酸塩が配合されている。

　従って、この夜間頻尿の訴えについても処方医に連絡し、PL配合顆粒の服用の是非について協議すべきである。その結果、処方が継続される場合には、Tさんには排尿困難や排尿間隔の延長など、異常を感じた場合には、すぐに服用をやめて医師に相談するよう指導しておきたい。

参考文献
1）日本医事新報 1999;3899:31-2.
2）薬事 2000;42:947-52.

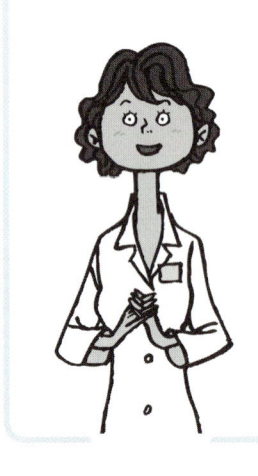

こんな服薬指導を

　少し気になる点があったので、今、先生に電話で確認したところ、いずれもTさんの治療に必要なお薬なので、全てお飲みいただくようにということでした。気になったのはクラリスという抗菌薬で、ジゴシンと一緒に飲むと、心臓のお薬が効き過ぎてしまうことがあります。効き過ぎたときに起きるのは、めまいや目のかすみ、吐き気、脈が遅くなるといった症状です。まれですが、このような症状を感じた場合には、すぐに受診してください。

　夜にトイレに起きる回数が多くなったのは、ご高齢の方に多い前立腺肥大症という病気かもしれません。この病気だとすると、今回処方されたPL配合顆粒というかぜ薬の影響で、おしっこが出にくくなる可能性があります。この件も聞いてみましたが、しばらく様子を見ましょうとのことでした。これらのお薬をお飲みになった後に、もし、おしっこの出が悪くなったり、トイレの回数がすごく少なくなったりした場合には、すぐに先生に相談してください。

不整脈
QUIZ-26

頓用で処方された抗不整脈薬

数カ月に1回ほど生じる胸部不快感のため、病院の循環器内科を受診した45歳の男性Aさんが、処方箋を持って薬局を訪れました。Aさんは不安そうな顔で次のように質問しました。

> 今日、発作性心房細動と診断されて、先生から「Aさんの場合、発作は数カ月に1回だから、予防のために毎日薬を飲むよりも、発作が起きた時だけ飲む方がいいでしょう」と言われました。
> ピルなんとかという治療法だとおっしゃっていましたが、そういう治療法があるのですか。本当に、発作の時だけ薬を飲めば大丈夫でしょうか。

（ピル○☆△♡治療法）

処方箋
サンリズムカプセル50mg　1回2カプセル
　　　　　発作時　5回分

Q 処方医がAさんに提案した、発作時に抗不整脈薬の1日量またはその3分の2量を、一度に服用する方法を何と呼ぶか。

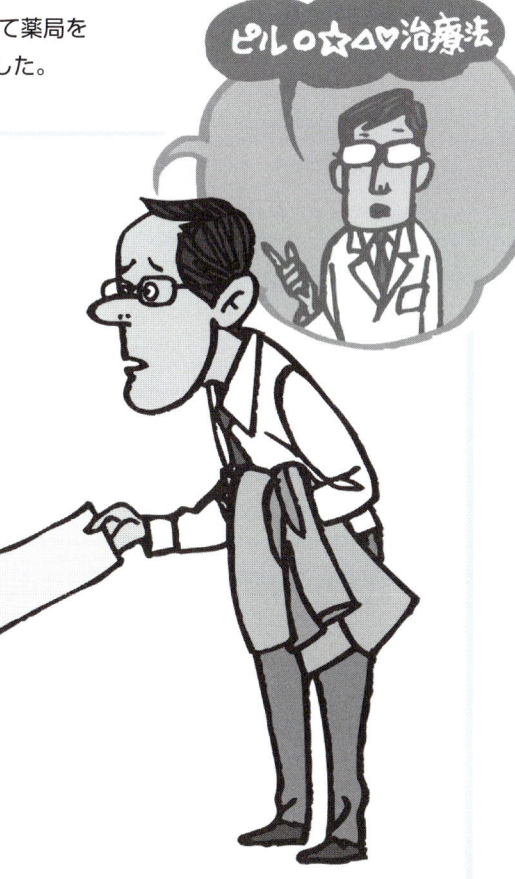

1 Pill-in-case法
2 Pill-in-the-pocket法
3 Pill-in-the-bag法
4 Pill-out-of-pocket法

A ❷ Pill-in-the-pocket法

心房細動とは、心房で不規則な電気興奮（300～500回/分ほど）が生じ、心房が細かく震えてきちんと収縮できない状態のことである。

心房細動は発作の持続時間などから、主に3つに分けることできる。発症後7日以内（多くは48時間以内）で洞調律に復帰するものを「発作性心房細動」、心房細動が7日以上持続する場合を「持続性心房細動」という。また、電気的あるいは薬理学的に除細動不能で、洞調律の時期がないものを「永続性心房細動」という。

心房細動を発症する患者は弁膜症、高血圧、冠動脈疾患、心不全、心筋症、呼吸器疾患、甲状腺機能亢進症などを基礎疾患に持つ場合が多いが、基礎疾患がなく自律神経活動などが関与して発症する孤立性の心房細動もある。

治療は薬物療法が中心である。持続性および永続性の心房細動の場合は、カルシウム拮抗薬やβ遮断薬、ジゴキシンなどによる心拍数調整療法（レートコントロール）と、動脈塞栓を予防するための抗凝固療法が主として行われる。

一方、発作性心房細動の場合、発作時の動悸が激しいなど生活の質（QOL）の低下が認められる場合に治療対象となる。その際は、洞調律維持療法（リズムコントロール）が選択されることが多い。

洞調律維持療法では、抗不整脈薬であるピルシカイニド塩酸塩水和物（商品名サンリズム他）などのナトリウムチャネル遮断薬を毎日服用し、発作を予防するのが基本である。

ただし、Aさんのように、数カ月に1回程度しか起きない発作性心房細動の患者には、洞調律を速やかに回復させ1～2時間以内に発作を止める目的で、1日量またはその3分の2量のナトリウムチャネル遮断薬を、発作時に1度に服用させることがある。これを「Pill-in-the-pocket法」と呼ぶ。適応外の用法ではあるが、連日服用する通常の使用法よりも副作用は少ないとされている。

この用法で用いられるナトリウムチャネル遮断薬には、ピルシカイニドのほか、フレカイニド酢酸塩（タンボコール）、プロパフェノン塩酸塩（プロノン他）、シベンゾリンコハク酸塩（シベノール他）がある。

ピルシカイニドは、経口投与でも血中濃度が治療域まで短時間で到達し、静注のような速やかな効果が期待できるとされている。23～74歳の患者75人を対象に、ピルシカイニド150mgとプラセボで発作時単回投与の効果を比較した試験では、投与後90分以内の洞調律回復率はプラセボ群では8.6％であったが、ピルシカイニド投与群では45％であったとする報告がある。

なお、同法では、発作時に指示用量を1回だけ服用することが原則である。服用から数時間たっても細動が収まらない場合は、決して追加服用せず、早急に医療機関を受診するよう患者にあらかじめ指示しておくことも重要である。

参考文献

1) N Engl J Med.2004;351:2384-91.
2) Am J Cardiol.1996;78:694-7.
3) 診療と新薬 2009;46:77-92.
4) Circ J.2008;72:1639-58.

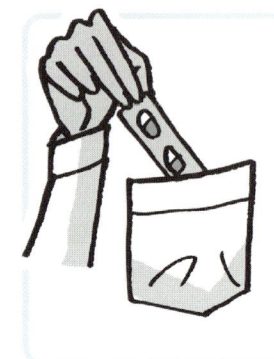

こんな服薬指導を

発作がいつ起こるか分からないのはとても不安ですよね。でも、その原因が発作性心房細動と分かり、治療方法もはっきりしてよかったですね。先生が指示した服用方法は、発作が起きてすぐに2カプセルを一度に飲む「Pill-in-the-pocket法」です。Aさんのように、発作の頻度がそれほど多くない患者さんで一般に行われている投与法なので、ご安心ください。

なお、1回に飲む量は1カプセルではなく2カプセルです。多くの場合、発作はお薬を飲んでから1時間前後で止まります。もし2～3時間たっても動悸が止まらなかったら、追加で服用せず、すぐに受診してくださいね。

不整脈

QUIZ-27

心房細動にPPIが追加された理由

発作性心房細動のため、病院の循環器内科に通院している45歳の会社員の男性Sさんが、受診の帰りに処方箋を持って薬局を訪れました。処方が追加されていたため確認すると、Sさんは次のような質問をしました。

> この前、先生に、「動悸が起きるのは夕食後や横になっているときで、胸やけも一緒に起きることが多い」とお話ししたら、胃カメラの検査を勧められました。それで検査を受けたら、逆流性食道炎だと分かりました。先生は、「胸やけの薬を出しておきます。この薬で胸やけが治れば、動悸も出なくなる可能性が高いでしょう」とおっしゃっていたのですが、胸やけの薬で動悸も治ってしまうのですか。

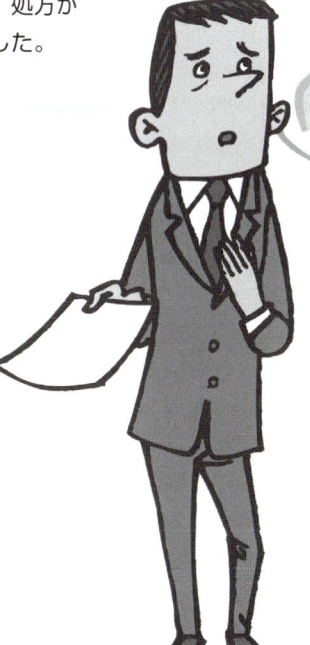

処方箋

① シベノール錠100mg　1回1錠（1日3錠）
　1日3回　朝昼夕食後　30日分
② タケプロンOD錠30　1回1錠（1日1錠）
　1日1回　夕食前　30日分

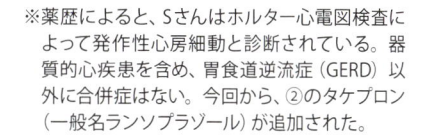

※薬歴によると、Sさんはホルター心電図検査によって発作性心房細動と診断されている。器質的心疾患を含め、胃食道逆流症（GERD）以外に合併症はない。今回から、②のタケプロン（一般名ランソプラゾール）が追加された。

Q 医師がSさんに対し、「胸やけの薬で胸やけが治れば、動悸も出なくなる可能性が高い」と説明したのはなぜだと考えられるか。

A Sさんの発作性心房細動は、逆流性食道炎による炎症が、食道に近接する左心房や肺静脈へ波及することに起因している可能性があるため。

　心房細動はよくみられる不整脈であり、その有病率は加齢とともに増加する。心房細動患者は、糖尿病や高血圧を含む他の心血管系疾患や、甲状腺機能亢進症などの基礎疾患を有していることが多いが、その他の危険因子として、肥満やアルコール摂取、胃食道逆流症（GERD）などが指摘されている。特に、基礎疾患を有していない孤立性の発作性心房細動は、迷走神経の緊張状態で発生する場合があり、60歳以下の男性に多く、睡眠中や安静時、食後に起きやすいことが知られている。

　近年、国内外において、発作性心房細動とGERDの関連性を示唆する症例や観察研究の結果が相次いで報告されている。例えば、GERD合併の心房細動患者を対象とした研究では、心房細動発生時における食道内の低pH時間が有意に長かったほか、心房細動症状の頻度とGERD症状の頻度が正の相関を示していた。

　また、GERD患者への聞き取りを基に、症状の発現頻度や強さをスコア化して解析した別の研究では、GERD症状は性別、高血圧、脂質異常症、冠動脈疾患との関連性はなく、唯一心房細動との有意な関連性が認められた。そのほか、GERDを合併した心房細動患者にプロトンポンプ阻害薬（PPI）を投与したところ、GERD症状の改善とともに心房細動の発生頻度が著明に減少し、抗不整脈薬の中止に至ったとする症例報告もある。

　GERDによる心房細動の発症機序としては、（1）局所の炎症が食道壁を通過して、近接する迷走神経を刺激する、（2）局所の炎症が自律神経反射を誘導し、二次的に迷走神経を刺激する、（3）局所の炎症が食道壁を伝わって心膜や心房筋の炎症を引き起こす、（4）GERDが炎症性メディエーターの遊離を招き、心房筋や心伝導系に影響を与える、（5）GERDが自己免疫反応を誘発し、それが発作性心房細動の一因となる——といった様々な仮説が提唱されている。

　明確な機序は不明だが、慢性的な食道粘膜の炎症が、食道に近接する左心房や肺静脈などの心房細動の発生源に影響を及ぼすことで、心房細動が誘発されると考えられている。そのためGERDとの関連性が疑われる心房細動に対しては、PPIを用いることで、心房細動発作の抑制が期待できるほか、持続性心房細動への進展を予防する可能性も示唆されている。

　Sさんの動悸発作が夕食後や横になったときに見られることや、上部消化管内視鏡検査でGERDの所見を認めたことから、Sさんの主治医は、Sさんの発作性心房細動がGERDによって引き起こされている可能性が高いと判断し、補助的な治療効果を期待してPPIのランソプラゾール（商品名タケプロン他）を処方したと考えられる。一般にPPIは、投与から約2時間後に最高血中濃度に達し、最大の効果が得られるため、GERD治療では食前投与が有効とされる。薬剤交付時には、「食べた後すぐに横にならない」「腹八分目を心掛ける」など、生活上の注意点を伝えるようにしたい。

参考文献
1) South Med J.2003;96:1128-32.
2) Clin Cardiol.2012;35:180-6.

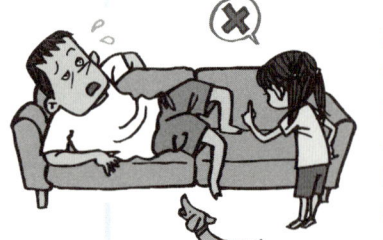

こんな服薬指導を

　胸やけは、胃酸が食道に逆流して食道が炎症を起こす、逆流性食道炎の症状の1つです。最近、逆流性食道炎の患者さんは心房細動を起こしやすいことが分かってきています。そうした患者さんの多くは、逆流性食道炎を治療すると胸やけが治まるだけでなく、動悸の発作頻度が減ったり、起こらなくなったりするようです。そのため先生は、「これで動悸も良くなるでしょう」と説明されたのでしょう。

　胸やけの薬は、効果を最大限に引き出すために、食事の前に飲んでください。胃酸の逆流を防ぐため、早食いや食べ過ぎは禁物です。食後すぐに横にならないようにしてください。

不整脈

QUIZ-28

抗不整脈薬で片頭痛が改善した患者

不整脈の治療で病院の循環器内科を受診している47歳の女性Nさんが、処方箋を持って薬局を訪れました。病状を確認したところ、Nさんは次のように話しました。

> ストレスのせいなのか、半年ほど前から脈に落ち着きがなくなり、ドキドキしたり脈が速くなったりして、先生にテノーミンという薬を出してもらって飲み始めました。
> 脈は落ち着いているのですが、不思議に思っていることがあります。以前から、片頭痛が数週間ごとに起きてつらかったのですが、それがかなり減ったのです。テノーミンを飲むと頭痛がなくなるというようなことはありますか。

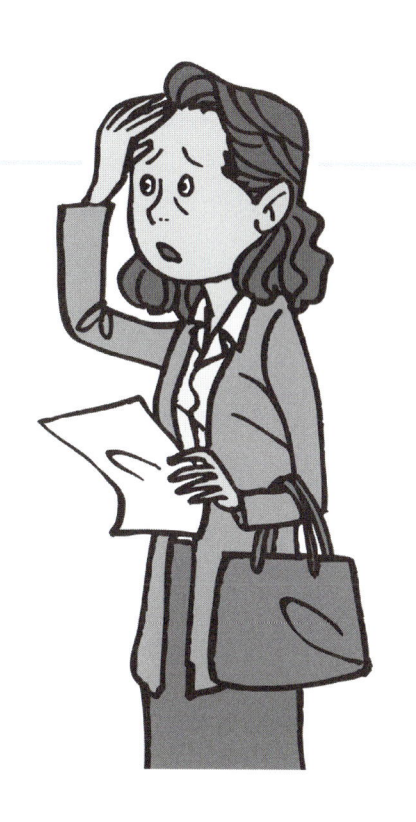

処方箋

テノーミン錠25　1回1錠（1日1錠）
　1日1回　朝食後　28日分

Q テノーミン（一般名アテノロール）以外に、片頭痛の予防効果が確実とされているβ遮断薬を、以下から全て選べ。

1. メインテート（ビソプロロールフマル酸塩）
2. アーチスト（カルベジロール）
3. ナディック（ナドロール）
4. インデラル（プロプラノロール塩酸塩）
5. カルビスケン（ピンドロール）
6. セロケン（メトプロロール酒石酸塩）

A
- 3 ナディック（一般名ナドロール）
- 4 インデラル（プロプラノロール塩酸塩）
- 6 セロケン（メトプロロール酒石酸塩）

アテノロール（商品名テノーミン他）は、高血圧、狭心症、頻脈性不整脈の治療に使われるβ遮断薬である。一部のβ遮断薬は、片頭痛の発作予防に効果があることが知られている。

β遮断薬の片頭痛予防効果が見いだされたのは1960年代のことである。プロプラノロール塩酸塩（インデラル他）を狭心症の治療で使用していた患者で、片頭痛発作の頻度が著しく減少したことが報告された。その後、この現象を支持する多数のエビデンスが得られ、欧米では片頭痛予防薬として承認された。

インデラルは、日本においても2013年2月に片頭痛発症抑制の効能・効果が追加承認された（一部の後発品には適応がない）。

β遮断薬が片頭痛を予防する機序は詳しく分かっていないが、主に血管の拡張抑制作用によるものと考えられている。β遮断薬がβ2受容体をブロックすると、血管拡張を抑制することにより、片頭痛発作が抑えられると考えられる。

また、セロトニン分泌への影響として、β遮断薬にはセロトニン放出抑制の効果もあり、それが発作抑制につながると考えられている。そのほか、自律神経へのβ遮断作用自体も関与している可能性も指摘されている。

片頭痛の原因もはっきりと解明されていない。以前から、「血管説」「三叉神経血管説」などが提唱されている。

血管説は病態が血管から始まるという説である。前兆期の脳血管収縮に続いて血管作動性物質が放出され、血管の異常な拡張が起きる。それにより血管の痛覚神経が刺激され、拍動性の頭痛が生じるとされる。

三叉神経血管説では、まず、血小板からセロトニンが放出されて脳血管の収縮が起きる。その後、セロトニンが枯渇すると血管が拡張し、脳の血管や硬膜などの血管周囲に分布している三叉神経が刺激されて、炎症・痛みが生じるとする説である。

β遮断薬のうち、アテノロール、プロプラノロール、メトプロロール酒石酸塩（セロケン、ロプレソール他）、ナドロール（ナディック）は、日本頭痛学会他『慢性頭痛の診療ガイドライン2013』（医学書院）において、「片頭痛の予防効果が確実である」と評価され、積極的な使用が推奨されている。これらに共通するのは、「内因性交感神経刺激作用（ISA）」を持たないことである。ISAとは、β受容体を刺激する物質が存在しない場合に、薬剤自体がわずかにβ受容体を刺激する作用である。

ISAを持つβ遮断薬には、アセブトロール塩酸塩（アセタノール）、ピンドロール（カルビスケン他）、アルプレノロール（スカジロール）などがある。これらの薬剤は、片頭痛予防効果がないことが臨床試験で示されている。ISAを持つβ遮断薬の片頭痛予防効果は期待できないが、その理由は現在のところ不明である。

片頭痛の予防にはこのほか、抗てんかん薬のバルプロ酸ナトリウム（セレニカ、デパケン他）が2010年10月に保険適用となった。また、抗うつ薬のアミトリプチリン塩酸塩（トリプタノール他）も、12年9月に保険適用となっている。

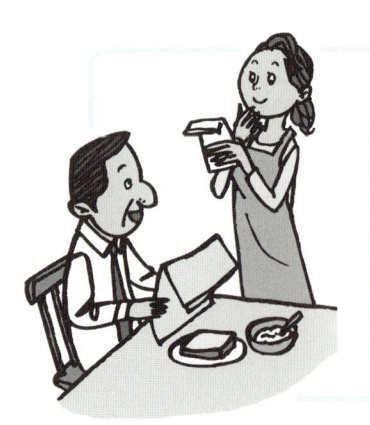

こんな服薬指導を

Nさんに処方されているテノーミンは、日本では高血圧や頻脈などの治療に使われます。しかしヨーロッパやアメリカでは、片頭痛の予防薬としても使用されています。ですので、Nさんが感じたように、このお薬の効果で、片頭痛の回数が少なくなった可能性は十分にあると思います。

ただ日本では、テノーミンは片頭痛のお薬としては認められていません。片頭痛に対するお薬はほかに幾つもありますので、もし片頭痛にお困りでしたらそちらの方を飲まれた方がいいと思います。

まずは先生に、片頭痛のことを相談してみてはいかがでしょうか。

不整脈

QUIZ-29

抗凝固薬が減量された心房細動患者

先日、脳梗塞を起こした63歳の男性Wさんが、近隣の病院の神経内科を受診した後、薬局を訪れました。処方変更があったので確認すると、Wさんは次のように質問しました。

> 今回、新しく不整脈の薬が加わって、「プラザキサの量を減らします」と先生に言われました。なぜでしょうか。プラザキサは、脳梗塞を再発させないようにする重要な薬だと聞いていたのに、量を減らしても大丈夫なのでしょうか。それから、最初の何日間か、時間をずらして飲むように言われたのですが、飲み方を忘れてしまったので教えてください。

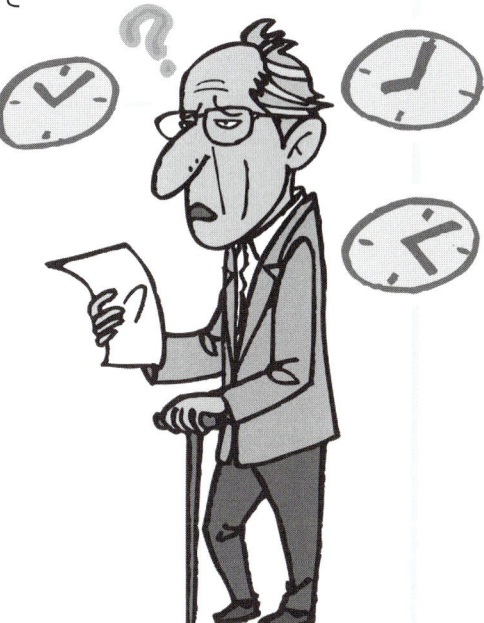

処方箋

① プラザキサカプセル110mg　1回1カプセル（1日2カプセル）
　エクセグラン錠100mg　1回1錠（1日2錠）
　1日2回　朝夕食後　14日分
② メインテート錠5mg　1回1錠（1日1錠）
　ジゴシン錠0.125mg　1回1錠（1日1錠）
　1日1回　朝食後　14日分
③ タケプロンOD錠15　1回1錠（1日1錠）
　1日1回　夕食後　14日分
④ ワソラン錠40mg　1回1錠（1日3錠）
　1日3回　朝昼夕食後　14日分

※ 薬歴によると、Wさんは心房細動による心原性脳塞栓を起こした後、①のプラザキサ（一般名ダビガトランエテキシラートメタンスルホン酸塩）の服用を開始した。前回まではプラザキサは1回に150mgを1日2回服用していた。今回から、④のワソラン（ベラパミル塩酸塩）が追加された。

Q 今回からプラザキサ（一般名ダビガトランエテキシラートメタンスルホン酸塩）の量が減ったのはなぜか。

日経DIクイズ 循環器疾患篇　115

A ダビガトランエテキシラートメタンスルホン酸塩（商品名プラザキサ）と
ベラパミル塩酸塩（ワソラン他）を併用すると、P糖蛋白による排出が
抑制されてダビガトランの血中濃度が上昇するため。

ダビガトランエテキシラートメタンスルホン酸塩（商品名プラザキサ）は経口抗凝固薬で、血液凝固反応で重要な役割を果たすトロンビンの活性を阻害し、トロンビンが可溶性のフィブリノゲンを不溶性のフィブリンに変えるのを抑制する。従来用いられてきた抗凝固薬のワルファリンカリウム（ワーファリン他）と異なり、ビタミンK含有食品の摂取制限をしなくてもよく、原則的には凝固能を測定しながら用量調節をする必要がないため、服薬上の制限が少ない。

ただし、ダビガトランには幾つか注意事項がある。2011年11月に製造販売元がまとめた市販後調査の最終報告によると、11年3月から9月までの6カ月間に、重篤な出血性イベントが139例報告された。ダビガトランの出血リスクを高める危険因子は、(1)高齢（70歳以上）、(2)腎障害、(3)併用注意薬の併用、(4)出血や消化管潰瘍の既往・合併――の4つで、これらに該当する患者は慎重投与である。なお、腎障害に関しては、高度の腎障害は禁忌で、中等度腎障害は慎重投与である。

他剤との併用では、ダビガトランがP糖蛋白の基質となるため、これに起因する相互作用に注意しなくてはならない。特に、今回Wさんに追加されたベラパミル塩酸塩（ワソラン他）は、P糖蛋白との親和性が強く、P糖蛋白阻害薬として働く。ダビガトランにベラパミルを併用すると、P糖蛋白によるダビガトランの排出が抑制され、血中濃度が上昇するので、これらは併用注意となっている。

実際、外国人健康成人を対象に、ベラパミルとダビガトランの相互作用を調べた臨床薬理試験によると、ベラパミル120mg投与から1時間後にダビガトラン150mgを投与したところ、ダビガトランの血中濃度曲線下面積（AUC）が2.43倍、最高血中濃度（Cmax）が2.79倍に増加した。一方、ベラパミル120mgを1日2回3日間反復投与し、4日目にベラパミルを朝投与した1時間後、ダビガトラン150mgを投与したケースでは、ダビガトランのAUCが1.54倍、Cmaxが1.63倍となった。

これらのデータから、ベラパミルを1日2回反復投与すると3日以内には定常状態に達し、ベラパミルの定常状態下ではダビガトランへの影響が弱まると考えられている。また、ダビガトランをベラパミルの2時間前に服用すれば、ダビガトラン吸収過程の大部分が終了した後でベラパミルを服用することになり、相互作用が小さくなることも分かっている。

このような知見を踏まえ、ダビガトランとベラパミルを併用する場合は、ダビガトランを1日220mg（通常は1日300mg）に減量し、併用開始から3日間は、ベラパミル服用の2時間以上前にダビガトランを服用することとなっている。なお、併用開始から4日目以降はベラパミルとダビガトランを同時に服用してもよい。

P糖蛋白を介した相互作用では、他にイトラコナゾール（イトリゾール他）がダビガトランと併用禁忌である。また、併用注意には、アミオダロン塩酸塩（アンカロン他）、キニジン硫酸塩水和物、クラリスロマイシン（クラリシッド、クラリス他）などがあり、これらの併用時はダビガトランの減量を考慮することとなっている。

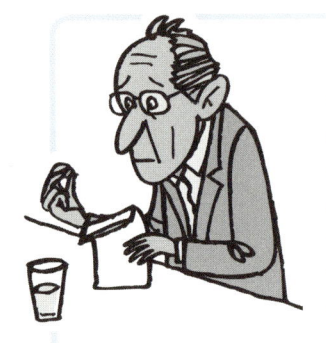

こんな服薬指導を

確かに、プラザキサは脳梗塞の再発を防ぐ、とても重要なお薬です。ですが、今回追加されたワソランとプラザキサを一緒に飲むと、プラザキサの血中濃度が普通より高くなってしまいます。そのため、ワソランを使うときはプラザキサの量を減らします。また、ワソランの使い始めから3日間は、飲み合わせの影響が出やすいので、朝と夜のワソランはプラザキサを飲んで2時間以上たってから飲んでください。4日目以降は一緒に飲んでも大丈夫です。最初の3日間は煩わしいですが、ワソランとプラザキサの効果を最大限出すための飲み方ですので、この飲み方を守ってください。

虚血性心疾患
QUIZ-30

ニトログリセリン噴霧剤を出された狭心症患者

狭心症の治療のため、近隣の内科診療所に通院している62歳の男性Uさんが処方箋を持って薬局を訪れました。処方が変更されていたので確認すると、Uさんは次のような質問をしました。

> 私は口が乾いていることが多く、前の錠剤は飲みにくいと先生に話したら、スプレー剤に変更になりました。でも、前の錠剤と同じように効果があるのでしょうか。使い方も分からないし、心配です。

処方箋

① 【般】アムロジピン錠 5mg　1回1錠（1日1錠）
　　アーチスト錠 20mg　1回1錠（1日1錠）
　　　1日1回　朝食後　28日分
② ミオコールスプレー 0.3mg　7.2g
　　　狭心症発作時

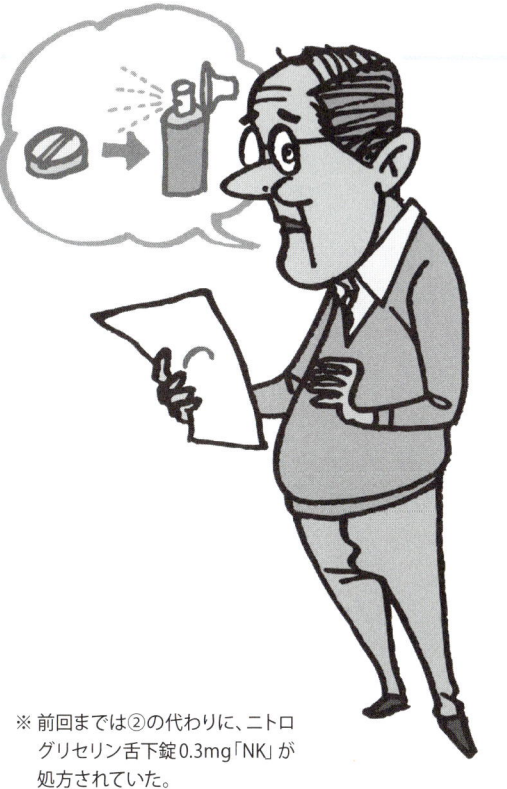

※ 前回までは②の代わりに、ニトログリセリン舌下錠0.3mg「NK」が処方されていた。

Q ミオコールスプレー（一般名ニトログリセリン）に関する説明として、正しいものは次のうちどれか。

1. 1回1、2噴霧であり、効果がなければ1分後にもう一度噴霧する
2. 初めて使用する際は、あらかじめ6、7回、空噴霧をして十分な薬液が出るようにする
3. 使用時は、できるだけ容器を口に近付け、舌の裏側または頬の内側に噴霧する
4. 1本（7.2g）で噴霧できる回数は約50回である

A

❷ 初めて使用する際は、あらかじめ6、7回、空噴霧をして十分な薬液が出るようにする

ミオコールスプレー（一般名ニトログリセリン）は、1回の噴霧で薬効成分を0.3mg投与できる定量噴霧式の硝酸薬である。Uさんのように口腔内が乾燥している場合、ニトロペン（ニトログリセリン）などの舌下錠は溶解しにくい。口腔内を水で湿らせてから舌下錠を使用すればよいともいわれるが、急な発作時には水を含むことが困難な場合もある。このため、スプレー剤に変更されることが多い。

スプレー剤の有用性については、口腔内が乾燥している狭心症患者10人で、ニトログリセリンのスプレー剤と舌下錠の発作寛解までの時間を比較したところ、スプレー剤は平均92秒と、舌下錠の120秒に比べて有意に短かったとの報告がある[1]。ただし、スプレー剤でも適切に使わないと安全性や効果に問題を生じることがあり、特に初回には十分な服薬指導をすることが必要である。

まず用量に関して、ミオコールスプレーは1回に1噴霧のみと決められており、効果が表れなければ3分ほど経った後にもう一度だけ噴霧する。発作時は強い痛みのため何回も噴霧しようとする患者もいるが、血圧低下から意識喪失に陥る恐れがあり、注意を喚起しなくてはならない。実際、厚生労働省の「副作用等安全性情報No.123（1993年）」には、スプレー剤を一度に3回、または6回噴霧し、意識を失った例が3例報告された。うち2例は初回投与であり、1例は4カ月の使用経験があった。

初めて使用する場合は、あらかじめ容器を立てた状態で6、7回空噴霧をして十分な薬液が出るようにする。なお、1カ月以上間隔を置いて再使用する場合、または容器を横にしたり逆さまの状態で保管した場合は、使用前に数回空噴霧をして、十分な薬液が出ることを確認してから使用する。

使用に当たっては、容器を持つ指が顎に付くくらいまで噴霧孔を口に近付ける。容器はなるべく垂直にして持ち、寝ている場合は、頭を少し起こす。噴霧の際は、舌を上顎に付くまで上げてから、息を止めた状態で舌下（舌の裏側）に向けて1回噴霧し、息を深く吸い込まずに口を閉じる。このとき、頬の内側に噴霧すると、舌下への噴霧に比べてスプレー剤の吸収量が2分の1に減るとのデータがあり、噴霧する場所は必ず舌下とする。これは、口腔粘膜よりも舌下粘膜の方が透過性が高いからである。

噴霧後は、使用回数を記録に残す。ミオコールスプレー1本で噴霧できる回数はおよそ100回であり、記録からどの程度使用したと分かれば、新しい薬剤の処方が必要になる。

参考文献

1) Arzneimittelforschung.1997; 47:128-31.
2) 基礎と臨床 1990;24:125-34.

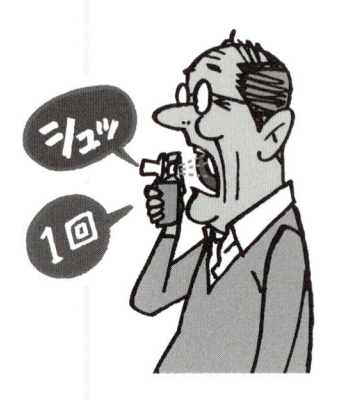

こんな服薬指導を

口の中が乾燥している場合は、スプレー剤の方が錠剤より速く効果が表れるとのデータがあり、先生はお薬を変更されたのでしょう。初めて使うときには、6、7回空吹きをして、十分な薬が出るようにします。使用時は、容器を立てて持ち、指が顎に付くまで容器を口に近付け、舌を上顎に付くまで大きく上げてから舌の裏側に一度スプレーします。間違えて頬の内側にスプレーすると、舌の裏側の場合に比べて吸収される薬の量が半分に減りますので注意してください。一度にスプレーする回数は1回のみです。3分ほどたっても効果が表れなければ、もう1回スプレーします。続けて2回以上スプレーすると、血圧が下がり過ぎて意識を失う恐れがあるので、指示された使用方法を必ず守ってください。スプレーした回数の記録も忘れないでください。

虚血性心疾患

QUIZ-31

MRI検査の前に中止すべき薬剤は？

病院の循環器内科で狭心症、高血圧、脂質異常症の治療を受けている63歳の男性Aさんが、処方箋を持って薬局を訪れました。症状を確認すると、Aさんは次のように話しました。

> 心臓の調子は良いのですが、この前、ひどい頭痛とめまいがあって、一瞬、右手がしびれて動かなくなりました。脳梗塞の前兆を疑われ、今日は頸動脈と心臓の超音波検査、心電図検査を受け、明日はMRI検査を受ける予定です

処方箋

① ディオバン錠 80mg　1回1錠（1日1錠）
　バイアスピリン錠 100mg　1回1錠（1日1錠）
　　1日1回　朝食後　28日分
② リピトール錠 10mg　1回1錠（1日1錠）
　　1日1回　夕食後　28日分
③ ガスターD錠 20mg　1回1錠（1日2錠）
　　1日2回　朝夕食後　28日分
④ ニトロダームTTS25mg　28枚
　　1回1枚　1日1回　胸部、腰部、上腕部の
　　いずれかに貼付

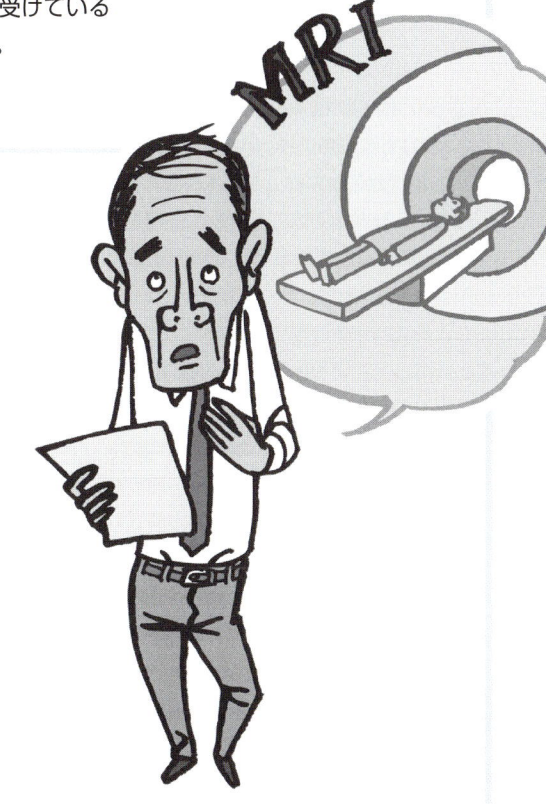

Q1 MRI検査を受ける際、中止しなければならない薬剤は次のうちどれか。

1. ディオバン（一般名バルサルタン）
2. バイアスピリン（アスピリン）
3. リピトール（アトルバスタチンカルシウム水和物）
4. ガスターD（ファモチジン）
5. ニトロダームTTS（ニトログリセリン）

Q2 Q1の薬剤は、なぜ中止する必要があるのか。

出題と解答　安　武夫　東京大学医科学研究所附属病院（東京都港区）薬剤部

A1　❺ ニトロダームTTS（ニトログリセリン）

A2　ニトロダームTTSの支持体にはアルミニウムが含まれており、貼付したままMRI検査を受けるとやけどを引き起こす恐れがあるため。

磁気共鳴画像（Magnetic Resonance Imaging；MRI）は、人体に含まれる水素原子からのシグナルを基に、臓器の断面像を得る検査である。強い磁場の中で高周波の電磁波（ラジオ波）を照射すると、水素原子核はエネルギーを吸収して共鳴する。ラジオ波の照射を止めると、水素原子核は共鳴をやめ、エネルギーを電磁波として放出して元の状態に戻ろうとする。その電磁波を利用して、断面像を描くのである。

CT検査とは異なり、MRI検査では放射線やヨード造影剤を使わないので、それらによる有害事象の心配がない。半面、金属を身に着けて検査を受けてはいけないという制限がある。これは高周波電磁場によって金属が発熱し、やけどを生じるリスクがあるためだ。心臓ペースメーカーや植え込み型除細動器など、取り外しができない金属器具を装着している患者には、MRI検査を行うことはできない。

Aさんに処方されているニトロダームTTSの支持体には、金属であるアルミニウムが含まれている。従ってMRI検査の際に、取り外すよう指示する必要がある。貼付したままMRI検査を受けるとやけどの恐れがあることは、添付文書にも記載されている。日本国内ではまだ報告はないが、米国では金属を含む貼付薬を貼付したままMRI検査を受けて、やけどが起こった症例が実際に報告されている。

通常、MRI検査の前には医師と放射線技師がそれぞれ、検査を受ける患者が貼付薬を含む金属製品を身に着けていないかを確認する。しかし今後、OTC薬、後発医薬品の中に金属を含む貼付薬が増えてくると、医師と放射線技師だけでは見逃されるケースも出てくると考えられる。特に、患者が禁煙のために別の医療機関でニコチネルTTSを処方されていたり、OTC薬であるニコチンパッチを使用している場合などには、見落とされやすくなるだろう。従って、来局患者がMRI検査を受けることが分かった際に、有害な影響があるかもしれない薬剤について説明をするという、薬剤師の役割が重要さを増す。

なおニトロダームTTSやニコチンパッチ以外にも、湿布薬の中にチタンやアルミニウムを含む製品がある。添付文書には、MRI検査により「やけどを引き起こす恐れがある」との記載はないが、やはり取り外して検査を受けることが望ましいと考えられる。

加えて医薬品以外の金属含有製品として、アイラインやマスカラなどの化粧品、カラーコンタクトレンズ、使い捨てカイロなどがあることを付け加えておきたい。これらもMRI検査の際には取り外すべきことを、患者に十分説明する必要がある。

参考文献
1) 心臓 2006;38:586-93.

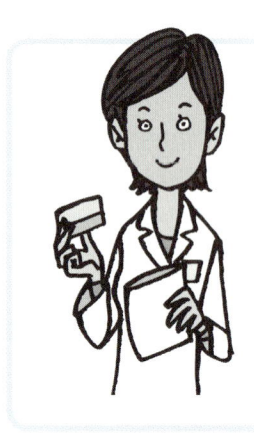

こんな服薬指導を

MRI検査の前に先生や放射線技師の方からお話があると思いますが、念のため、私からもご説明させてください。MRI検査は、磁気と電磁波の力を利用して、体の中の様子を画像として描き出す検査です。CT検査と違って放射線は使わないので被曝の心配はありませんが、検査を受ける際に、指輪や時計など金属を含む製品を全て取り外さなければいけません。検査中に金属が熱くなり、やけどをすることがあるからです。実は、Aさんが使用中のニトロダームTTSのパッチにも、金属の一つであるアルミニウムが使用されています。ですからニトロダームも必ず剥がしてMRI検査を受けてください。検査が終了した後には、改めて新しいパッチを貼ってくださいね。

虚血性心疾患
QUIZ-32

ジゴシンの服用時点が変わった糖尿病患者

狭心症のため病院の循環器科に通院している76歳の女性Eさんが、治療後に処方箋を持って薬局を訪れました。薬の服用時点が変わっていたため病状を確認すると、Eさんは次のような質問をしました。

> 心臓が悪いと言われてから、10年近く薬を飲み続けてきたのですが、最近、急に動悸がするようになりました。先生に相談したら、先月から飲み始めた糖尿病の薬との飲み合わせが悪いからかもしれないとのことで、心臓の薬を飲む時間を変えるよう言われました。時間を変えるだけで本当に大丈夫なのでしょうか。

【処方箋】
① プロプレス錠4　1回1錠（1日1錠）
　バイアスピリン錠100mg　1回1錠（1日1錠）
　ナトリックス錠2　1回1錠（1日1錠）
　　1日1回　朝食後　14日分
② ジゴシン錠0.25mg　1回1錠（1日1錠）
　　1日1回　昼食後　14日分
③ マグミット錠330mg　1回1錠（1日3錠）
　ワソラン錠40mg　1回1錠（1日3錠）
　　1日3回　朝昼夕食後　14日分

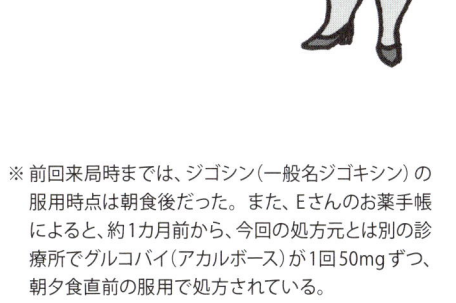

※ 前回来局時までは、ジゴシン（一般名ジゴキシン）の服用時点は朝食後だった。また、Eさんのお薬手帳によると、約1カ月前から、今回の処方元とは別の診療所でグルコバイ（アカルボース）が1回50mgずつ、朝夕食直前の服用で処方されている。

Q 処方医が、ジゴシン（一般名ジゴキシン）の服用時点を朝食後から昼食後へと変更したのはなぜか。

A ジゴキシンとアカルボースの服用時点をずらすことで、アカルボースによるジゴキシンの吸収阻害を回避するため。

ジゴキシン（商品名ジゴシン他）は、ジギタリスの葉から抽出される配糖体の一つである。心臓の収縮力を高める作用のほか、利尿作用も示すため、心不全の症状全般を改善する目的で頻繁に用いられている。

ジゴキシンは血中有効治療域が狭く、治療効果を得るためには用量の微妙な調節と、血中濃度のモニタリングが必要である。また、ジゴキシンは他剤との相互作用が多く、例えば、ジゴキシンとαグルコシダーゼ阻害薬のアカルボース（グルコバイ他）を併用すると、ジゴキシンの血中濃度が低下する。この相互作用の機序は完全には解明されていないが、「アカルボースの消化管運動を亢進させる作用によって、消化管におけるジゴキシンの吸収が阻害されるから」という説が有力である。Eさんは約1カ月前にアカルボースの服用を開始しており、これによってジゴキシンの薬効が不十分となり、動悸が出たものと考えられる。

ジゴキシンの添付文書では、アカルボースは「併用注意」とされている。本来ならアカルボースの服用中止が推奨されるが、両者は併用禁忌ではなく、実際には両薬剤が同時処方されているケースも多い。臨床上、アカルボースとジゴキシンをどうしても併用しなければならない場合、考えられる対処法は3つある。

1つ目は、ジゴキシンの増量である。ただし、高齢者は腎機能が低下していることも多いため、腎排泄型のジゴキシンの増量には慎重でありたい。2つ目は、アカルボースをボグリボース（ベイスン他）に変更することである。ボグリボースは、アカルボースと同じαグルコシダーゼ阻害薬だが、アカルボースと異なりαアミラーゼの阻害作用を持たず、消化管運動の亢進作用も弱い。そのためジゴキシンとの相互作用が少なく、併用しても血中濃度が低下しにくいことが分かっている。しかし、Eさんの場合、アカルボースは他医が処方しており、変更には他医の了承を得なくてはならない。

3つ目の方法は、Eさんに対して処方医が行ったように、ジゴキシンとアカルボースの服用時点をできるだけずらして、アカルボースの影響が無視できる状態でジゴキシンを投与できるよう処方設計することである。アカルボースの糖吸収を抑える作用が続く時間は、一般に3〜4時間とされている。また、「ジゴキシンの服用後、6時間以上空けてアカルボースを服用すべき」とする文献もある。Eさんには他医により、アカルボースが朝夕食直前で処方されていたことから、処方医はジゴキシンの服用時点を朝食後から昼食後へと変更することで、相互作用の回避を図ったものと思われる。

どの方法を用いるにしても、その後、ジゴキシンの血中濃度が治療域に戻ったかどうかの確認は必須である。動悸の頻度などの自覚症状も、薬剤師の側から積極的に確認する必要があるだろう。

参考文献
1) 薬局 2000;51:1935-9.
2) Diabetes Frontier. 1995;6:333-5.
3) Diabetes Care. 1999;22:860-1.

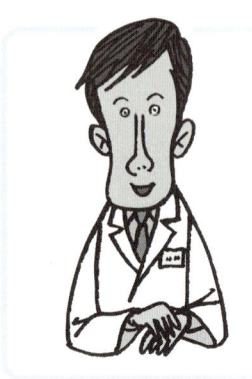

こんな服薬指導を

先生がおっしゃる通り、ここ最近Eさんに動悸が出始めたのは、心臓のお薬のジゴシンと、糖尿病のお薬のグルコバイの飲み合わせが原因だと考えられます。2つの薬を飲む時間をずらせば、飲み合わせの問題は避けられます。グルコバイは、朝と夜に飲んでいらっしゃるのですよね。それで先生は、明日からジゴシンを朝ではなく、お昼に飲むように変更したのでしょう。ジゴシンを飲む時には、朝飲んだグルコバイの作用は消えていますので、以前のようにジゴシンはきちんと効くはずです。安心して、これまで通りお薬を飲み続けてください。万が一、動悸が出続けるようでしたら、早めにご連絡ください。

虚血性心疾患
QUIZ-33

血栓予防に使う配合剤

商店街でお店を経営している60歳の男性Cさんが、
内科のクリニックを受診した後に、処方箋を持って来局しました。
処方箋を差し出しながら、Cさんは次のような質問をしました。

> 私は前回まで、
> バイアスピリンとプラビックスという
> 2種類の薬を処方してもらっていました。
> 今日の診察で、
> それらが合わさった薬があると聞き、
> 便利そうなので希望しました。
> 「あなたならちょうどいいでしょう」
> と先生は言われたのですが、
> 出してもらえないこともあるのでしょうか。

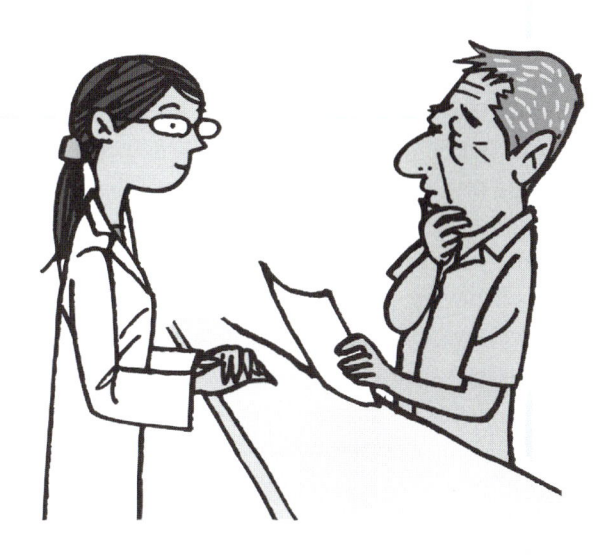

処方箋

① コンプラビン配合錠　1回1錠（1日1錠）
　 ブロプレス錠8　1回1錠（1日1錠）
　　　1日1回　朝食後　28日分
② タケプロンカプセル15　1回1カプセル（1日1カプセル）
　　　1日1回　夕食後　28日分

※ Cさんは3カ月前からプラビックス（一般名クロピドグレル硫酸塩）、バイアスピリン（アスピリン）、ブロプレス（カンデサルタンシレキセチル）、タケプロン（ランソプラゾール）を処方されていた。

Q コンプラビン配合錠はクロピドグレル硫酸塩とアスピリンの配合剤である。コンプラビンの効能効果として認められているものは以下のどれか。

1. 虚血性脳血管障害の再発抑制
2. 心原性脳塞栓症の再発抑制
3. 経皮的冠動脈形成術（PCI）が適用される虚血性心疾患
4. 末梢動脈疾患による血栓抑制
5. 冠動脈バイパス術（CABG）後の血栓抑制

A ❸ 経皮的冠動脈形成術（PCI）が適用される虚血性心疾患

　抗血小板薬は様々な部位の血栓予防に処方される。今回Cさんに処方されたコンプラビン配合錠は、2種類の抗血小板薬、クロピドグレル硫酸塩75mgとアスピリン100mgの配合剤である。クロピドグレルの先発医薬品であるプラビックスの適応は、(1)非心原性脳梗塞の再発予防、(2)経皮的冠動脈形成術（PCI）適用患者の血栓予防、(3)末梢動脈閉塞性疾患――である。この中でコンプラビンの適応は(2)のみである。なお、クロピドグレルの後発医薬品には2016年7月現在、(3)の適応はない。

　PCIの対象となるのは、薬物療法では十分な改善が得られない狭心症や不安定狭心症、および心筋梗塞などで早急な治療が必要な患者である。狭窄の状態によりPCIが適さない場合、冠動脈バイパス術などが選択される。

　PCI後、血管壁に生じた損傷やステント上にできる血小板血栓などに起因する冠動脈閉塞（ステント血栓症）を起こす患者がいる。ステント血栓症には、PCI後30日以内に生じる早期ステント血栓症と、30日後以降に生じる遅発性ステント血栓症がある。頻度は合計でも1％前後と低いが、それにより血流が阻害されれば、心不全などの重篤な症状が生じる。これを防ぐため、チエノピリジン系の抗血小板薬とアスピリンを併用する2剤抗血小板療法（dual antiplatelet therapy；DAPT）が実施される。コンプラビンはDAPTの服薬アドヒアランスを改善するために作られた。

　2種類の抗血小板薬を併用するため、DAPT実施中は出血の危険性が単剤の使用時よりも大きくなる点に注意が必要だ。クロピドグレル単剤使用時の副作用は29.1％、主な症状である皮下出血は2.0％だった。しかし、アスピリンと併用した場合の副作用は35.6％、皮下出血は5.7％で、出血傾向の増加がみられる。再発の危険性の高い虚血性脳血管障害患者に対し2剤を併用した場合にも、クロピドグレル単剤と比較して重大な出血の発現率が増加することが海外で報告されている。

　PCI後にDAPTを継続する最適な期間については、現在各国で検討が進められている。一般に薬剤溶出性ステント（DES）は、ベアメタルステント（BMS）よりも遅発性ステント血栓症発症率が高いため、より長い期間のDAPTが必要である。もっとも最近ではDESの改良が進んだことで、DAPTの期間は短縮される傾向にある。日米の現行のガイドラインでは、DES留置例では最低12カ月、BMS留置例では最低1カ月、DAPTを継続することが推奨されている。

　その一方で、長期のDAPTの継続が必要な患者の存在も指摘されるようになった。出血と血栓性イベントという相反するリスクのバランスの取り方は、患者により異なる。今後、PCI後のDAPT期間は、一律でなく患者のリスクに応じたものになっていく可能性がある。

参考文献
1) Circulation.2011;124:e574-e651.
2) Eur Heart J.2010;31:2501-55.
3) 日本循環器学会『安定冠動脈疾患における待機的PCIのガイドライン 2011年改訂版』
4) Annual Review循環器 2016:88-92.

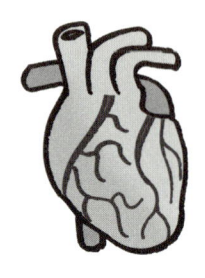

こんな服薬指導を

　Cさんは心臓のカテーテル治療を受けられたのですね。今回処方されたコンプラビンは、今まで服用していたプラビックスとバイアスピリンを合わせて1錠にしたものです。コンプラビンが使える方は決められていて、狭心症や心筋梗塞の中でも、心臓の動脈にバルーンやステントをカテーテルで挿入する治療を受けた方のみです。

　プラビックスもバイアスピリンも血栓を予防する薬です。コンプラビンに変わっても、出血の副作用には注意してください。薬を飲み続ける期間は、使われたステントや症状によって異なります。医師の指示を守って服用を続けてください。

虚血性心疾患
QUIZ-34

狭心症にビタミンCが出された理由

病院の内科で狭心症の治療を受けている
59歳の男性Fさんが、受診の帰りに薬局を訪れました。
受け取った薬剤を見ながら、Fさんはこんな質問をしました。

先月、狭心症の発作を起こして、
病院で診てもらいました。
その時から発作を予防するために薬を
飲んでいるのですが、気になることがあります。
いつも処方されている
ハイシーという薬の成分を調べたら、
ビタミンCだと書かれていました。
狭心症とビタミンCは
何か関係があるのでしょうか。

処方箋

① コニール錠4　1回1錠（1日2錠）
　アイトロール錠20mg　1回1錠（1日2錠）
　　　　　　1日2回　朝夕食後　28日分
② ハイシー顆粒25%　1回1g（1日1g）
　　　　　　1日1回　朝食後　28日分

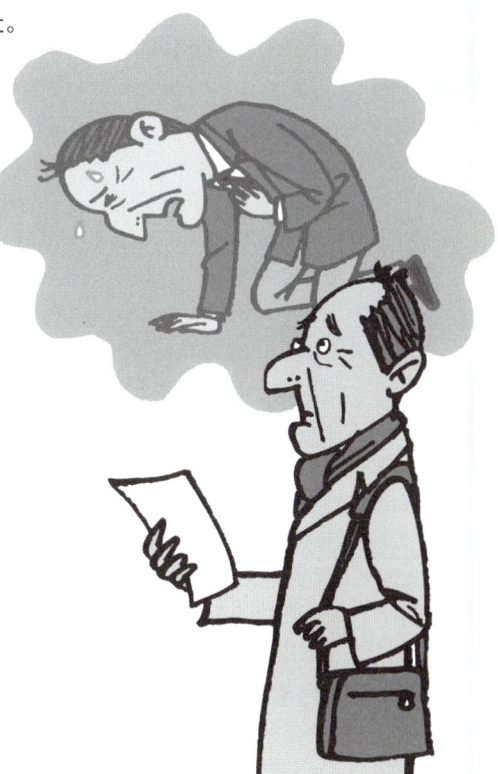

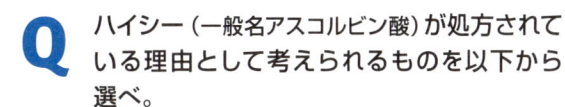

Q ハイシー（一般名アスコルビン酸）が処方されている理由として考えられるものを以下から選べ。

1. コニール（ベニジピン塩酸塩）による慢性湿疹の予防
2. コニールの効果増強
3. アイトロール（一硝酸イソソルビド）による顔面紅潮の予防
4. アイトロールの耐性予防
5. 狭心症の治療

A ❹ アイトロール（一般名―硝酸イソソルビド）の耐性予防
❺ 狭心症の治療

安定狭心症には、労作性狭心症と冠攣縮性狭心症があり、両者が重なる場合もある。治療には主に硝酸薬、Ca拮抗薬、β遮断薬が用いられる。

硝酸薬は冠動脈および静脈の拡張効果があり、心負荷を軽減することで狭心症の症状や発作を抑える。血管平滑筋細胞で一酸化窒素（NO）を発生し、細胞内の環状グアノシン一リン酸（cGMP）濃度を高めることで血管平滑筋を弛緩させる。またCa拮抗薬は冠動脈拡張作用により狭心症の発作を予防する。β遮断薬は血圧および心拍数を抑え、心負荷を低減させる目的で用いられる。

さて、今回Fさんが質問しているアスコルビン酸（ビタミンC）製剤のハイシーであるが、この処方には2つの目的があると考えられる。

1つは、硝酸薬の耐性予防である。硝酸薬は一定以上の血中濃度が長時間維持されることで、数日のうちに耐性を生じるといわれる。硝酸薬耐性の発生メカニズムには不明な点が多いが、硝酸薬の連用によって血管壁に活性酸素が生じ、これが硝酸薬をNOに変換する代謝経路を阻害する、あるいは生成したNOの分解を促進することで、耐性が生じると考えられている。このため、ビタミンCやビタミンE（トコフェロール）などの抗酸化物質が硝酸薬耐性の抑制に有用と考えられている。

虚血性心疾患患者など48人を対象に、ビタミンCのニトログリセリンに対する耐性の変化を調べたランダム化二重盲検比較試験（RCT）では、前腕血流量増加率、血小板内cGMP増加率が、プラセボ群ではニトログリセリン投与6日目で有意に低下したのに対し、ビタミンC群では維持されたとの研究結果がある。ビタミンEについても同様の研究結果が出ている。

また、硝酸薬耐性には別の機序も考えられており、血管拡張に対する生体の代償的な機構としてレニン・アンジオテンシン（RA）系が活性化され、血管収縮が生じている可能性も指摘されている。このためアンジオテンシンⅡ受容体拮抗薬（ARB）などを硝酸薬耐性の予防に併用した研究などもある。

とはいえ、硝酸薬耐性の回避の方法はまだ確立されてはいない。最近は狭心症患者にカテーテル治療が行われ、硝酸薬耐性が問題になるケースが減っているのも一因であろう。

ビタミンC投与のもう1つの目的として、狭心症への治療効果もある。『冠攣縮性狭心症の診断と治療に関するガイドライン（2013年改訂版）』（日本循環器学会）にはビタミンCについて「血管内皮機能改善とそれに伴うアセチルコリンによる冠動脈収縮の緩和効果があることが示されており、冠攣縮の治療効果が期待できる可能性もある」と記されている。また、同ガイドラインでは「ビタミンE製剤の経口投与が冠攣縮発作の抑制に有効である可能性がある」との記載もあり、同様の目的で投与されることも考えられる。

参考文献
1) 医薬ジャーナル 2010;46:2763-8.
2) J Am Coll Cardiol.1998;31:1323-9.
3) J Cardiol.1998;31:173-81.
4) Circulation.2003;108:1446-50.

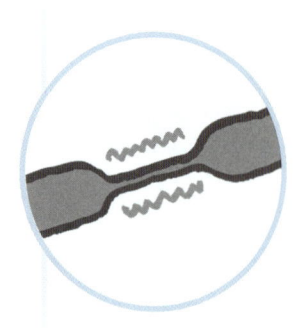

こんな服薬指導を

ハイシーはおっしゃる通りビタミンCですが、これは狭心症の発作予防薬のアイトロールが、使っているうちに効かなくなるのを防ぐために出されていると思います。アイトロールは血管を広げる物質を放出しますが、使っているうちに活性酸素ができて、血管を広げる物質の生成を妨げたり分解してしまうのです。ビタミンCには活性酸素を減らす働きがありますので、アイトロールの効き目が持続しやすくなります。

また、ビタミンCは血管に直接働いて血管が縮まるのを防ぐ可能性も認められているようです。その点でもFさんはビタミンCを飲むのがいいと、先生は判断されたのだと思います。

虚血性心疾患

QUIZ-35

心筋梗塞患者に併用された痛風治療薬

先月、心筋梗塞を再発して病院にかかっている55歳の男性Kさんが、受診後、薬局を訪れました。
薬を受け取る際に、Kさんは次のような質問をしました。

> 前回もらった薬の説明書きに
> 「痛風の薬」と書かれていたのですが、
> 私は痛風と言われたことは一度もないですし、
> そのような痛みもありません。
> 今回も同じ薬が出ているようですが、
> 飲まなくてはいけないのでしょうか。

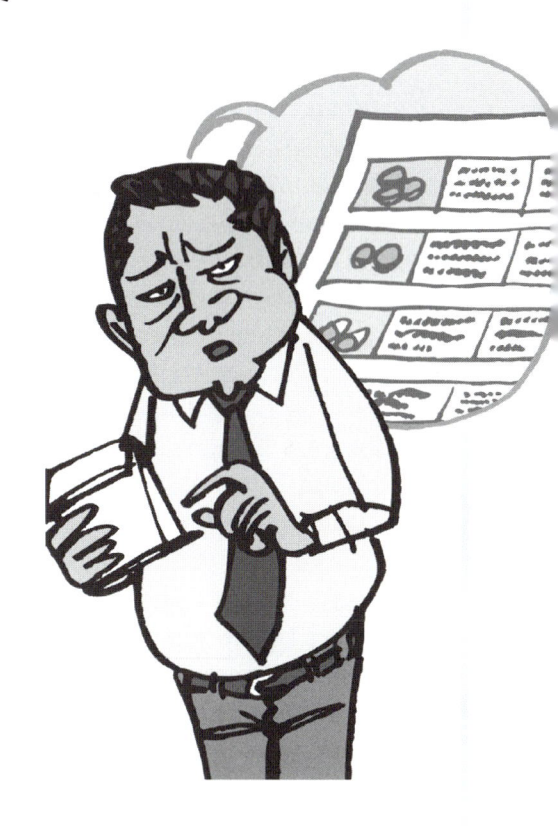

処方箋

① バイアスピリン錠100mg　1回1錠（1日1錠）
　 ワーファリン錠1mg　1回1錠（1日1錠）
　　　　1日1回　朝食後　28日分
② パラミヂンカプセル300mg　1回1カプセル（1日1カプセル）
　　　　1日1回　就寝前　28日分

Q Kさんに、痛風・高尿酸血症に適応を持つパラミヂン（一般名ブコローム）が処方されているのはなぜか。

A ワーファリンの投与量を少なくし、かつ安定した治療域を保つため。

　急性心筋梗塞の成因の1つとして血液凝固系、血小板が関与していることはよく知られている。このため、心筋梗塞の再発予防、予後改善を目的とした抗凝固療法、抗血小板療法が古くから行われている。

　ワルファリンカリウム（商品名ワーファリン他）は、ビタミンK拮抗による凝固因子Ⅱ、Ⅶ、Ⅸ、Ⅹの産生抑制により、抗凝固作用を示す抗凝血薬である。血液のうっ滞や凝固系の関与が強い静脈血栓に対して最も効果を示すが、凝血塊の発育・成長による塞栓症の再発防止を目的に、冠動脈疾患や末梢動脈塞栓症、脳動脈塞栓症にも用いられる。

　ワルファリンは多くの薬剤や食品などと相互作用を有し、併用する薬剤などによって薬効が大きく減弱、増強するという特徴がある。また、薬効に個人差が大きく、適切な凝固能を維持するために高用量を必要とする症例がある。一方、最も注意すべき副作用は出血性合併症であり、慎重な投与量設定が要求される。

　こうしたワルファリンの特質から、ブコローム（パラミヂン）との併用療法が行われることがある。ブコロームはその尿酸排泄促進作用により痛風の高尿酸血症の是正にも適応を持つ非ステロイド抗炎症薬（NSAIDs）だが、ワルファリンとの併用は主として両薬の相互作用を利用し、ワルファリンの血中濃度を高める目的で行われる。ブコロームを併用することで、ワルファリンの投与量を少なくし、かつ安定した治療域を保つことができるからである。

　実際、両薬を併用してワルファリン投与量とトロンボテスト（T.T）値の変化を考察した報告では、ワルファリン投与量は平均3.5mgから1.3mgに、T.T値は62.7％から21.0％に有意に減少していた。

　ワルファリンは適正な投与量を決定するため、通常1～2カ月に1度はプロトロンビン時間国際標準比（PT-INR）を測定して、値が1.5～2.5に保たれるようにする。特に服用開始から安定するまでの数カ月は頻回にPT-INRまたはT.Tを測定する。

　両薬併用時の投与量は確立されていないが、ワルファリンは1mgから必要に応じて漸増するのが望ましいとされる。ブコロームの用法用量は通常1日600～1200mgの2～4回の分割投与だが、ワルファリンの作用増強目的では、1日300mgの1回投与が一般的なようである。なお、ブコロームによるワルファリンの作用増強の機序については近年、薬物代謝酵素チトクロームP450（CYP）2C9に対するブコロームによるワルファリンの競合阻害が主因であるとの説が有力である。

　いずれにせよ両薬の併用療法は、薬剤の適応が異なることの認識と定期的な血液凝固検査が必須である。患者の了解の下、医師が出血性合併症などの副作用に留意しつつ慎重に治療計画を立てている場合にのみ、有効と考えられる。

　Kさんには、パラミヂンが本来は痛風に使われる薬であることを話した上で、医師の処方意図を説明するのが妥当だろう。

参考文献
1) Warfarinの適正使用情報第3版
2) 埼玉県医学会雑誌 2004;38:428-32.
3) 心臓 2002 ; 34:947-51.

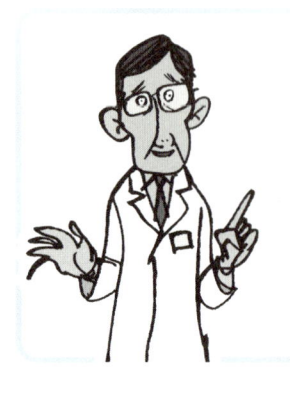

こんな服薬指導を

　お薬の説明書に「痛風の薬」と書かれてあるパラミヂンは、痛風の患者さんの血液の中に増えている尿酸という物質が体の外に排泄されるよう助けるお薬です。また、炎症を抑えたり、痛みを取る効果もあります。一方で、このお薬には、血を固まりにくくするワーファリンというお薬の効果を強める働きもあります。Kさんには、心筋梗塞が再発しないようにワーファリンが出ていますが、パラミヂンを少量飲むことで、ワーファリンを飲む量を減らせるわけです。先生はそのあたりをしっかり計算した上でお薬の量を決めておられます。薬を間違えているわけではありませんので、安心してお飲みください。

虚血性心疾患
QUIZ-36

狭心症患者に併用された ACE阻害薬

狭心症のため、病院の心臓血管外科に通っている56歳の男性Uさんが、受診の帰りに薬局を訪れました。処方変更があったため確認すると、Uさんは次のような質問をしました。

出勤の時に発作が起きて
ニトロペンを使ったことを先生に話したら、
「薬が効きにくくなっているかも
しれませんから、新しい薬を追加して
おきましょう」と言われました。
どんどん薬が増えて不安なのですが、
追加されたのは
どのようなお薬ですか。

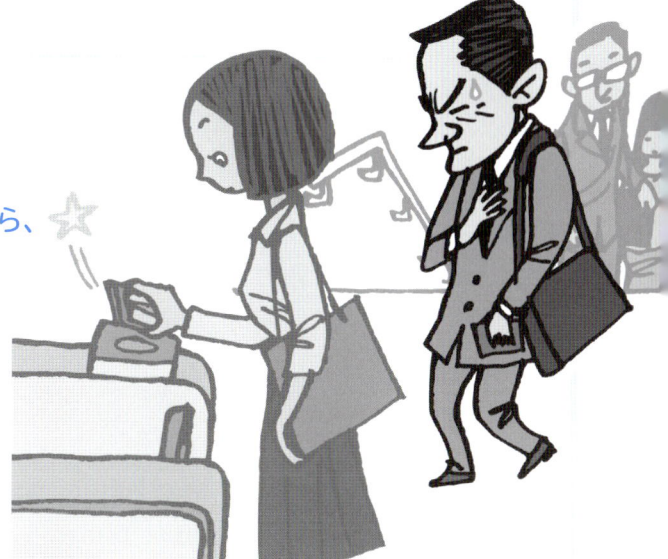

処方箋

① バイアスピリン錠100mg　1回1錠（1日1錠）
　テノーミン錠25　1回1錠（1日1錠）
　アムロジン錠5mg　1回1錠（1日1錠）
　ロンゲス錠10mg　1回1錠（1日1錠）
　　　1日1回　朝食後　30日分
② アイトロール錠20mg　1回1錠（1日2錠）
　　　1日2回　朝夕食後　30日分
③ フランドルテープ40mg　30枚
　　　1回1枚　1日1回　胸部、上腹部または背部に
　　　貼付（入浴後に貼り替え）

※ 今回から、ロンゲス（一般名リシノプリル水和物）が追加された。また、不定期に、ニトロペン舌下錠0.3mg（ニトログリセリン）が10錠、発作時頓用で処方されている。

Q Uさんの場合、ロンゲス（一般名リシノプリル水和物）を追加することでどのような効果が期待できるか。

A 硝酸薬耐性の回避効果

狭心症とは、心筋の酸素需要量に比べ冠血流による酸素供給が不足し、狭心痛と呼ばれる特徴的な症状を起こす症候群である。冠動脈の動脈硬化による血管内腔の狭窄や、冠スパズム(攣縮)による血流量の低下などが病態に関与することが分かっている。治療には、薬物療法と、経皮的冠動脈形成術(PCI)や冠動脈バイパス術などの冠血行再建術があり、病態や重症度に合わせて選択される。軽症例ではまず薬物療法が行われるが、無効例や重症例では冠血行再建術が施行されることが多い。

薬物療法では、胸痛発作を寛解するためのニトログリセリンなどの舌下錠やスプレー剤と、発作予防のための硝酸薬、カルシウム拮抗薬、β遮断薬が主に用いられる。中でも、硝酸薬は狭心症治療に広く用いられる。

硝酸薬は血管平滑筋細胞において、cGMP(環状グアノシン一リン酸)を増加させ、細胞内カルシウム濃度を低下させることで、強い血管拡張作用を発現する。冠動脈だけでなく、末梢静脈を拡張させて心筋の酸素需要量を減少させるといった効果も有する。しかし、持続時間の長い徐放錠や貼付剤を漫然と使用すると、これらの作用が減弱する「硝酸薬耐性」が問題となる。耐性の発生は個人差が大きく、その頻度は明らかではないが、血中濃度を高く保ち続けた場合に起こりやすいとされる。

硝酸薬耐性が起こるメカニズムの詳細は不明であるが、耐性には2種類あると考えられている。1つは、「偽耐性」と呼ばれるもので、硝酸薬によってレニン・アンジオテンシン系やバソプレシンなどの神経体液性因子が活性化され、そのために血管の収縮や体液量の増加が起こり、耐性が生じるというもの。もう1つは、血管平滑筋におけるcGMPの産生が障害されて硝酸薬の効果が減弱する「血管耐性」である。

この硝酸剤耐性の発現を回避するために、ACE阻害薬やアンジオテンシンⅡ受容体拮抗薬(ARB)などの併用が行われることがある。ACE阻害薬は、亢進したレニン・アンジオテンシン系を阻害して耐性を回避する。Uさんの場合も、フランドルテープ(一般名硝酸イソソルビド)やアイトロール(一硝酸イソソルビド)などの効果減弱を防ぐためにACE阻害薬のロンゲス(リシノプリル)が追加されたと推測される。

なお、ACE阻害薬などの併用による硝酸薬の耐性回避はある程度は有効であることが分かっているが、長期にわたる効果は確認されていない。むしろ、確実な耐性回避の方法として知られているのは硝酸薬の間歇投与療法である。同療法では、1日に休薬期間を8時間以上置いたり、非対称的に投与(朝8時と午後3時など)することで血中濃度の谷間を作り、耐性を回避する。休薬期間の心筋虚血が懸念される場合は、その間、硝酸薬以外の薬剤が使用されることもある。

参考文献
1) Heart View. 2002;6:131-7.
2) Heart nursing.2003;16:91-6.
3) 診断と治療 1999;87:1563-7.
4) 冠疾患誌 2003;9:154-7.
5) 近畿大医誌 2001;26:221-30.

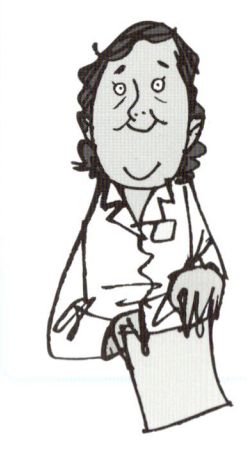

こんな服薬指導を

今回、Uさんに新しく追加されたロンゲスは、血圧を下げるためによく使われるお薬ですが、ほかにも色々な作用があります。その1つが、狭心症のお薬が効きにくくなるのを防ぐ作用です。Uさんのお薬のうち、アイトロールやフランドルテープは、心臓の血管を広げることで狭心症の発作を起こしにくくする効果があります。ですが、これらを長い間使い続けると、逆に血管を細くする物質が体の中から分泌され、薬の効き目が落ちてしまいます。ロンゲスには、血管を細くする物質の働きを抑える効果があり、一緒に飲むと、効き目を復活させられるわけです。

薬の種類は増えてしまいますが、ぜひロンゲスもきちんとお飲みになり、様子をみられることをお勧めします。

虚血性心疾患
QUIZ-37

冠攣縮性狭心症で薬が変更された理由

大学病院の循環器科を受診した45歳の男性Kさんが、処方箋を持って薬局を訪れました。初めての来局だったため病状を確認すると、Kさんは次のように話しました。

先週、大学病院で狭心症の精密検査をしました。今日、検査の結果を聞きに行ったら「これまで飲んでいた3つの薬のうち1つをやめて、代わりに病気に合った薬を出しましょう」と言われたのですが、私の狭心症は特別なものなのですか。あと、前の薬もまだ余っているのですが、飲み切った方がよいのでしょうか。

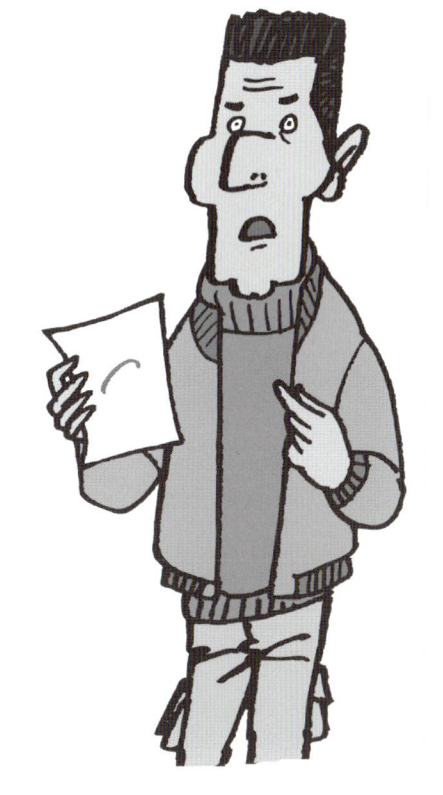

処方箋

① メバロチン錠10　1回1錠（1日1錠）
　　1日1回　夕食後　28日分
② コニール錠4　1回1錠（1日2錠）
　　1日2回　朝夕食後　28日分
③ シグマート錠5mg　1回1錠（1日3錠）
　　1日3回　朝昼夕食後　28日分

※ Kさんが大学病院の医師から渡された紙には、病名として「冠攣縮性狭心症（冠動脈の有意狭窄なし）」と書かれていた。

Q1 今回から新たに処方されたと考えられる薬剤は、次のうちどれか。

1 メバロチン（一般名プラバスタチンナトリウム）
2 コニール（ベニジピン塩酸塩）
3 シグマート（ニコランジル）

Q2 前回まで処方されていて、検査結果を受けて中止されたと考えられる薬剤は、次のうちどれか。

1 フィブラート系薬
2 β遮断薬
3 硝酸イソソルビド

A₁ ❷ コニール（一般名ベニジピン塩酸塩）

A₂ ❷ β遮断薬

　狭心症は、虚血の発生原因によって、「器質性狭心症」と「冠攣縮性狭心症」に分けられる。器質性狭心症とは、冠動脈が動脈硬化によって狭窄し、血管が閉塞することで虚血を生じる病態である。

　一方、Kさんが検査で指摘された冠攣縮性狭心症とは、冠動脈が痙攣して異常に収縮する「冠攣縮」を起こすことで、虚血を生じるものである。器質性狭心症は、発作が労作時に起こることが多い。一方、冠攣縮性狭心症は安静時、特に夜間から早朝にかけて発作が起こりやすい。

　冠攣縮性狭心症は、日本人の狭心症としては比較的メジャーな病態である。1998年に行われた研究では、2251人の日本人狭心症患者（平均65.2歳）を対象に狭心症の発生原因を調べたところ、40.9％（921人）が冠攣縮性であった。また、冠攣縮性狭心症は比較的若い人が発症することが多く、同研究では30〜50歳代で、器質性狭心症よりも冠攣縮性狭心症の患者の方が多かった。

　冠攣縮性狭心症の薬物療法について、日本循環器学会がまとめた「冠攣縮性狭心症の診断と治療に関するガイドライン（2013年改訂版）」では、カルシウム（Ca）拮抗薬を第一選択薬としている。Ca拮抗薬は、血管平滑筋細胞内へのCaイオンの流入を抑制し、冠攣縮を予防する作用がある。Kさんに処方されたCa拮抗薬のベニジピン塩酸塩（商品名コニール他）は、非投与群と比較して、冠攣縮性狭心症患者の生存率を有意に高めることが報告されている。また同ガイドラインでは、ニコランジル（シグマート他）の投与も推奨されており、Ca拮抗薬抵抗例にも効果を示すと考えられている。

　一方、β遮断薬は、器質性狭心症に対して、心筋酸素消費量を低下させる目的でよく用いられる。しかし、冠攣縮性狭心症に対しては、β遮断薬単独での使用は避けるべきとされる。β遮断薬の服用下では、血管のα受容体が優位な状態となるため、血管収縮を助長して予後を悪化させてしまうことがあるためである。従ってガイドラインでは、冠動脈狭窄と冠攣縮が並存しているためにβ遮断薬を使用する場合は、Ca拮抗薬を併用することを推奨している。

　Kさんは「冠動脈の有意狭窄がない冠攣縮性狭心症」と診断されている。処方医は、β遮断薬を投与する必要性がなく、むしろ予後を悪化させ得ると判断し、その代わりに第一選択薬であるCa拮抗薬のベニジピンを処方したものと考えられる。

　冠攣縮性狭心症の管理には生活習慣の是正も重要である。ガイドラインでは非薬物療法として、(1)禁煙、(2)血圧管理、(3)適正体重の維持、(4)耐糖能障害の是正、(5)脂質異常症の是正、(6)過労・精神ストレスの回避、(7)節酒——を挙げている。患者背景を聞き取り、適切な生活指導を行う必要があるだろう。

こんな服薬指導を

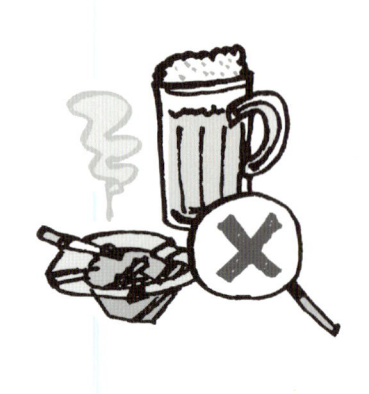

　狭心症の原因には、心臓近くの血管が一時的に詰まって血液の通りが悪くなる「器質性」と、血管が痙攣を起こして通りが悪くなる「冠攣縮性」の2種類があります。Kさんは、検査で冠攣縮性狭心症と分かりましたが、これは、比較的若い方がかかりやすい狭心症で、決して特別な病気ではありません。

　今回出されたコニールというお薬は、冠攣縮性の狭心症に効果があるお薬です。一方で、中止されたお薬は、血管の詰まりが原因の狭心症に効く薬だと思われます。Kさんの場合、血管の詰まりはなかったということですので、前の薬の治療効果は期待できません。余っていても飲まないでください。

　なお、血管の痙攣は、喫煙や過量の飲酒、ストレスなどから引き起こされます。おたばこやお酒はできるだけ控えるようにしてください。

虚血性心疾患
QUIZ-38

心臓カテーテル検査に休薬は必要か

糖尿病、高血圧、脂質異常症で病院の一般内科に通院している58歳の男性Mさんが、処方箋を持って薬局を訪れました。Mさんは薬を受け取る際に、次のような質問をしました。

> ウオーキングをしていて急に胸が苦しくなったので、今回は循環器内科も受診しました。先生からは「狭心症の可能性が高いので、心臓カテーテル検査をしましょう」と言われました。来週、検査するのですが、当日に薬をどうするか先生が説明していたのを忘れてしまって。どの薬をどうするのか、薬剤師さんは分かりますか。

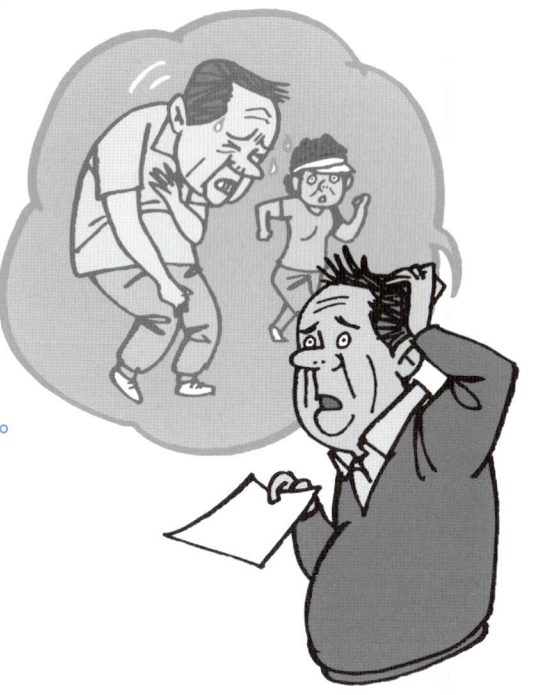

処方箋

① ディオバン錠40mg　1回1錠（1日1錠）
　 アマリール1mg錠　1回1錠（1日1錠）
　　　　1日1回　朝食後　28日分
② リバロ錠1mg　1回1錠（1日1錠）
　　　　1日1回　夕食後　28日分
③ メトグルコ錠250mg　1回1錠（1日2錠）
　　　　1日2回　朝夕食後　28日分

Q1 Mさんに処方されている薬剤のうち、冠動脈造影検査を受ける際に、服用を中止すべきものはどれか。

1 ディオバン（一般名バルサルタン）
2 アマリール（グリメピリド）
3 リバロ（ピタバスタチンカルシウム水和物）
4 メトグルコ（メトホルミン塩酸塩）

Q2 Q1の薬剤はいつから服用を中止すればよいか。

出題と解答 安 武夫 東京大学医科学研究所附属病院（東京都港区）薬剤部

A1 ❷ アマリール（一般名グリメピリド）
❹ メトグルコ（メトホルミン塩酸塩）

A2 両剤とも冠動脈造影検査の当日から中止する

　冠動脈造影検査を実施する当日は、朝から絶食するのが一般的である。患者が同検査で使用するヨード造影剤の副作用によって、(1) 嘔吐した場合に食物を誤嚥する恐れがある、(2) 造影剤ショックを起こした場合に胃内に食物があると気管挿管が難しい──ためである。

　Mさんの場合、糖尿病治療薬のアマリール（一般名グリメピリド）とメトグルコ（メトホルミン塩酸塩）が処方されている。これらは、食事をせずに服用すると低血糖を引き起こす可能性があるので、食事制限が始まる検査当日の朝から服用を中止させるのが適切である。

　また相互作用の観点からも、メトホルミンを服用中止させる必要がある。同薬の添付文書では、ヨード造影剤は「併用注意」となっている。これは造影剤の影響で腎機能が低下し、乳酸アシドーシスなどの副作用が起こりやすいためである。乳酸アシドーシスはビグアナイド（BG）薬の服用で起こり得る重篤な副作用で、致死率も高い。同薬は肝臓で、乳酸などからブドウ糖が新生するのを抑制して血糖を下げるが、その際、乳酸が体内に過剰に蓄積することがある。乳酸の代謝が追いつかなくなると乳酸アシドーシスが発現する。

　メトホルミンによる乳酸アシドーシスの発現頻度は10万人当たり3人と報告されている。しかしBG薬は大部分が腎から排泄されるので、併用されたヨード造影剤で腎機能が低下すると、同薬の排出が遅れて血中濃度が上昇しやすくなり、副作用の発現頻度が高まる。

　ヨード造影剤の使用で24時間後の血清クレアチニン値が0.5mg/dL以上に（または平常値の25％以上）上昇する「造影剤腎症」が発症する頻度は1～6％とされる（多くは一過性）。しかも糖尿病患者ではこの頻度がさらに増加する。

　こうしたことから、BG薬の服用者がヨード造影剤を用いる検査を行う際には、検査当日から検査の48時間後まで同薬の服用を中止するよう、医師が患者に指示をするのが一般的である。しかし、BG薬が他の医師から処方されていたり、なじみのない名称の後発医薬品であった場合などには、患者が同薬を服用していることを、検査の担当医師が把握できない可能性がある。従って、患者が検査を受けることが分かったときには、BG薬の服用中止を薬剤師が再度、確認するようにしたい。

　ヨード造影剤は他にも、造影CT検査、尿路造影検査、胆道造影検査、血管造影検査などで使用される。なお、MRI検査で使用する造影剤はガドリニウムや鉄製剤であり、BG薬との併用に問題はない。

参考文献
1) Ann Intern Med. 2002;137:25-33.
2) N Engl J Med. 1996;334:574-9.
3) 「Guidelines on Contrast media Ver.7.0」European Society of Urogenital Radiology

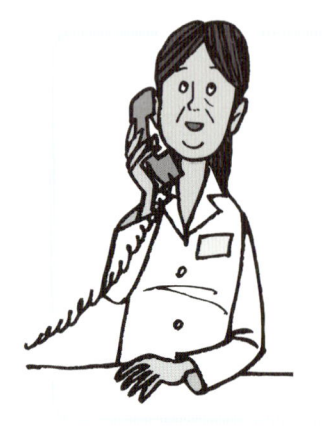

こんな疑義照会を

Mさんが来局して、薬のことで相談を受けたので先生にお電話差し上げました。来週、Mさんは冠動脈造影検査を受けられるそうですが、検査当日に服用を中止しなければいけないお薬について、Mさんがよく分からないとおっしゃっています。恐らく、アマリールとメトグルコの服用についてのご指示だったと思いますが、いかがでしょうか。

検査当日は朝から絶食でしょうから、低血糖のリスクを避けるために両薬の中止をご指示されたかと思います。また、メトグルコはヨード造影剤との併用で乳酸アシドーシスの副作用が起こりやすいことも理由かと思います。検査当日の朝は、これらの薬を飲まないで病院に行くよう伝えたいと思いますが、よろしいでしょうか。

虚血性心疾患
QUIZ-39

ACE阻害薬とARBが併用された理由

急性心筋梗塞で入院の経験がある63歳の男性Tさんが、病院の循環器内科を受診した帰りに薬局を訪れました。今回から薬剤が1種類増えていたため確認すると、Tさんは次のように話しました。

先生に「今日から薬をもう1種類増やします」と言われ、薬の量がまた増えてしまいました。階段を上る時に息切れがしたり、体にむくみがあったりするので、その治療のために薬を飲むのだと聞いていますが、最近は体調がだいぶ良くなっています。本当に全部飲まなくてはいけないのでしょうか。

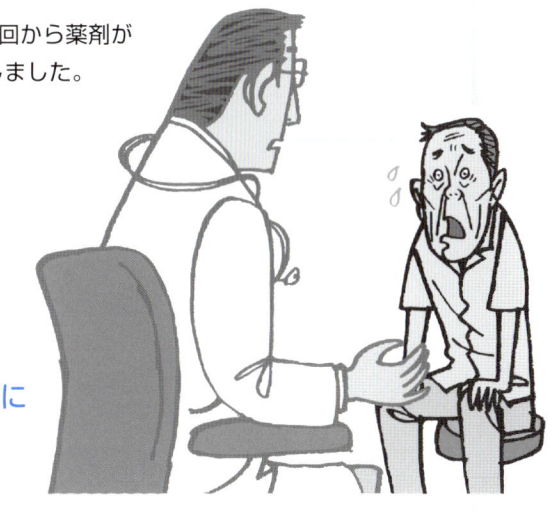

処方箋

① シグマート錠5mg　1回1錠（1日3錠）
　　　　1日3回　朝昼夕食後　14日分
② ブロプレス錠2　1回1錠（1日1錠）
　　ラニラピッド錠0.1mg　1回1錠（1日1錠）
　　レニベース錠5　1回1錠（1日1錠）
　　　　1日1回　朝食後　14日分
③ アーチスト錠2.5mg　1回1錠（1日2錠）
　　　　1日2回　朝夕食後　14日分

※ 今回から、②のブロプレス（一般名カンデサルタンシレキセチル）が追加された。

Q1 病歴と本人の話から、Tさんは、どのような疾患で治療を受けていると考えられるか。

Q2 今回、TさんにアンジオテンシンⅡ受容体拮抗薬（ARB）のブロプレス（一般名カンデサルタンシレキセチル）が追加処方されたのはなぜか。

A1 心筋梗塞後に出現した心不全の治療を受けていると考えられる。
A2 心不全の予後改善を期待した処方と考えられる。

　心筋梗塞後の慢性合併症として、心不全は最も頻度が高い。心筋壊死のために収縮力が低下し、これを代償する形で徐々に左室が拡大（左室リモデリング）することで心不全になる。Tさんにも運動時の息切れや体のむくみといった典型的な症状があり、心筋梗塞後の心不全であると推測される。心不全の治療は以前、ジギタリス製剤と利尿薬が中心であったが、現在はβ遮断薬およびレニン-アンジオテンシン（RA）系阻害薬に軸足が移っている。

　中でも、ACE阻害薬は現在の心不全治療の中心的存在である。収縮機能不全による心不全において、心筋の収縮力低下や左室リモデリングにはアンジオテンシンⅡ（AⅡ）が関与しており、ACE阻害薬がAⅡの生成を抑制することで心不全の予後を改善すると考えられている。エナラプリルマレイン酸塩（商品名レニベース他）とリシノプリル水和物（ロンゲス、ゼストリル他）は、心不全への適応を持つ。

　また、AⅡ受容体拮抗薬（ARB）もACE阻害薬と同等に予後を改善することが示されており、カンデサルタンシレキセチル（ブロプレス他）が心不全に適応を持つ。日本循環器学会『慢性心不全治療ガイドライン（2010年改訂版）』では、心不全に対するRA系阻害薬として、まずACE阻害薬を用い、忍容性がない場合にARBを使用するとある。

　これらARBとACE阻害薬はともにRA系を抑制するため、その併用によりさらに心不全に対する効果が得られるとの考えが浮上した。そこで、その有用性を確かめるべく大規模試験が行われた。Val-Heft試験では、降圧薬などで治療中の心不全患者を、バルサルタン（ディオバン他）追加群とプラセボ追加群に分け、2年間余り追跡調査を行った。その結果、バルサルタン追加群で「総死亡を含む血管イベント」「心不全悪化による入院」の相対リスクが低下した。試験の対象患者は、約93%がACE阻害薬を服用していたため、この試験はACE阻害薬とARBの併用効果を証明したものと解釈された。

　これを受けて、我が国でも一時はACE阻害薬とARBを併用する処方が増加した。エナラプリルが投与されていたTさんにカンデサルタンが追加されたのも、その効果を狙ってのことだと考えられる。

　しかし、その後の大規模試験（ONTARGET試験など）で、両薬剤の併用が死亡率を高める、あるいは慢性腎臓病（CKD）を悪化させるなど否定的な結果が相次いだ。このため、両薬の併用は現在では推奨されていない。また、2014年6月には医薬品医療機器総合機構（PMDA）が両薬剤を併用注意とする旨の添付文書改訂の指示を行った。

　このほか、直接レニン阻害薬であるアリスキレンフマル酸塩（ラジレス）も、心不全に対する有用性が期待されたが、RA系阻害薬との併用により予後を改善するエビデンスは得られておらず、むしろ糖尿病患者ではACE阻害薬およびARBとの併用が原則として禁忌となっている。

こんな服薬指導を

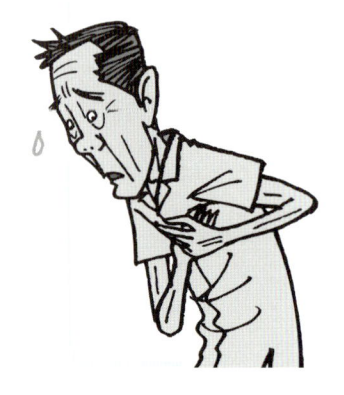

　心筋梗塞を患ったことがある方は、心臓の動きが徐々に弱くなり、息切れや体のむくみなどの症状が出てくることがあります。Tさんの場合も、恐らくそうなのではないかと考えます。これまで飲んでいらしたお薬は、心臓や全身の血管を広げて心臓の負担を減らしたり、心臓を保護する効果があります。今日追加されたブロプレスも、同じように心臓を守る効果があるお薬です。ただ、これまでの薬と併用する場合は、少量から始め、Tさんの体調などを見ながら量を増やすことになると思います。そのため、これまで通り定期受診を心掛けてください。また、薬の数が少し多いと感じるようでしたら、体調も良くなってきていることを踏まえて、先生に相談されてはいかがでしょうか。

心不全
QUIZ-40

拡張型心筋症患者とβ遮断薬

60歳の女性Kさんは、約半年前に激しい息切れを感じて病院を受診したところ、拡張型心筋症と診断され入院しました。
1カ月ほど前に退院し、現在は外来で治療を続けています。
ある日、病院での診察の帰りに薬局を訪れたKさんは、次のような質問をしました。

私が飲んでいるレニベースというお薬は、以前、夫が高血圧の薬として処方されたものと同じものでした。私の病気は拡張型心筋症で、血圧は高くないはずなのですが、どうしてこの薬を飲むのでしょうか。
それから、最近息切れはだいぶ治っているのですが、アーチストというお薬は退院してからも少しずつ飲む量が増えています。
病気が良くなっているのに、なぜ薬の量が増えるのでしょうか。

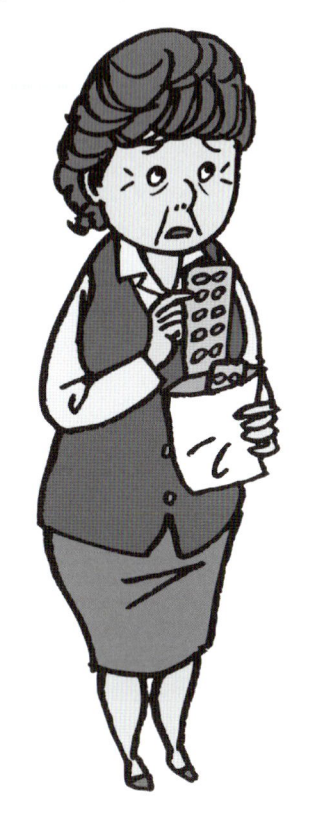

処方箋

① ラシックス錠40mg　1回1錠（1日1錠）
　アルダクトンA錠25mg　1回1錠（1日1錠）
　レニベース錠5　1回1錠（1日1錠）
　　1日1回　朝食後　14日分
② アーチスト錠2.5mg　1回2錠（1日4錠）
　アカルディカプセル1.25　1回1カプセル（1日2カプセル）
　　1日2回　朝夕食後　14日分

Q1 レニベース（一般名エナラプリルマレイン酸塩）が処方されているのはなぜか。

Q2 アーチストの投与量が徐々に増えているのはなぜか。

A1 ACE阻害薬には、拡張型心筋症に合併する心不全を改善する効果が認められているから。

A2 拡張型心筋症および心不全の患者にβ遮断薬を投与する場合には、心機能の抑制を招かないように、経過を観察しながら漸増するのが一般的である。

　拡張型心筋症は、心筋の収縮不全と心室の拡張を特徴とする原因不明の心筋疾患である。心不全を合併することが多く、労作時の息切れや動悸・心悸亢進といった症状をきっかけに発見されることが多い。しばしば不整脈による突然死を起こす。根本的な治療法はなく、生命予後の延長を目的に、主な合併症である心不全、不整脈、血栓塞栓症に対する対症療法を行う。1999年の調査では、予後は5年生存率76％だったが、薬物治療の進歩により、現在ではさらに改善していると考えられる。

　Kさんの場合、利尿薬、ジギタリス製剤、ACE阻害薬、β遮断薬が処方されている。これは、主に心不全の改善を目的とした処方と考えられる。従来、心不全の治療では、利尿薬とジギタリス製剤が中心だったが、近年では、ACE阻害薬やβ遮断薬が使用されることも多い。ACE阻害薬の中で、エナラプリルマレイン酸塩（商品名レニベース他）とリシノプリル水和物（ゼストリル、ロンゲス他）には、心不全への保険適用が認められている。利尿薬もループ系のみならず、スピロノラクトン（アルダクトンA他）も心不全予後改善効果が認められている。

　β遮断薬は、陰性変力作用（心臓の収縮力を抑制する作用）を持つため、従来、心不全には禁忌とされていた。しかし最近では、逆に心不全治療薬として用いられることが少なくない。これは、海外の大規模臨床試験において、心不全の予後を改善する効果が確認されたためである。そのメカニズムはよく分かっていないが、心不全患者では過剰なカテコールアミンの分泌が起こり、β₁作用に基づく心筋酸素消費量の増大や心筋細胞内のカルシウム過負荷が起きることが知られており、β遮断薬がこれらを抑制することで心筋を保護する可能性が考えられている。また、同薬の抗不整脈作用も寄与していると推測される。

　現在、慢性心不全に対する予後改善効果が示されているβ遮断薬は、カルベジロール（アーチスト他）、ビソプロロールフマル酸塩（メインテート他）、メトプロロール酒石酸塩（セロケン、ロプレソール他）であり、カルベジロールとビソプロロールは拡張型心筋症に基づく慢性心不全に保険適応を持つ。ビソプロロールはβ₁選択性が極めて高いのに対し、カルベジロールはβ₁、β₂、α遮断作用を有する。

　β遮断薬は、心機能の急激な抑制を防ぐため、少量から開始し、経過を見ながら漸増する。カルベジロールは1回1.25mgから開始し、忍容性があれば1週間以上の間隔で1回量を2.5、5、10mgに段階的に増量する。いずれの用量も1日2回投与する。

参考文献
1) 綜合臨床 2008増刊号「新版 処方計画法」
2) 日本循環器学会ほか「拡張型心筋症ならびに関連する二次性心筋症の診療に関するガイドライン」(2011年)
3) 治療 2016;98:418-20.

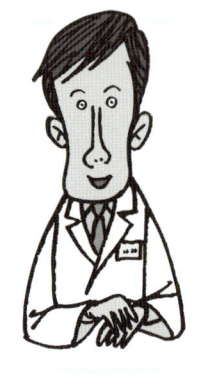

こんな服薬指導を

レニベースは、確かに高血圧の患者さんもお飲みになりますが、Kさんのような拡張型心筋症の治療にもよく使われるお薬です。血圧を下げるだけでなく、心臓の筋肉を保護したり、心臓の動きを良くする働きがあるからです。
　また、アーチストにも、心臓を保護する作用があります。ただ、拡張型心筋症の患者さんが一度にたくさん飲むと、心臓に負担を与えてしまうので、量を徐々に増やして体を慣らしていくようにします。恐らくKさんの場合も、少しずつ量を増やしている途中なのだと思います。息切れなどの症状の再発を防ぐためには、お薬をきちんと飲み続けることが大切です。

心不全
QUIZ-41

「脚気から来る心不全」の病態

心不全症状のため、内科診療所からの紹介で
病院の循環器内科を受診した76歳の男性Tさんが、
処方箋を持って薬局を訪れました。
病状について確認すると、Tさんは次のような質問をしました。

薬を飲んでも動悸や脚のむくみが
なかなか良くならないので、病院を受診したら、
脚気から来る心不全だと言われたんだよ。
栄養バランスが悪いことと、今飲んでいる薬の
副作用が原因だろうということで、
薬を1つ中止するよう言われたんだけど、
どの薬のことか分かるかい。
それから、一人暮らしで晩酌だけが楽しみなんだけど、
お酒を控えて、食事でもきちんとビタミンを
取るように言われたんだ。
何を食べたらいいのかな。

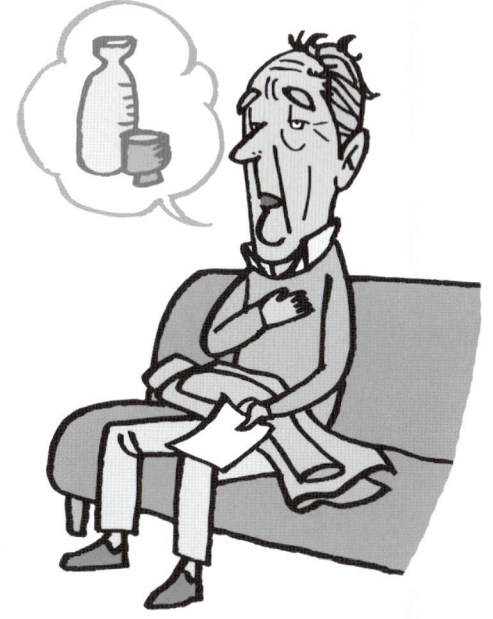

処方箋

ビタメジン配合カプセルB25
　　　　　　　1回1カプセル（1日2カプセル）
　　1日2回　朝夕食後　14日分

※お薬手帳によると、Tさんには近隣の内科診療所からラシックス（一般名フロセミド）とアーチスト（カルベジロール）、ブロプレス（カンデサルタンシレキセチル）の3剤が処方されている。

Q1 脚気（ビタミンB1欠乏症）に起因する心不全の病態として適切なものは、次のうちどれか。

1. 高血圧性心不全
2. 高拍出性心不全
3. 低拍出性心不全

Q2 Tさんが服用している薬剤でビタミンB1欠乏の原因となり得るものは、次のうちどれか。

1. ラシックス（一般名フロセミド）
2. アーチスト（カルベジロール）
3. ブロプレス（カンデサルタンシレキセチル）

出題と解答　笹川 大介　はらだ薬局（鹿児島県薩摩川内市）

A1　❷ 高拍出性心不全

A2　❶ ラシックス（一般名フロセミド）

　心不全とは、末梢主要臓器の酸素需要量に見合う血液量を心臓が拍出できないために、動悸や労作時の息切れ、むくみなどを呈する疾患である。我が国には100万人規模の慢性心不全患者がいるとされる。有病率は年齢とともに増え、65歳以上が80％を占める。

　心不全の多くは、心筋が障害を受けて機能が低下し、心拍出量が減少してうっ血を来すものである（低拍出性心不全、うっ血性心不全）。高血圧は低拍出性心不全の主要原因の一つで、心筋に継続的な圧負荷が掛かることで心肥大を起こし、心機能が低下する（高血圧性心不全）。

　一方、Tさんが医師に告げられた「脚気から来る心不全」では、心拍出量の増加が認められる。この高拍出性心不全では、まず末梢組織の酸素需要が増大する要因があり、それに見合うように心拍出量が増加するが、十分には酸素需要を満たせないため、動悸などの心不全症状が表れるのである。脚気のほか、甲状腺機能亢進症や貧血などが原因となる。

　ビタメジンは、ビタミンB1（チアミン）誘導体のベンフォチアミン、ビタミンB6のピリドキシン塩酸塩とビタミンB12のシアノコバラミンを含有する複合ビタミン剤である。チアミンには、糖質をエネルギーに変換する反応の補酵素としての作用と、神経機能を正常に保つ作用がある。このチアミンの欠乏により起こる代表的な疾患が脚気である。脚気は、多発性末梢神経障害を主体とする乾性脚気と、心不全症状が強い湿性脚気に分類できる。脚気の心不全症状は、心筋のエネルギー代謝障害や末梢神経障害に伴う末梢血管拡張により生じるとされ、Tさんの病態は、後者の湿性脚気と考えられる。

　チアミン欠乏の主要な原因には、（1）摂取量不足、（2）需要量増大（糖質過剰摂取、重労働など）、（3）吸収障害（アルコールなど）、（4）活性化障害（肝障害など）――がある。また、薬剤性にチアミン欠乏を生じることもあり、Tさんが服用している利尿薬のフロセミド（商品名ラシックス他）も原因薬になる。

　利尿薬で尿量を増加させると、チアミンなど水溶性のビタミンの排泄が促進されて欠乏を引き起こすことが知られており、実際、1日80mgのフロセミドを服用した患者の96％（25人中24人）にチアミン欠乏が認められたとの報告がある。Tさんが服用している他の2剤、カルベジロール（アーチスト他）とカンデサルタンシレキセチル（ブロプレス他）には、副作用としてチアミン欠乏を生じるとの報告はないため、医師が中止を指示した薬剤はフロセミドだと考えられる。

　チアミン欠乏がある場合、他の水溶性ビタミンも不足していることが多いため、治療にはチアミン誘導体の単味薬（アリナミンF他）ではなく、チアミン誘導体を含む複合ビタミン剤がよく用いられる。生活指導としては、玄米や豚肉などチアミン含有量が多い食品の摂取や節酒を勧めることが大切である。

参考文献

1) Can J Clin Pharmacol.2003;10:184-8.

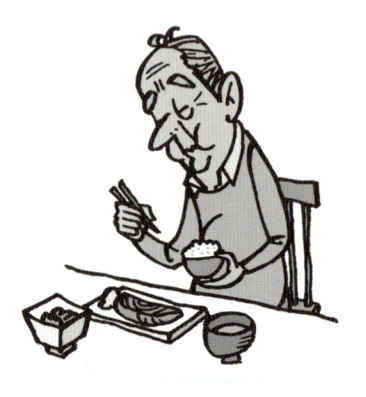

こんな服薬指導を

　脚気は、ビタミンB1が不足すると起こる病気で、脚のむくみやしびれのほか、動悸など心臓の症状が出ることもあります。Tさんが飲んでいるお薬のうち、尿の量を増やしてむくみを取るラシックスが、ビタミンB1を体の外に出してしまっていたようですね。先生はラシックスを中止するようにおっしゃっていたと思いますが、いかがでしたか。

　今日処方されたビタメジンは、複合ビタミン剤です。飲んでいくうちに症状は軽くなると思いますが、食生活の改善も大事です。ビタミンB1が多く含まれる玄米や豚肉を食べて、ビタミンB1の吸収を妨げるアルコールを飲み過ぎいようにしてくださいね。

心不全
QUIZ-42

ジゴキシン服用者に改めて血液検査を行う理由

高血圧に伴ううっ血性心不全の治療で5年前から通院している63歳の男性Kさんが、薬局を訪れました。1年ほど前に軽症の糖尿病と診断され、現在はその治療も行っているKさんは、薬を受け取る際、次のような質問をしました。

今日、先生に
「心不全の薬が効いているかどうかを
確かめます」と言われ、血液検査をしました。
確か、この心不全の薬を飲み始めた頃に、
何度かそういう検査をした覚えがあるのですが、
最近はしていませんでした。
なぜ改めて血を採ったのか、教えてください。

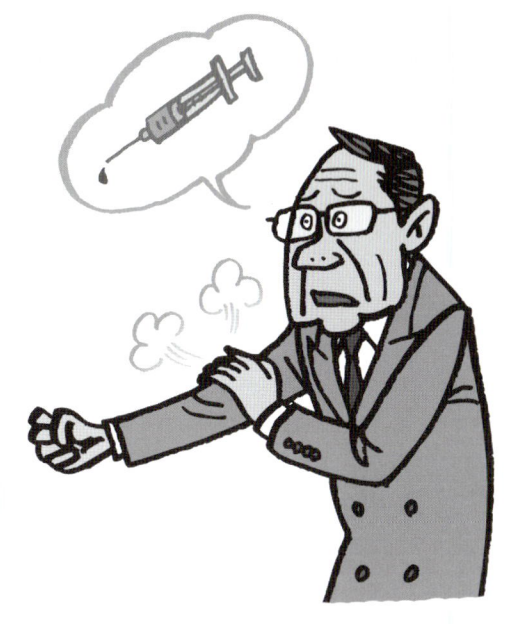

処方箋

① ジゴシン錠0.125mg　1回1錠（1日1錠）
　エースコール錠2mg　1回1錠（1日1錠）
　　1日1回　朝食後　14日分
② グルコバイ錠100mg　1回1錠（1日3錠）
　　1日3回　朝昼夕食直前　14日分

※ 薬歴によると、1年前にグルコバイ（一般名アカルボース）を別の病院で処方され、現在はジゴシン（ジゴキシン）と一緒に同じ診療所から処方されている。

Q1 医師がジゴシン（一般名ジゴキシン）の血中濃度測定を改めて行ったのは、どのような理由からか。

Q2 今回測定した血中ジゴキシン濃度の検査結果は、5年前の結果に比べてどのように変化していると推測されるか。

A1 グルコバイ（一般名アカルボース）とジゴシン（ジゴキシン）に相互作用があるため。

A2 アカルボースとの相互作用により、血中ジゴキシン濃度は低下している可能性がある。ただし、上昇する例も少数で確認されている。

αグルコシダーゼ阻害薬（αGI）は、食後過血糖を改善する薬剤であり、アカルボース（商品名グルコバイ他）とボグリボース（ベイスン他）、ミグリトール（セイブル）が広く使用されている。

アカルボースの添付文書には、併用注意としてジゴキシン（ジゴシン他）が記載されている。これは、ジゴキシンとアカルボースの併用により、血中ジゴキシン濃度の低下が認められた症例が国内外で報告されているためである。

国内報告例では、アカルボース1日300mgを併用した5カ月後に、ジゴキシンの血中濃度が治療域以下に低下した。海外報告例では、アカルボース1日150mgを併用した3カ月後に突発性の心房細動が出現し、その時のジゴキシンの血中濃度が治療域以下に低下した。

その後、健常人16例で行われた試験では、アカルボース100mgを併用した場合、コントロール群に比べてジゴキシンの最高血中濃度（Cmax）が約26％、血中濃度曲線下面積（AUC）が約16％低下したことが報告されている。ただし、少数ながら、アカルボース併用により、ジゴキシンの血中濃度が上昇した例もあった。

ジゴキシンとアカルボースの相互作用の発現機序は明らかではないが、アカルボースが消化管運動に何らかの影響を与え、その結果ジゴキシンの腸管からの吸収が低下するのではないかと考えられている。ミグリトールでも、ジゴキシンは併用注意の薬剤で、添付文書に「ジゴキシンの血漿中濃度が低下することがある」との記載がある。

一方で、こうした相互作用はボグリボースではほとんど認められない。この理由も不明だが、アカルボースがαグルコシダーゼだけでなくαアミラーゼをも阻害するのに対し、ボグリボースではαグルコシダーゼしか阻害しないことに関係しているのではないかと推測されている。

従って、Kさんのようにジゴキシンとアカルボースを併用している場合には、アカルボースを中止するか、ボグリボースに変更するといった対応が考えられる。

ただ一般に医師は、患者の病状が安定していれば、処方内容の変更を極力避けようとする傾向がある。実際、アカルボースを追加併用した場合の血中ジゴキシン濃度の変化は、患者によって差がある上、ジゴキシンの投与量を調節するという対処法も検討可能である。Kさんの処方医も今回、血中ジゴキシン濃度がどの程度変化しているのかを血液検査で確認した上で、今後の対応を検討しようとしたものと推測される。

参考文献
1) 薬局 2000;51:137-41.

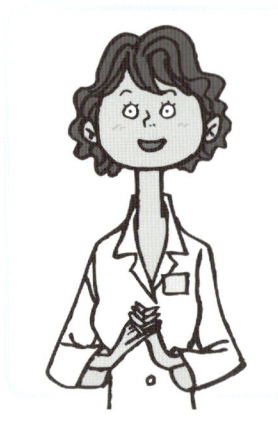

こんな服薬指導を

今回先生が血液検査をなさったのは、1年ほど前から飲まれているグルコバイという糖尿病のお薬と、前から飲んでいらっしゃるジゴシンという心不全のお薬の飲み合わせを確認するためだと思います。この2つの薬を一緒に飲むと、患者さんによってはジゴシンがきちんと体に吸収されない場合があることが分かっています。Kさんの場合には、心不全も糖尿病も病気の状態が安定なさっていますから、さほど心配はないと思いますが、先生は念のため、血液検査をしてジゴシンが十分に吸収されているかどうかを確かめておこうと考えたのだと思います。

次の診察の時に、検査の目的や結果について詳しく先生にお聞きになってみることをお勧めします。

心不全

QUIZ-43

夜間に喘息様の発作を起こした心不全患者

71歳の女性Fさんの娘さんが、母親の処方箋を持って薬局を訪れました。娘さんは、薬剤を受け取る時に、次のような質問をしました。

> 母は、心臓があまり丈夫でなく、
> 近ごろは慢性心不全と言われていました。
> これまで容体は安定していたのですが、
> 先日、寝床に入ってから少しすると、
> 急に咳や痰が出て、ゼーゼーして息が苦しくなり、
> 慌てて救急車を呼んで、
> 病院で応急処置をしてもらいました。
> 母は喘息になってしまったのでしょうか。

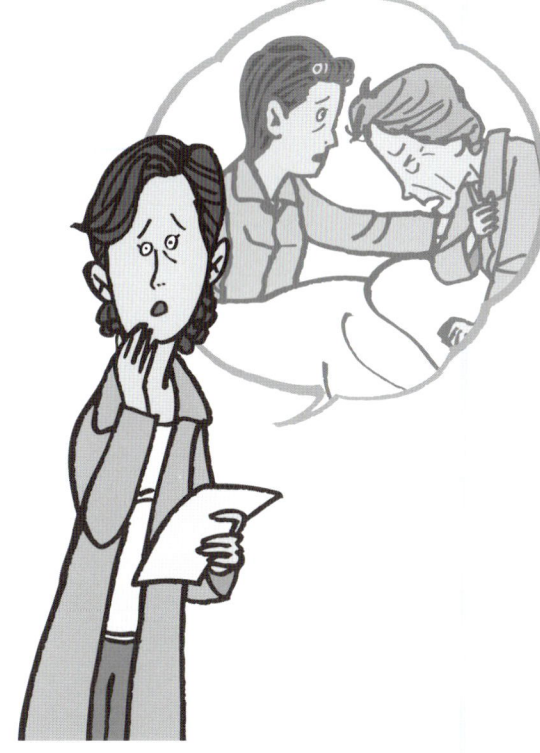

処方箋

① ジゴシン錠 0.125mg　1回1錠（1日1錠）
　ブロプレス錠8　1回1錠（1日1錠）
　　　1日1回　朝食後　28日分
② ニトロールRカプセル 20mg
　　　　　1回1カプセル（1日2カプセル）
　アーチスト錠 2.5mg　1回2錠（1日4錠）
　　　1日2回　朝夕食後　28日分

Q1 Fさんの喘息様の症状の記述として、正しいものはどれか。

1. 心不全の中でも、左室機能の不全により起こる
2. 気道の慢性炎症により起こる
3. 発作時には、静かに寝かせるのが一番良い
4. 痰に血が混ざることはない

Q2 ブロプレス（一般名カンデサルタンシレキセチル）は、主にどのような効果が期待されているか。

1. 心室頻拍、心室細動などの重症不整脈を改善する
2. 心臓の収縮力を強める
3. レニン・アンジオテンシン系の亢進を抑制し、慢性心不全の生命予後を改善する

A1 ❶ 心不全の中でも、左室機能の不全により起こる
A2 ❸ レニン・アンジオテンシン系の亢進を抑制し、慢性心不全の生命予後を改善する

慢性心不全とは、心機能が徐々に低下し、全身組織の代謝に必要な血液量を拍出できなくなった状態であり、肺または体静脈系にうっ血を来し、生活機能に障害を生じた病態をいう。原因となる基礎疾患には虚血性心疾患や弁膜症などがあるが、主たる障害が右心系にある右心不全と、左心系にある左心不全に大きく分けられる。

右心不全では、右室の後方にある静脈や肝臓がうっ血するため、肝腫大や浮腫、静脈怒張などを起こす。一方、左心不全では、左室の後方にある肺循環がうっ血し、ガス交換が障害されて呼吸困難を生じる。軽度の場合は、易疲労感や労作時の息切れだが、進行すると安静時にも呼吸困難を生じるようになる。

Fさんは、重篤な左心不全から、夜間発作性呼吸困難を起こしたものと推測される。夜間発作性呼吸困難とは、就寝から数時間後に突然、呼吸困難や咳、痰を生じて覚醒する症状をいう。発症機序の詳細は不明であるが、臥位を取ったことで下半身の静脈圧が低下し、血管外水分が血管内に移行して静脈還流量が増大することが要因と考えられている。また、睡眠によって呼吸中枢の反応性が低下し、低酸素血症がかなり進んでから発作的に症状が起きるともいわれている。

夜間発作性呼吸困難では、呼吸困難と咳に加えて、喘鳴が表れることがある。肺うっ血によって肺間質や気管支粘膜に浮腫を生じ、気管支が閉塞することが原因とされている。呼吸困難がみられたら、起き上がって座り、静脈還流を腹部や下肢にシフトさせると改善することがあるが、できるだけ早く受診して処置を受けることが大切である。

呼吸困難に加えて、血痰や泡沫状のピンク色の痰が現れたら、さらに緊急性を要する。このような場合、肺毛細血管圧が著しく上昇し、血管内の水分が漏出した肺水腫を来しており、直ちに適切な治療を行わなければ、死亡する危険性がある。

Fさんに処方されているアンジオテンシンⅡ受容体拮抗薬（ARB）のカンデサルタン シレキセチル（商品名ブロプレス他）は、血管拡張作用のみならず、心機能の低下に伴い過剰亢進しているレニン・アンジオテンシン系を抑え、心肥大や心筋の線維化を抑制する作用などが知られている。慢性心不全の心血管死亡、悪化による入院を減少させることが大規模臨床試験で示されており、ACE阻害薬にみられる咳などの副作用がない。ジギタリス、カルベジロール（アーチスト他）、硝酸イソソルビド（ニトロール他）とともに、Fさんにとって必要不可欠な薬剤といえる。

慢性心不全の増悪要因の1つは、服薬コンプライアンス不良。きちんと服薬するよう説明したい。

こんな服薬指導を

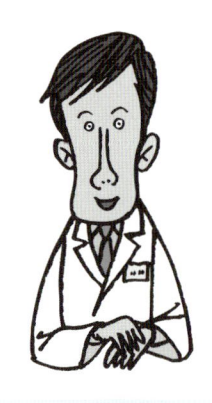

お母様大変でしたね。喘息のような症状があったということですが、普通の喘息とは全く異なるものです。心不全では、血管に血液がたまりやすくなったり、むくみが起こったりするのですが、お母様の場合は、肺の血管に血液がたまって呼吸がしにくくなり、息苦しさや咳などの症状が出たと考えられます。ゼーゼーという音は、気道の付近にもむくみが生じて、気道が狭まったことによるものです。このような発作が起こった時は、起き上がって座ると楽になることがあるので、背中にクッションなどを置いて座らせ、できるだけ早く受診させてください。

ブロプレスは、慢性心不全の悪化を抑えて症状を改善するお薬です。ジゴシン、アーチスト、ニトロールとともに、大事なお薬ですので、しっかり飲むよう気を付けてあげてください。

心不全 QUIZ-44

ベザトールがリピディルに変更された理由

脂質異常症と慢性心不全のため、病院の循環器内科に通院している60歳の男性Aさんが、処方箋を持って薬局を訪れました。
処方が変更されていたため確認すると、Aさんは次のような質問をしました。

> 血液検査で、中性脂肪の数値は落ち着いているけれど、尿酸値が上がっているそうです。最近は息切れも少なく体調がいいと話したら、尿酸値は少し上がっているだけだから、中性脂肪の薬を変えて様子を見ようと言われたのですが……。これまで飲んでいた中性脂肪の薬のせいで尿酸値が上がったのでしょうか。

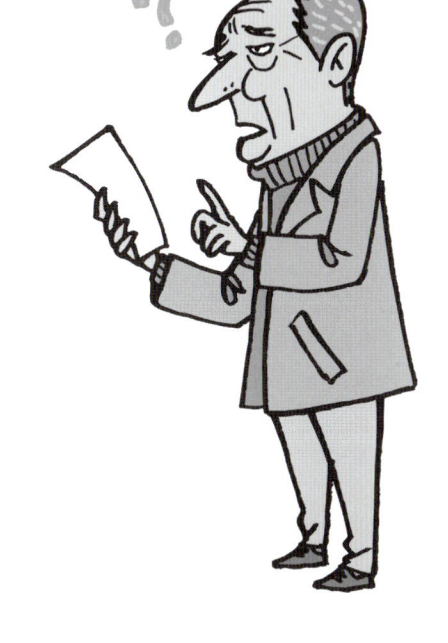

処方箋

① ラシックス錠40mg　1回1錠（1日1錠）
　アルダクトンA錠25mg　1回1錠（1日1錠）
　ハーフジゴキシンKY錠0.125　1回1錠（1日1錠）
　ブロプレス錠4　1回1錠（1日1錠）
　　　1日1回　朝食後　30日分
② リピディル錠53.3mg　1回1錠（1日1錠）
　　　1日1回　夕食後　30日分

※ Aさんには前回まで、②のリピディル（一般名フェノフィブラート）の代わりにベザトールSR錠100mg（ベザフィブラート）が1回1錠、1日2回、朝夕食後で処方されていた。

Q1 前回までAさんが服用していた次の薬のうち、尿酸値を上昇させる作用を持つものはどれか。

1. ラシックス（一般名フロセミド）
2. アルダクトンA（スピロノラクトン）
3. ハーフジゴキシンKY（ジゴキシン）
4. ブロプレス（カンデサルタンシレキセチル）
5. ベザトールSR（ベザフィブラート）

Q2 リピディル（フェノフィブラート）には尿酸値を低下させる作用が報告されているが、その機序は次のうちどちらか。

1. 尿酸の産生抑制
2. 尿酸の排泄促進

A1 ❶ ラシックス（一般名フロセミド）

A2 ❷ 尿酸の排泄促進

　利尿薬はうっ血性心不全の第一選択薬の1つで、循環血液量を減らして呼吸困難感など肺うっ血に伴う症状を改善する。(1)フロセミド（商品名ラシックス他）などのループ利尿薬、(2)トリクロルメチアジド（フルイトラン他）などのサイアザイド系利尿薬(3)スピロノラクトン（アルダクトンA他）などのカリウム保持性利尿薬(アルドステロン拮抗薬)──が処方される。

　(1)のループ利尿薬と(2)のサイアザイド系利尿薬は強力な利尿作用を持つ半面、カリウム値の低下や尿酸値の上昇といった副作用が高頻度で発現する。最も頻度が高い副作用はカリウム値の低下だが、(3)のカリウム保持性利尿薬の併用で予防できる。Aさんには、ループ利尿薬のフロセミドにカリウム保持性利尿薬のスピロノラクトンが併用されているが、これは低カリウム血症に配慮した処方と考えられる。

　一方、Aさんにみられた尿酸値の上昇も、ループ利尿薬やサイアザイド系利尿薬の投与中に高頻度で見られる。サイアザイド系利尿薬を服用中の男性では、33.6％（137人中46人）あるいは60.8％（74人中45人）が、ループ利尿薬のフロセミドの服用者においては78.0％（59人中46人）が、血清尿酸値が7.0mg/dL以上となったとの報告がある。

　尿酸値の上昇にはアロプリノール（ザイロリック他）を併用して対処することが多いが、重篤な血液障害や肝障害を引き起こすリスクがある。そのため、上昇が軽度の場合は、尿酸値降下作用を持つ他の薬剤を用いることも多い。

　こうした場合に選択される薬剤の一つとしてよく知られるのはロサルタンカリウム（ニューロタン他）で、高血圧合併例によく処方される。

　また、Aさんのように高トリグリセリド（TG）血症を伴う場合は、TG値と尿酸値を同時に低下させる狙いで、フェノフィブラート（トライコア、リピディル他）がよく処方される。同薬の尿酸低下作用は、尿酸再吸収に重要な尿酸トランスポーター（URAT1）を抑制することに基づくといわれる。

　実際、利尿薬で高尿酸血症を発症した患者18人にフェノフィブラート100mg/日（トライコア、リピディル錠53.3mgに相当）を併用（1例は200mgに増量）したところ、血清尿酸値は8.33±1.79mg/dLから、1カ月後に6.68±1.49mg/dLへと有意に低下したという報告がある。今回の処方変更は、こうした報告に基づくものと考えられる。

参考文献

1) Prog Med 2006;26:2465-70.
2) 高尿酸血症と痛風 2005;13:33-9.
3) 高尿酸血症と痛風 2014;22:115-20.

こんな服薬指導を

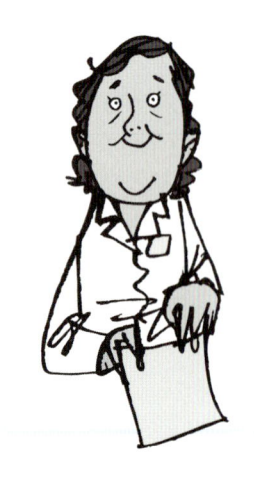

　Aさんがお飲みになっているお薬のうち、中性脂肪を下げるベザトールは尿酸値に影響しませんが、心臓の症状を和らげるラシックスというお薬に尿酸値を少し上昇させる作用があります。ですが、Aさんの心臓の症状はだいぶ軽くなっていらっしゃるとのことですから、先生は心臓のお薬の効果がよく出ていることを考えて、中性脂肪のお薬の方を変えて様子を見ようとおっしゃったのだと思います。

　今日からお飲みいただくリピディルというお薬は、1日1回、夕食後に服用するお薬です。今までのベザトールと同様、中性脂肪を下げる効果が高いお薬ですが、尿酸を尿の中に出して血中の尿酸値を下げる効果も併せ持っています。飲む回数が1日2回から1日1回に減っていますので、飲み間違えないように気を付けてくださいね。

心不全

QUIZ-45

後発品への変更で一包化が可能になる薬

慢性心不全のため大学病院の内科に通院している61歳の女性Gさんが、処方箋を持って薬局を訪れました。
Gさんは、処方箋を差し出しながら次のような相談をしてきました。

私に出されているお薬ですが、1日に飲む回数が1回、2回、3回の3種類あって、とても複雑なのです。だから、どうしても飲み方を間違えてしまうことがあって。待合室のポスターに「一包化」って書いてありますよね。それをやってもらえないでしょうか。

処方箋

① アルダクトンA錠 50mg　1回1錠（1日1錠）
　 レニベース錠 2.5　1回1錠（1日1錠）
　　　1日1回　朝食後　21日分
② アーチスト錠 1.25mg　1回1錠（1日2錠）
　 アカルディカプセル 2.5　1回1カプセル（1日2カプセル）
　　　1日2回　朝夕食後　21日分
③ ノイキノン錠 10mg　1回1錠（1日3錠）
　　　1日3回　朝昼夕食後　21日分

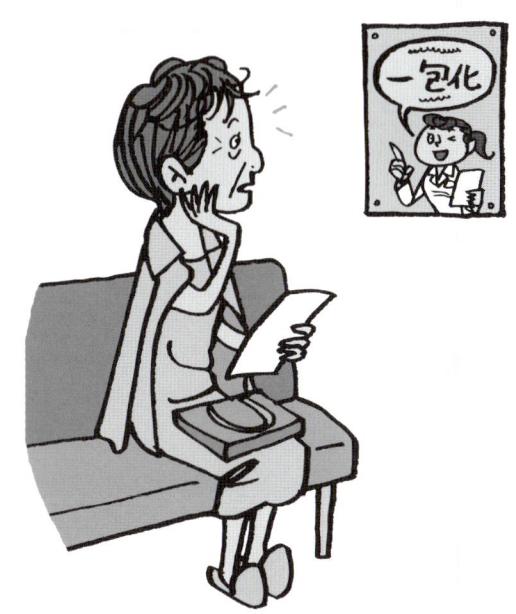

Q1 Gさんに処方されている以下の薬剤のうち、一包化に適さないものはどれか。

1 アルダクトンA（一般名スピロノラクトン）
2 レニベース（エナラプリルマレイン酸塩）
3 アーチスト（カルベジロール）
4 アカルディ（ピモベンダン）
5 ノイキノン（ユビデカレノン）

Q2 Q1の薬剤は、後発医薬品に変更すると一包化できるようになる。その理由は何か。

1 他の薬剤への色移りがなくなるから
2 吸湿による変性がなくなるから
3 後発品は光分解性ではないから
4 他の薬剤の溶解性を低下させなくなるから

A1 ❹ アカルディ（一般名ピモベンダン）
A2 ❷ 吸湿による変性がなくなるから

アカルディカプセル（一般名：ピモベンダン）は、心不全の治療薬として1994年に発売された。

同薬の添付文書にある「適用上の注意」の欄には、「吸湿性があるので服用直前にPTPシートから取り出すよう指導すること。また、できるだけPTP包装のまま調剤を行うこと」と書かれている。これは、pHを調整してピモベンダンの溶解性を高めるために添加されている、無水クエン酸の吸湿性が高いからである。

アカルディのインタビューフォームによれば、PTP包装から外した状態で高湿度条件下（25℃、75％RH）に置くと、カプセル内部の顆粒が湿気を吸収することで1週間後にカプセル剤皮が変性し、溶解してしまうことが分かっている。そのためアカルディは、Gさんが希望する一包化はできない。

アカルディの後発医薬品は、2008年に発売されたピモベンダン錠「TE」の1種類のみである。同薬は無水クエン酸ではなく、吸湿性が低いフマル酸を配合することで、先発品と同等の溶出性を確保しつつ、吸湿の問題を解消した薬剤である。

同薬のインタビューフォームによれば、褐色ガラス瓶（開放）で30℃、75％RHの条件で3カ月間保存しても、問題にならない程度の着色と硬度の低下が認められただけで、変性は起こらないとされている。添付文書にも、一包化に適さないといった記載はない。Gさんに処方されているアカルディ以外の薬剤には、一包化が不適なものはなく、アカルディカプセルをピモベンダン錠「TE」に変更すれば、一包化は可能になる。

今回のケースでは、カプセル剤は普通錠と類似した別剤形とみなされるため、本来なら後発品への変更調剤に関しては医師への確認を必要としない。ただし、「服用時点が複雑で、どうしても飲み間違えてしまう」という患者の訴えを受けての一包化であるので、医師に疑義照会して、臨床上の必要性を理解してもらった上で一包化を指示してもらうのが妥当だろう。

なお、ピモベンダンには小児への適応がないが、医師の判断で小児の心不全に適応外使用されるケースもある。アカルディは1.25mgと2.5mgの2規格で、これ以上の細かな用量調節は難しいが、ピモベンダン錠「TE」には割線があるため、容易に半割できる上、必要があれば粉砕して調剤することもできる。この点でも、後発品の方が使い勝手が良い。

このように、後発品が発売される際は、先発品にあった調剤上の問題などが解決されていることがあり、その場合、患者にとってはコスト以外の面でも有用である。こうした情報を集積し、実際の場で患者に還元できるよう備えておきたい。

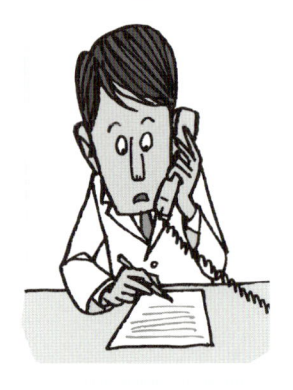

こんな疑義照会を

Gさんに処方されている薬についてです。薬の種類が5種類と多く、服用のタイミングも1日1回から3回まであって複雑なために、よく飲み間違えてしまうとのことで、Gさんが一包化を希望されています。

現在処方されている薬剤のうち、アカルディは吸湿性が高いため、添付文書にも一包化は適さないと書かれてあります。ですが、これを後発品のピモベンダン錠2.5mg「TE」に変更すれば、吸湿性の問題はなくなり、一包化することができます。ピモベンダン錠2.5mg「TE」に変更した上で、Gさんのご希望通り一包化すれば、飲み間違いのリスクを減らせると思うのですが、この方針で変更してもよろしいでしょうか。

その他
QUIZ-46

親子で同じ薬が処方された起立性調節障害患者

起立性低血圧で治療を受けている36歳の女性Sさんが薬局を訪れました。自分と娘のKちゃん（12歳）の2枚の処方箋を出しながら、次のような質問をしました。

> 近くの内科で起立性低血圧の治療を受けているのですが、最近、娘も私と同じように時々めまいを起こすと言うので、今日は一緒に診てもらいました。娘は小児起立性調節障害だと言われました。さっき娘の処方箋をよく見たのですが、私が飲んでいるのと同じ薬で、飲む量まで一緒です。似たような病気なのかもしれませんが、大人と子どもで薬も飲む量も全く同じでいいのでしょうか。先生が間違えたのではありませんか。

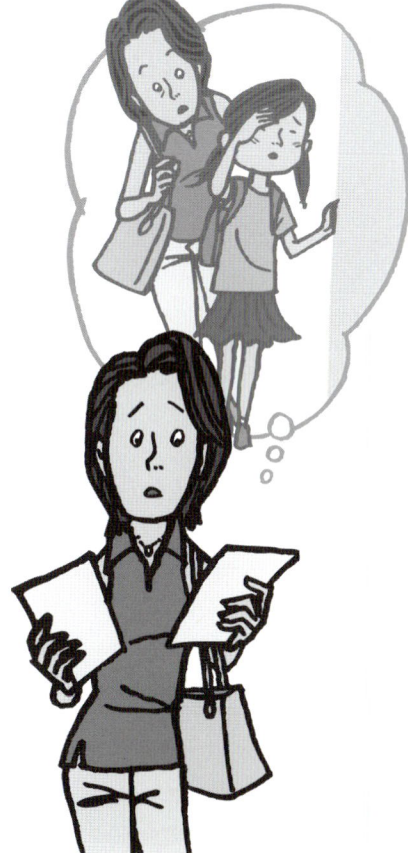

Sさんの処方箋
メトリジンD錠 2mg　1回1錠（1日2錠）
1日2回　朝夕食後　28日分

Kちゃんの処方箋
メトリジンD錠 2mg　1回1錠（1日2錠）
1日2回　朝夕食後　28日分

Q1 小児起立性調節障害が起こりやすい時期は次のうちどれか。
1. 午前
2. 午後
3. 春から夏
4. 秋から冬
5. 日内、季節などで特に差はない

Q2 メトリジン（一般名ミドドリン塩酸塩）の添付文書上の小児の通常の用法用量は次のどれか。
1. 1日1mg 分1
2. 1日2mg 分2
3. 1日2mg 分1
4. 1日4mg 分2

日経DIクイズ 循環器疾患篇　149

A1 ❶午前　❸春から夏

A2 ❹1日4mg 分2

　起立性調節障害（orthostatic dysregulation；OD）は、身体発育の著しい思春期前半に多発する自律神経失調症である。起立や入浴などの身体負荷で生じるめまい、立ちくらみ、脳貧血などの循環器症状を主徴とする。

　OD発症のメカニズムとしては、起立時の末梢血管系反射機構の欠陥が考えられている。仰臥時に血液にかかる重力は頭部から下肢まで均等であるが、立位時は下半身、特に下肢の静脈内圧が高くなる。正常児は起立時に起きる下肢の静脈内圧の上昇に反応して静脈系の収縮が起こり、還流静脈血量と心拍出量が維持されるが、OD患児にはこの血管反射が起こらず、循環血液量が減少し、脈拍数が増加する。一般に脳血流が約60％以下に低下すると脳虚血症状を来すため、OD患児は起立時にめまい、立ちくらみなどが起こると考えられている。

　症状には日内差、季節差があるとされ、1日のうち午前中、季節では春から夏にかけて不調を訴える例が多い。また、親兄弟、特に母親に同様の症状が見られることが少なくない。ODは成人の起立性低血圧とほぼ同じ症状を呈するが、病態の相違については不明な点も多い。

　ODの治療には昇圧薬をはじめ、自律神経調節薬、ビタミン剤などの種々の薬剤が用いられている。中でも、本態性・起立性低血圧に適応があるミドドリン塩酸塩（商品名メトリジン他）は処方頻度が高い。同薬は交感神経刺激薬であり、末梢血管$α_1$受容体の選択的刺激により血圧を上昇させる。

　ミドドリンの常用量は成人、小児とも1日4mgと同量である。8～15歳のOD患児23人を対象に、（A）1日2mg（分2）、（B）1日3mg（分3）、（C）1日4mg（分2）——の3群で至適用量設定試験を行ったところ、臨床効果判定の対象となった22人のうち、A群で71.4％、B群で60.0％、C群で100％の有効率が確認された。

　一方、副作用は軽度の腹痛がA群で1例見られたのみであり、この結果から小児の通常の用法用量は成人と同じ1日4mg（分2）に設定された。また、ジヒドロエルゴタミンメシル酸塩（ジヒデルゴット他）1日3mg（分3）を対照とした二重盲検比較試験においても、先の用法用量で同等以上の有用性が確認されている。ただし、1日最高量については、成人が8mgなのに対し、小児は6mgとなっている。

　なお、ミドドリンと同様、本態性・起立性低血圧に適応があるアメジニウムメチル硫酸塩（リズミック他）は、交感神経終末におけるノルアドレナリンの再取り込みを抑制し、間接的に交感神経機能を亢進させる。

参考文献
1) 心療内科 2003;7:201-8.
2) 小児科臨床 1987;40:1013-25.

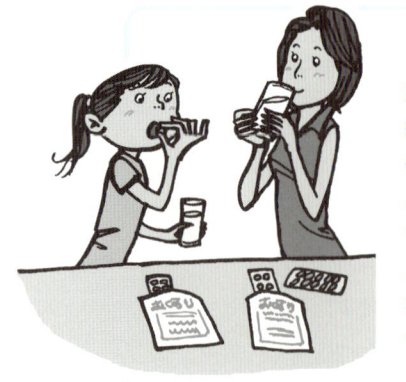

こんな服薬指導を

　小児起立性調節障害は、育ち盛りの思春期前半に比較的よく起こる自律神経失調症の一種です。お母様の起立性低血圧と同じように、立ち上がる時などにめまい、立ちくらみなどが起こります。治療には、お母様が飲んでいるのと同じメトリジンという、自律神経に働いて血圧を上げるお薬がよく使われます。お母様は、お子さんもご自分と飲む量が同じなのでご心配のようですが、この薬は子どもも大人と同じ量を飲むのが最も効果的だということが確かめられていますし、副作用が増える現象は認められていませんのでご安心ください。起立性調節障害の症状は、1日のうちでは午前中、季節では春から夏に起こりやすいといわれていますので、その辺りも注意してみてください。

その他

QUIZ-47

手の震えを訴える患者と
β遮断薬

45歳の男性Tさんは、仕事中に文字を書く際、手が震えるのが気になったため、3カ月ほど前に近くの病院を受診し、薬物治療を始めました。診察の帰りに薬局を訪れたTさんは、薬を受け取る際に次のような質問をしました。

先日、インターネットで今飲んでいる薬を調べたところ、「高血圧や狭心症に使う薬」と「精神安定剤」と「消化性潰瘍に使う薬」と書いてありました。でも、私は血圧は正常ですし、特に精神的に不安定な状態でもありません。胃潰瘍もありません。先生は、確かに「震えの症状を取るお薬をお出しします」と言っていたのですが。このまま、これらの薬を飲み続けて大丈夫でしょうか。

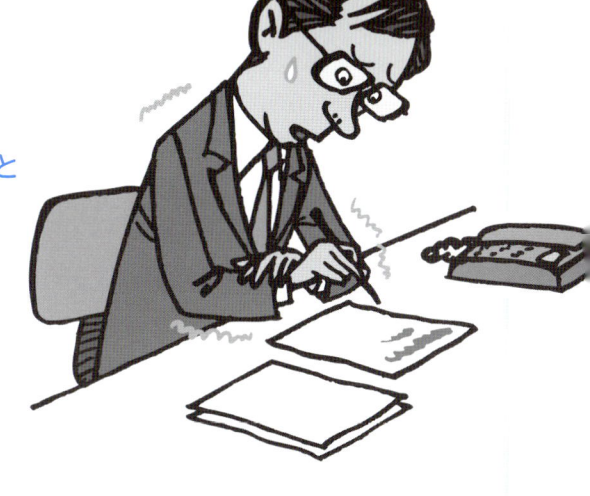

処方箋

インデラル錠10mg　1回1錠（1日3錠）
2mgセルシン錠　1回1錠（1日3錠）
セルベックスカプセル50mg
　　　　　　　　1回1カプセル（1日3カプセル）
　1日3回　朝昼夕食後　14日分

Q1 インデラル（一般名プロプラノロール塩酸塩）は、なぜ処方されていると考えられるか。

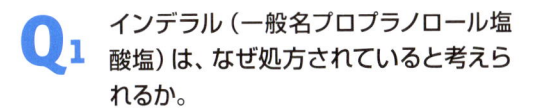

Q2 セルシン（ジアゼパム）は、なぜ処方されていると考えられるか。

A1 本態性振戦による震えの症状を抑えるため。

A2 本態性振戦の症状を抑えるため。振戦は精神的緊張で増悪するので、しばしば抗不安薬が併用される。

　患者の背景を知らず、この処方箋だけを見て、振戦に対する処方であることを見抜けるだろうか。列挙された薬剤名から推測すれば、高血圧治療中の患者の処方箋と考えるのが最も妥当といえるだろう。

　振戦は、拮抗する筋肉が規則正しく交互に収縮する不随意運動である。パーキンソン病などの神経疾患や甲状腺機能亢進症によって発現する振戦もあるが、振戦以外の神経症状を認めず、原因となる病巣が認められないものを本態性振戦と呼ぶ。

　振戦の具体的な症状として、字を書く時に手が震える、飲み物をついでもらう時や飲む時にコップを持つ手が震える、頭が震える、声が震える、起立時に全身が震える——などが挙げられる。これらの振戦の症状は、緊張、興奮、疲労、空腹などを伴うことで強くなるが、多くの症例で飲酒によって症状の軽減または消失がみられる。症状は徐々に悪化することが多いが、その進行は非常に遅いといわれている。

　本症の原因については、幾つかの遺伝子が明らかにされつつあるものの、本態性振戦をターゲットにして開発された薬剤はない。そこで、以前からβ遮断薬や抗てんかん薬などを使った対症療法が行われており、中でもα作用も有するβ遮断薬のアロチノロール塩酸塩（商品名アロチノロール塩酸塩「DSP」他）が、我が国で唯一、本態性振戦に対して保険適用がある薬剤となっている。

　一方で、米国神経学会の2005年の報告では、本態性振戦の治療に関して推奨レベルA（有効性が立証され、使用が推奨される）とされたのはβ遮断薬のプロプラノロール塩酸塩（インデラル他）と抗てんかん薬のプリミドンのみだった。同報告では、アロチノロールの推奨レベルの記載はなかった。

　β遮断薬の抗振戦作用は、β_2遮断作用を有し、内因性交感神経刺激作用（ISA）がない薬剤ほど強い傾向にあると報告されている。抗振戦作用の機序として末梢の筋紡錘などに分布しているβ_2受容体を遮断することで、振戦を抑制すると考えられている。

　一般に、薬剤師が処方箋にβ遮断薬を見た場合、まず不整脈、狭心症、高血圧症などを頭に浮かべるだろう。しかし、β遮断薬が処方される患者の中には、多くは適応外処方ではあるが、Tさんの例のように、振戦を主訴とするケースも含まれていることを知っておきたい。

　さらに、精神的な緊張が本態性振戦の症状を増悪させることが知られているため、不安や緊張が強いと考えられる患者には、鎮静作用を期待して抗不安薬であるジアゼパム（セルシン他）やアルプラゾラム（コンスタン、ソラナックス他）などの薬剤が併用されることも多い。

　なお、Tさんにテプレノン（セルベックス他）が処方されているのは、プロプラノロールで報告されている副作用の消化器症状に対する予防的な意味合いがあると考えられる。

参考文献
1) 神経治療 2011;28:297-325.
2) Neurology. 2005;64;2008-20.

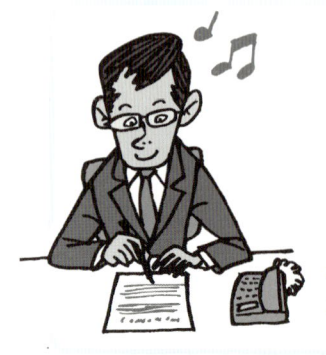

こんな服薬指導を

インデラルというお薬は、確かにTさんのおっしゃる通り、不整脈や狭心症を抑えたり、血圧を下げたりする作用を持っていますが、それ以外に、手の震えを抑える作用もあることが分かっています。手の震えの治療においては一般的なお薬です。セルシンは精神を安定させるお薬です。手の震えは強く意識したり緊張したりすると、強くなる傾向にあります。先生は、Tさんの気分を落ち着かせ、震えを抑えるためにこれらのお薬を処方されたと考えられます。もう1つのセルベックスは、他の2つのお薬で胃が荒れないように、胃の粘膜を保護するためのものです。これからも、安心してお飲みください。

特別収録 1

家庭血圧測定
指導のコツ

高血圧治療の管理に欠かせない家庭血圧測定。測り方一つで測定結果は大きく変動し得ることから、患者さんに正しい測定方法を理解してもらうことが欠かせない。薬局での指導のコツをまとめた。

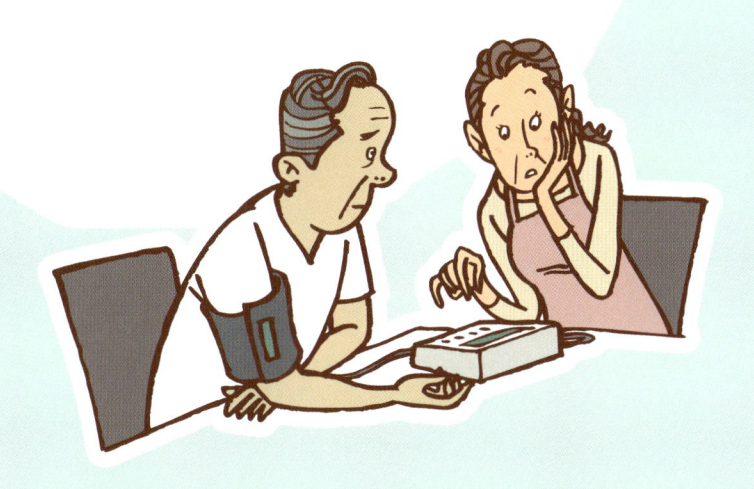

※本記事は「日経ドラッグインフォメーション」2014年4月号リポート『家庭血圧測定指導のコツ』を再構成したものです。

高血圧 REPORT

処方を左右し薬効の評価にも
家庭血圧測定指導のコツ

高血圧治療ガイドライン（JSH）が改訂され、家庭血圧が臨床現場で
さらに重視されることになりそうだ。
家庭血圧の意義と正しい測定方法をマスターし患者への指導に生かそう。

　日本高血圧学会の高血圧治療ガイドライン（JSH）が改訂され、2014年4月に『JSH2014』が出版された。改訂のポイントの一つに、家庭血圧の位置付けが挙げられる。家庭血圧は、これまでも重要性が述べられてきたが、「診察室血圧と家庭血圧の間に診断の差がある場合、家庭血圧による診断を優先する」といった一文が加えられ、その臨床的意義がさらに強調された形だ。

家庭血圧をより重視

　高血圧の診断や治療の指標に使われる血圧値には、受診時に看護師や医師が測る「診察室血圧」、患者が自宅で測定する「家庭血圧」、専用の血圧測定器を使用して24時間連続して測定する「24時間自由行動下血圧」がある。

　東北大学大学院薬学研究科医薬開発構想講座教授で、JSH2014作成委員の一人である今井潤氏は「家庭血圧は、診察室血圧よりも生命予後の優れた予知因子であることが示されている。また、心血管病発症や生命予後に関する臨床成績も集積されている」と、家庭血圧の価値を説明する。

　また同氏は、循環器内科医の立場から「特に、白衣高血圧や仮面高血圧の診断と治療の決定に、家庭血圧の測定は欠かせない」と話す。白衣高血圧は、診察室で測定した血圧が高血圧（140/

薬局で、患者さんに家庭血圧の
正しい測定方法を説明してほしい。
また、家庭血圧によって
薬効や副作用を確認し、
処方医に情報提供してほしい。

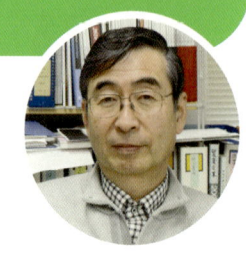

東北大学
今井潤氏

90mmHg以上)を示していても、診察室外血圧では正常域血圧(家庭血圧で135/85mmHg未満)を示すもの。白衣高血圧を示す患者は、診察室血圧で高血圧を示した患者の15〜30%にも上るという。

逆に、診察室血圧は正常域血圧だが、診察室外の血圧では高血圧を示すのが仮面高血圧。仮面高血圧の患者では、臓器障害や、脳卒中や心筋梗塞などの心血管イベントのリスクは、持続性高血圧の患者と同程度とされており、治療対象となる。

「こうした高血圧の多様な病態は、診察室血圧だけでは捉えられない」と今井氏。家庭血圧によって、白衣高血圧と考えられれば、降圧薬を処方せずに経過観察とすることも多く、逆に診察室血圧が低くても、家庭血圧が高ければ必要に応じて薬物治療を開始するなど、家庭血圧が処方を左右する鍵となっているケースが少なくないと説明する。

日本では高血圧患者の77%が家庭血圧計を保有しているとの統計がある。家庭血圧を測るように指導する医師も多い。既に、臨床現場では広く使われているが、ガイドラインに「家庭血圧による診断を優先する」と明記されたことで、これまで以上に家庭血圧が重視されることは間違いないだろう。

> 薬局で、測定条件やカフの巻き方などを細かく指導することが大事

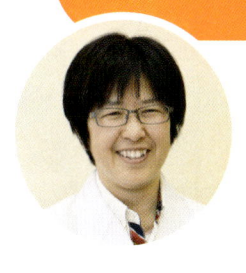

プリスクリプション・エルムアンドパーム
佐藤ユリ氏

薬効や副作用の評価に

薬剤師が薬物治療をサポートする上でも、家庭血圧は有用だ。宮城県を中心に19軒の薬局を経営するプリスクリプション・エルムアンドパーム(宮城県名取市)企画統括部長の佐藤ユリ氏は、「薬の副作用が発現していないか、薬が効いているかを確認するのは薬剤師の務め。家庭血圧を確認すれば、それらが把握できる」と話す。特に、新たに降圧薬が処方されたり、増量になったときには、効き過ぎによる副作用が起こっていないか、つまり血圧が下がり過ぎていないかを見る。さらに、朝の服薬前に測定する血圧値が高くないかを確認し、薬効が24時間持続されているかを確認している。

また、脂質異常症や糖尿病などの生活習慣病を有する患者には、降圧薬が処方されていなくても、家庭で血圧を測定するように奨励。血圧の変動に気を配り、高血圧の早期発見につなげるように促している。

生活習慣の指導を行う上でも、家庭血圧は有用だ。「禁煙や減量によって3〜5mmHg程度の血圧の変化が見られることが多い。そうした数値の改善は、家庭で血圧を毎日測ることによって捉えることができる」と今井氏。努力の結果が数値として表れることで、患者の生活習慣是正に対するモチベーションが高まるという。「薬局で生活習慣の指導をする際には、ぜひ家庭血圧を使ってほしい」と今井氏は強調する。

服薬アドヒアランスを高める上でも、家庭血圧測定が果たす役割は

家庭血圧を治療に生かすには日々の測定結果の記録が欠かせない。

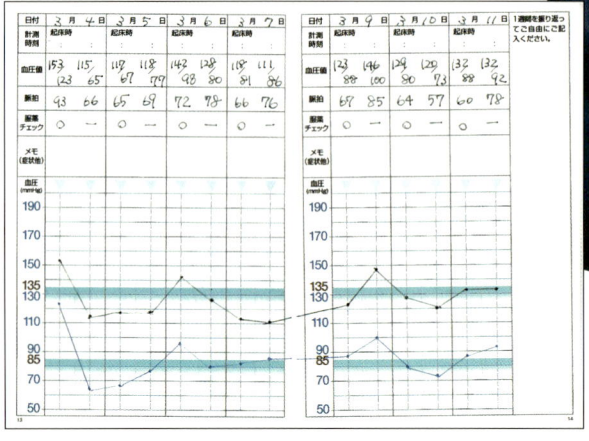

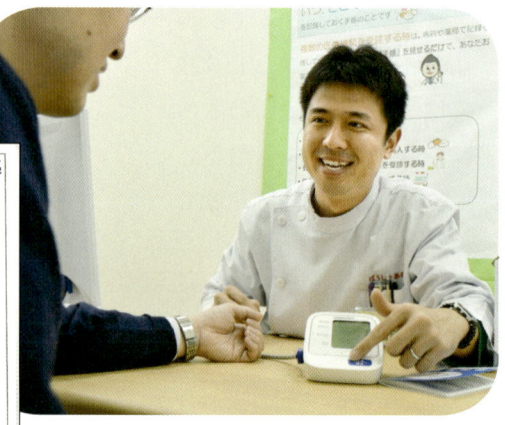

測定指導中のぼうしや薬局 一丸智司氏

大きい。ぼうしや薬局（兵庫県姫路市）上席執行役員の安田幸一氏は、高血圧患者を対象に薬剤師が介入した結果、患者の定期来局率がどう変化するかを調べた。その結果、介入方法の中で最も効果があったのは、血圧手帳の配布と家庭血圧測定の奨励だった。一包化などの調剤の工夫や、薬や食事の説明などの指導よりも、定期来局率に与える影響は大きかったという。

「患者自身が体のことを理解し、服薬の意味に気付けば、きちんと薬を服用するようになり定期来局率も高まる」と安田氏は言う。

朝晩2回ずつの測定を推奨

家庭血圧を高血圧診療や薬物治療管理に生かすには、患者に正しい方法、条件で、継続して測定してもらうことが前提となる。

JSH2014には、測定方法が細かく示されている（**表1**）。まず、測定機器は、手首や指先で測定するものではなく、上腕で測定するタイプのものを使用する。指用の血圧計は不正確であり、手首式は、手首の解剖学的特性から動脈の圧迫が困難で、正確に測定できない場合が多いためだ。管理医療機器として厚生労働省の承認を受けている血圧計であれば、メーカーや機種による精度の違いは、はばないと考えていい。

JSH2014では、測定の機会は朝晩2回としている。朝は起きて1時間以内で排尿後、朝食や降圧薬服用の前に、晩は就床前の測定を推奨している。また、測定は1機会に2回ずつ、その平均をその回の血圧値とする。ただし、測定回数を細かく指導すると、継続が難しいと感じる患者が増える。ぼうしや薬局田寺東店管理薬剤師の一丸智司氏は、「継続して測ってもらうために、測定回数のハードルを下げて説明することも多い」と話す。「原則は、朝2回、夜2回を毎日測定」と説明しつつも、難しそうであれば「朝晩、1回ずつでも構わない」と伝える。さらに朝晩の測定が難しそうであれば朝だけでも測るように、毎日が難しければ、週に数回でも測るように伝えるといった具合だ。その患者が継続できる方法を探りながら、提案する。

表1　家庭血圧測定の方法・条件・評価

装置	上腕カフ・オシロメトリック法に基づく装置
測定環境	① 静かで適当な室温の環境 ② 原則として背もたれ付きの椅子に脚を組まず座って1〜2分の安静後 ③ 会話を交わさない環境 ④ 測定前に喫煙、飲酒、カフェインの摂取は行わない ⑤ カフ位置を心臓の高さに維持できる環境
測定条件	① 必須条件 　a. 朝（起床後1時間以内） 　　排尿後、朝の服薬前、朝食前、座位1〜2分安静後 　b. 晩（就床前） 　　座位1〜2分安静後 ② 追加条件 　a. 指示により、夕食前、晩の服薬前、入浴前、飲酒前など。その他適宜（自覚症状のあるとき、休日昼間、深夜睡眠時）
測定回数	1機会原則2回測定し、その平均を取る
測定期間	できる限り長期間
記録	全ての測定値を記録する
評価の対象	● 朝測定値5日（5回）以上の平均 ● 晩測定値5日（5回）以上の平均 ● 全ての個々の測定値
評価	高血圧　朝・晩それぞれの平均値 ≧135/85mmHg 正常血圧　朝・晩それぞれの平均値 ＜125/80mmHg

（出典：『日本高血圧学会 高血圧治療ガイドライン（JSH）2014』）

カフの巻き方にも注意

「測定時の注意事項を守っていない患者さんも多い」と指摘するのは、前出の佐藤氏だ。患者が「高い値が出る。機器が壊れているのではないか」と、血圧計を持って来たため、メーカーで機器を調べてもらったが「異常なし」と送り返されてきたことが何度かあるという。そうした患者は、動き回った直後や話しながら測定しているなど、測定方法に問題があることが多いという。

さらに佐藤氏は、カフの巻き方にも注意を促す。薬局で試したところ、カフがフィットしていない場合に、高めの値が出ることが多かったという。今井氏は「普段より高い値が出たときには、安静にして2回目を測って、下がるかどうかを確認するように指導してほしい」とアドバイ

薬局ではシンプルな機能の血圧計が人気

薬局で扱っている血圧計は、どのようなものが多いのだろうか。佐藤氏が勤務する薬局では、オムロン自動血圧計HEM7114（写真左）とテルモ血圧計ES-W500ZZ（写真右）を販売。「機器に弱い高齢者が多いので、操作が簡単で価格が手ごろなものを選んだ」と言う。堀籠氏の薬局で扱うのは、オムロンコーリン自動血圧計HEM7080IT（写真中央）。やはり機能が少なく操作が簡単なものを選んでいる。それでも「測定以外の使い方を説明すると、分からなくなる患者さんが多く、付加機能については説明しない」と言う。

最近は、血圧の基準をグラフで示すなど表示を工夫したもの、腕にフィットするようにカフに工夫を施したもの、携帯電話やパソコンに測定値を送ってグラフ化できるものなど、高機能なものが販売されている。しかし、「高機能なものを使いこなせる人は、自分で量販店で選ぶことが多い」と丸氏。薬局に相談に来るのは、家で血圧を測るように医師に言われたが、どうすればいいのかが分からない人が多く、機能がシンプルで使いやすいものが喜ばれるという。そうした患者には、使い方の説明やアフターフォローも必要だ。「相談に応じることで、薬局で購入する価値を感じてもらえる」と言う。

なお、薬局で販売するためには都道府県への届け出が必要となる。

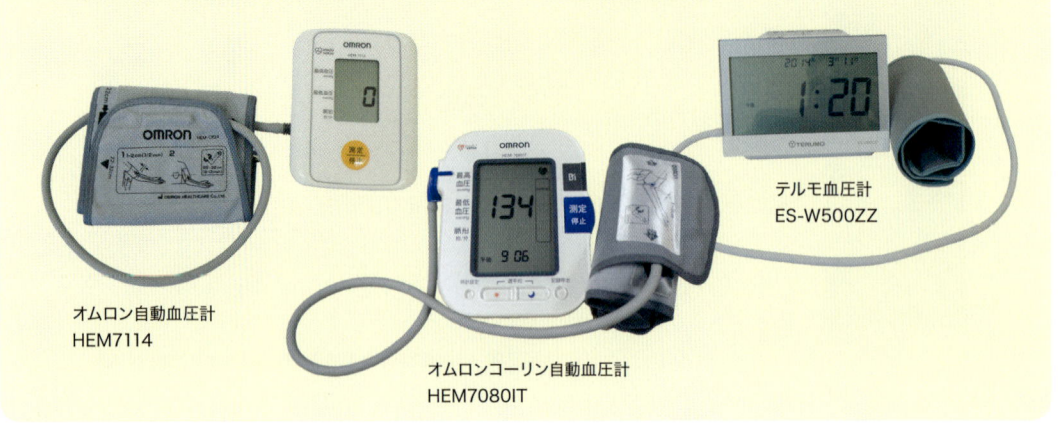

オムロン自動血圧計 HEM7114

オムロンコーリン自動血圧計 HEM7080IT

テルモ血圧計 ES-W500ZZ

表2　診察室血圧と家庭血圧の基準（JSH2014を基に作成）

		診察室血圧			家庭血圧		
		収縮期		拡張期	収縮期		拡張期
正常域血圧	正常血圧	120〜129	かつ/または	80〜84	<125	かつ/または	<80
	正常高値血圧	130〜139	かつ/または	85〜89	125〜134	かつ/または	80〜84
高血圧		≧140	かつ/または	≧90	≧135	かつ/または	≧85

（単位：mmHg）

スする。その際に、カフが正しく巻けているかも確認するよう、伝えた方がよさそうだ。

なお、JSH2014を基に血圧測定の方法を160ページにまとめた。患者指導に活用いただきたい。

5日以上の平均値で評価

測った家庭血圧を治療に生かすには、記録してもらうことも大切だ。記録を見せてもらったときに評価ができるように、JSH2014による高血圧の基準を把握しておこう。家庭血圧による高血圧の基準は、診察室血圧のそれとは異なり、135/85mmHg以上が高血圧（診察室血圧では140/90mmHg以上）とされている。また、125〜134/80-84mmHgが正常高値血圧（同130〜139/85〜89mmHg）、125/80mmHg未満が正常血圧と示されている（表2）。

血圧の評価には、5日以上の測定値の平均を用いる。1回ごとの測定値を見て一喜一憂する患者は多いが、「血圧は変動するものであり、平均値で見るもの。1回ごとの測定で不安に陥らないように、十分に説明してほしい」と今井氏は言う。薬局では、1週間ごとの平均値を薬歴に記載しておくといいだろう。

家庭血圧の測定を継続させるためのサポートも必要だ。一丸氏は、降圧薬を服用中の患者には必ず、家庭血圧を測定しているか、手帳に記録しているかを確認する。手帳を持っている場合には見せてもらい、確認したら「一言、コメントするように心掛けている」と言う。そのやりとりを繰り返すことで、患者は薬局で見せることが習慣となり、家での測定の継続につながる。

中には、自分で測った血圧値を基に、薬の服用を自己調節してしまう患者もいる。北海道旭川市の中央薬局代表取締役の堀籠淳之氏は、例えば、「上の血圧が120mmHgぐらいだが、これは低めではないだろうか」などと言ってくる患者には注意が必要だという。「服薬をやめたくて、薬剤師に同意を求めてくる。気持ちは分かるが、せっかくの家庭血圧測定が治療の妨げにならないようにする必要がある」と堀籠氏。家庭血圧測定を服薬の自己調節の手段に使わないように、最初の段階で患者に十分話しておく必要がありそうだ。

安田氏は、「医療全体が、セルフメディケーションを推奨する方向に進みつつある。医師が管理する診察室血圧よりも、患者自身が管理する家庭血圧が重視されるようになったのも、その一つの表れといえるのではないか」と語る。患者が、自分の血圧を正しく測定し、疾病管理に生かせるように、薬剤師のサポートが求められている。

家庭で正しく血圧を測りましょう

- ☐ 朝と晩に測りましょう。
- ☐ 朝は起きて1時間以内に、トイレをすませて、食事をしたり薬を飲む前に測りましょう。
- ☐ 晩は、寝床に入る直前に測りましょう。
- ☐ 椅子に座って、1、2分静かにして、ゆったりとした気分で測りましょう。
- ☐ 朝と晩、それぞれ2回ずつ測って、それぞれの平均値を記録しましょう。

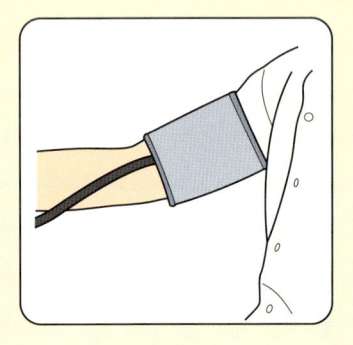

カフは肘より上側に巻き、しっかりフィットさせます。

背もたれ付きの椅子に、脚を組まずに座って測りましょう。

静かで適度な温度の部屋で測りましょう。

測定部と心臓が同じ高さになるようにして測ります。

1、2分安静にした後に、腕と肩の力を抜いて測りましょう。

血圧手帳に記録して、医師や薬剤師に見せるようにしましょう。

測定中は動いたり、話したりしないようにしましょう。

イラスト:さとう ただし

特別収録 2

明日から実践!
栄養指導

循環器疾患患者さんに対して
食生活の改善を促すことは、薬局薬剤師の重要な役割の1つ。
本特別収録では、簡単かつ具体的な栄養指導のポイントをお伝えしつつ、
動脈硬化予防、高血圧の予防・改善にオススメのレシピを
紹介していきます。

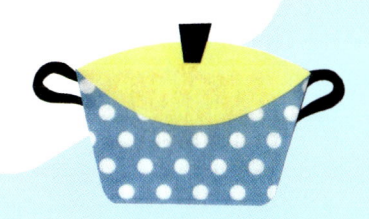

動脈硬化予防
- ブロッコリーとわかめのスープ煮 163
- イワシのソテー フレッシュトマトソースがけ 165
- 緑黄色野菜のカラフルラタトゥイユ 167
- カキと卵のふわふわ蚵仔煎(オアチェン) 169
- 大豆とブロッコリースプラウトの
  さっぱりサラダ 171

高血圧の予防・改善
- タラの和風香草焼き 173
- オクラとなめこの山かけそば 175
- 具だくさんのあんかけ焼きそば 177
- 白菜たっぷり 土鍋でポトフ 179

※本記事は「日経ドラッグインフォメーション」プレミアム版のコラム『明日から実践!栄養指導』を再構成したものです。

動脈硬化予防（1）

食物繊維をたっぷり取ってコレステロールの吸収を減らす

　薬局では生活習慣病などの患者さんに対し、食生活の改善を促す機会が多いと思います。ですが、高血圧の方に「塩分は控えめに」、脂質異常症の方に「揚げ物はほどほどに」などと指導しても、なかなか実践してもらえないのが実情ではないでしょうか。本書では、簡単かつ具体的な栄養指導のポイントをお伝えしつつ、テーマに沿ったレシピを紹介していきます。

　まず最初に、LDL-コレステロール（LDL-C）が高めの患者さんに対する栄養指導を取り上げます。

　血中LDL-C高値は動脈硬化のリスク因子の1つとされ、LDL-Cは"悪玉コレステロール"とも呼ばれています。一方で、コレステロールは生体内において、細胞膜の構成、胆汁酸や性ホルモン、副腎皮質ホルモンの合成に必須の成分です。

　コレステロールの8割は肝臓で合成され、残り2割は食物に由来し小腸から吸収されます。そのため、LDL-C値が高めの人は、コレステロールを多く含む食品（鶏卵や魚卵、レバーなど）の過剰摂取を控えることはもちろん、コレステロールの合成を促す飽和脂肪酸やカロリーの取り過ぎにも注意が必要です。飽和脂肪酸は肉類の脂身、バターやチーズ、即席麺やスナック菓子などに多く含まれます。

　LDL-C低下作用がある栄養成分の一つに、食物繊維があります。食物繊維は、コレステロールから合成された胆汁酸に吸着し、胆汁酸の再吸収を抑制したり排泄を促進したりします。それにより胆汁酸の合成が促進され、血中LDL-Cの上昇が抑えられます。

　食物繊維には水溶性繊維と不溶性繊維がありますが、特にLDL-C低下作用が高いのは粘性のある水溶性繊維です。これを多く含むのが、野菜、こんにゃく、海藻、きのこ類です。そのため血中LDL-C値が高めの患者さんには、野菜は毎食、それ以外の食材は1日1食は摂取してもらうと良いでしょう。1日400〜450g摂取するのが理想です。

　「ブロッコリーとわかめのスープ煮」は、これらの食材を使った副菜のレシピです。わかめに含まれるアルギン酸は食物繊維の一種で、腸におけるコレステロールの吸収を抑制します。また、ブロッコリーに含まれる天然アミノ酸のS-メチルシステインスルホキシド（SMCS）には、コレステロールを胆汁酸に変える酵素を活性化する作用があります。

　ブロッコリーの緑とミニトマトの赤が食卓に彩りを添えます。白ワインを少し加えることで、ぐっと深い味わいになります。

解説　**上松 聡子**　アップルケアネット栄養部 管理栄養士

ブロッコリーとわかめのスープ煮

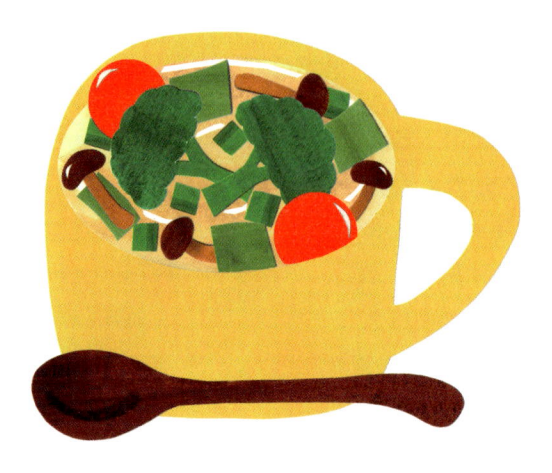

所要時間 15分

材料（2人分）

- ブロッコリー................150g
- ミニトマト....................4個
- しめじ..........................60g
- わかめ（戻したもの）......40g
- オリーブ油..................小さじ1
- 水..............................1カップ
- 固形コンソメ................1/2個
- 白ワイン......................大さじ1
- 塩..............................小さじ1/5
- こしょう......................適宜

◎栄養成分（1食分当たり）

エネルギー	40kcal
たんぱく質	5.4g
脂質	2.3g
食物繊維	5.7g
塩分	1.2g

作り方

1. ブロッコリー、しめじは小房に分ける。ブロッコリーの茎はさいの目に切る。わかめは水で戻して塩分を抜く。
2. 鍋にオリーブ油を入れて火にかけ、ブロッコリー、しめじをいためる。
3. ②に水を入れて煮る。沸騰したら弱火にしてコンソメを加える。
4. わかめ、ミニトマトを加え、白ワイン、塩・こしょうで味を調える。

レシピ作成：アップルケアネット

動脈硬化予防（2）

抗血栓作用のある不飽和脂肪酸
魚やオリーブ油の積極的な摂取を

　油の摂取はできるだけ控えるべきと思いがちですが、油には"良い油"と"悪い油"があることを理解し、患者さんには良い油を取るよう指導しましょう。

　食品中の脂質の主成分は脂肪酸です（表）。この中で摂取量を抑えたいのは、肉類の脂肪やバターなどに含まれる飽和脂肪酸です。ただし、中鎖脂肪酸に関しては、吸収や肝臓での分解が早く体に蓄積されません。従来、慢性腎不全や術後のエネルギー補給に利用されてきましたが、近年、アルツハイマー型認知症の進行抑制への有効性も示唆されています。

　一方、積極的に摂取したいのは魚類です。魚類の脂肪に含まれるn-3系不飽和脂肪酸には、抗血栓作用があります。特にエイコサペンタエン酸（EPA）は、肝臓や血管壁などの細胞膜に取り込まれ、リポ蛋白の代謝促進や脂質の生合成・分泌の抑制などの作用を示し、血清脂質を改善すると考えられています。

　今回のレシピのポイントは、カレー粉を加えた小麦粉の衣でイワシをくるんで臭みを消し、EPAを逃がしにくくする点です。加熱調理時は、酸化されにくいオリーブ油を使います。抗酸化作用のあるトマトとレモンを使ったソースを合わせることで、体内でのコレステロール酸化防止も期待できます。

表　脂肪酸の主な種類と特徴（灰色部分は摂取量を抑えたい脂肪酸）

種類			主な脂肪酸	代表的な食品	主な作用や特徴
不飽和脂肪酸（液状）	一価不飽和脂肪酸		オレイン酸	オリーブ油、菜種油、ナッツ	LDL-C低下作用、循環器疾患リスク低減作用。酸化されにくい
	多価不飽和脂肪酸	n-3系	α-リノレン酸	しそ油、えごま油、亜麻仁油	アレルギー・心血管疾患予防作用
			ドコサヘキサエン酸（DHA）	マグロの脂、サンマ、イワシ、サバ、ウナギ、ブリ、アン肝	抗血栓作用、脳機能改善作用。酸化されやすい
			エイコサペンタエン酸（EPA）	マグロの脂、サバ、ウナギ、サケ、ブリ、アン肝	抗血栓作用、中性脂肪・LDL-C低下作用。酸化されやすい
		n-6系	リノール酸	べにばな油、ひまわり油、綿実油、大豆油、コーン油	LDL-C低下作用。過剰摂取でHDL-C低下、アレルギーの恐れ
			γ-リノレン酸	ヒト母乳、月見草油、ニシン	血糖・血圧・コレステロール低下
			アラキドン酸	レバー、卵白、サザエ	胎児・乳児の正常な発育に必要
飽和脂肪酸（固形）	短鎖		酢酸、酪酸	酢、バター、チーズ	エネルギー源となる
	中鎖		ラウリン酸	ココナッツ油、ヒト母乳	コレステロールを上げない
	長鎖		ミリスチン酸	ヤシ油、パーム油	エネルギー源となる。コレステロール、中性脂肪を増やす
			パルミチン酸	バター、牛や豚の脂	
			ステアリン酸	牛や豚の脂、ココアバター	

解説　**上松 聡子**　アップルケアネット栄養部 管理栄養士

所要時間 **20**分

イワシのソテー フレッシュトマトソースがけ

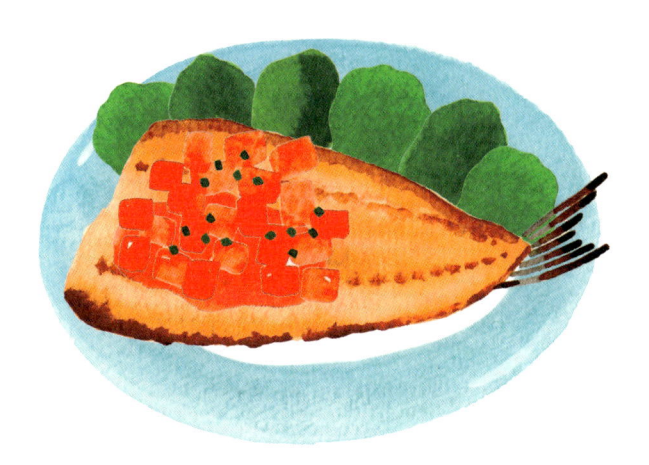

◎栄養成分（1食分当たり）

エネルギー	222kcal
たんぱく質	11.1g
脂質	16.5g
塩分	1.3g

材料（2人分）

- イワシ..............................2尾
- トマト..............................1/2個
- オリーブ油....................大さじ1
- サラダ菜........................2枚

A) 塩・こしょう...............適宜
　 小麦粉........................大さじ1
　 カレー粉....................小さじ1/3

B) バジルみじん切り......大さじ1
　 オリーブ油................大さじ1/2
　 レモン汁...................大さじ1/2
　 塩 小さじ1/4
　 こしょう...................適宜

作り方

1. イワシを背開きにして、Aをまぶす。
2. フライパンにオリーブ油を熱し、①のイワシを両面焼く。
3. トマトは湯むきして、小さめの角切りにする。
4. Bを混ぜてソースを作り、③のトマトとあえる。
5. サラダ菜を皿に敷き、イワシを盛り付けて④をかける。

レシピ作成：アップルケアネット

動脈硬化予防(3)

緑黄色野菜を食事に取り入れコレステロールの酸化を防ぐ

　LDL-コレステロール（LDL-C）は"悪玉コレステロール"と呼ばれますが、それ自体は生体機能の維持に必要な物質です。本当の悪玉は、「酸化LDL-C」で、次のようなメカニズムで動脈硬化を引き起こします。

　通常、血管壁の内膜を覆う血管内皮細胞が血管拡張や血小板凝集抑制作用を持つ物質を産生し、それによって血管機能は正常に保たれています。しかし、喫煙などによって活性酸素が過剰な状態（酸化ストレス）になったり、高血圧や糖尿病では、血管壁の内膜が傷つき、血管保護作用が適切に働かなくなってしまいます。

　すると、血管壁に血中のLDL-Cが入り込み、酸化LDL-Cへと変性します。さらに酸化LDL-Cを取り込んだマクロファージ（貪食細胞）が泡沫細胞に変化して血管壁に付着し、プラーク（粥腫［じゅくしゅ］）となります。このプラークが破れると、心筋梗塞や脳梗塞の原因となる血栓が形成されます。

　動脈硬化が気になる患者さんには、LDL-Cの酸化を防ぐ抗酸化物質を食事に取り入れるよう勧めましょう。抗酸化物質は、フリーラジカルを吸収して自らが酸化されることで、細胞傷害や脂質の酸化を防ぐとされています。

　抗酸化物質を多く含む食品としては、アセロラ、いちご、ブロッコリー、パプリカ（多く含まれる抗酸化物質：ビタミンC）、ナッツ類、かぼちゃ、ほうれん草、アボカド（ビタミンE）、にんじん、モロヘイヤ、ほうれん草（βカロテン）があります。また、ブルーベリー（アントシアニン）、そば（ルチン）、大豆（イソフラボン）、緑茶（カテキン）、トマト（リコピン）、ごま（セサミン）、玉ねぎ（ケルセチン）なども抗酸化物質を豊富に含んでいます。

　これらの抗酸化物質を多く含む野菜や果物を積極的に取っている人は、心血管系疾患にかかるリスクが低いことが疫学研究で示唆されています。一方で近年、栄養素欠乏のない健康な人がβカロテンのサプリメントを摂取すると、総死亡が増えるとの結果がランダム化比較試験のメタ解析で示されました。薬局での栄養指導は、安易にサプリメントの摂取を勧めることではありません。食習慣を改善し、普段の食事でバランス良く栄養を取る方法を提案しましょう。

　今回は、緑黄色野菜をおいしく取れるレシピとして、ラタトゥイユを紹介します。かぼちゃやにんじん、ピーマン、トマトの水煮を使い、見た目も鮮やかです。調理には不飽和脂肪酸を多く含むオリーブ油を使います。お好みでズッキーニやパプリカを加えてもよいでしょう。

解説　**松林 梨花**　アップル薬局水戸店 管理栄養士

所要時間 **40**分

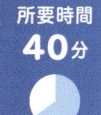

緑黄色野菜のカラフルラタトゥイユ

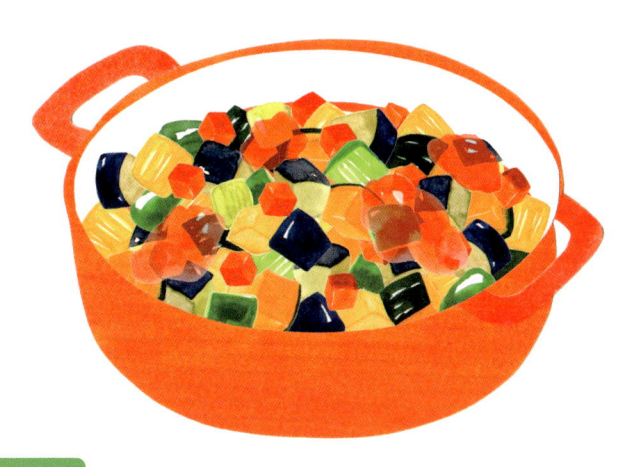

材料（2人分）

- 玉ねぎ .... 40g（1/4個）
- セロリ .... 30g（1/2本）
- なす .... 60g（1本）
- かぼちゃ 60g
- にんじん .... 50g（1/4本）
- ピーマン .... 40g（1.5個）
- トマト水煮缶（カット）...... 200g（1/2缶）
- オリーブ油 小さじ1
- カレー粉 小さじ1
- 塩・こしょう .... 少々

◎栄養成分（1食分当たり）

エネルギー	99kcal
たんぱく質	2.8g
脂質	2.5g
塩分	1.1g

作り方

1. 野菜を1〜1.5cm角に切り、オリーブ油で軽く火が通るまでいためる。
2. トマト水煮を鍋に入れ、3分の2の量になるまで煮詰め、①を加える。
3. カレー粉を加え、蓋をして弱火で10〜15分煮る。
4. 塩・こしょうで味を調える。

レシピ作成：アップルケアネット

動脈硬化予防（4）

魚介類のタウリンでコレステロールの代謝促進

　タコやイカは従来、コレステロールを多く含む食品として、脂質異常症の患者さんは摂取を控えるよう注意喚起されていました。しかし、これらはコレステロールを下げる作用を持つタウリン（2アミノエタンスルホン酸）も豊富に含むことから、現在では、積極的な摂取が推奨されています。

　タウリンは、コレステロールの最終代謝産物である胆汁酸と結合し、抱合胆汁酸として胆汁中に排泄します。そのため、タウリンを積極的に摂取することで胆汁酸の分泌が促進し、コレステロールの代謝が亢進します。なお、食物繊維を多く摂取することによっても、胆汁酸の分泌が促されることが知られています。

　タウリンは、前述のタコやイカのほか、エビやカニなどの甲殻類、サザエ、ホタテ、ハマグリ、カキなどの貝類、カツオやブリの血合い部分に多く含まれます。甲殻類の外殻には、コレステロールの吸収を抑える作用を持つシステロールも含まれているので、丸ごと食べられる桜エビもお薦めです。

　一方、鶏卵もコレステロールを多く含むことから、動脈硬化が気になる人は摂取を控えがちです。しかし最近は、1日1～2個程度であれば毎日摂取しても問題ないとの考え方が主流となっています。さらに、現時点でエビデンスは十分得られていないものの、卵白に含まれるアミノ酸のシスチンやたんぱく質のオボムチン、卵黄に含まれるリン脂質のレシチンにはコレステロール低下作用があることも報告されています。

　レシチンは、鶏卵のほか大豆にも多く含まれます。大豆はコレステロール低下作用を持つたんぱく質を豊富に含んでおり、大豆たんぱく質を保健機能成分とする特定保健用食品（トクホ）も販売されています。

　以上のことから、コレステロールが気になる人には、卵を過度に控える必要がないことを説明するとともに、タウリンを多く含む魚介類や、コレステロール低下作用のあるたんぱく質を含む大豆製品を、積極的に取るよう勧めましょう。卵を使えば、料理のレパートリーは増え、メニューを考えやすくなります。

　今回紹介する、カキと卵を使った蚵仔煎（オアチェン）は、台湾の屋台料理として有名です。潰した豆腐を加えることで、ふわふわの食感になるようアレンジしました。レシピでは、秋から冬にかけて旬を迎えるカキを使用していますが、タウリンを多く含むタコやアサリなどでも試してみてください。

解説　**松林 梨花**　アップル薬局水戸店 管理栄養士

カキと卵のふわふわ蚵仔煎（オアチェン）

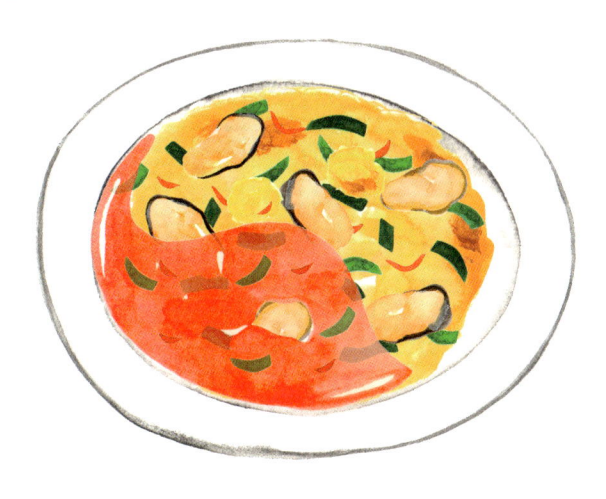

所要時間 **30分**

◎栄養成分（1食分当たり）

エネルギー	272kcal
たんぱく質	14.0g
脂質	11.2g
塩分	1.85g

材料（2人分）

- カキ（小ぶりのもの）........ 100g
- 絹ごし豆腐 .... 75g（1/4丁）
- 卵 2個
- 桜エビ 大さじ1
- にら 1/2束
- 長ねぎ .... 20g（20cm）
- しょうが・にんにくのみじん切り
  （チューブ入りでも可）...... 各小さじ1
- オリーブ油 小さじ2
- 片栗粉 .... 大さじ3（100mLの水で溶く）

A) スイートチリソース 大さじ2
　 ケチャップ 大さじ1/2
　 オイスターソース 大さじ1/2
　 蜂蜜 小さじ2
　 豆板醤 .... 適宜

作り方

1. カキは塩水で洗ってざるに上げておく。長ねぎは粗いみじん切り、にらは2cm幅に切る。

2. 豆腐をボウルに入れ泡立て器で細かく潰し、溶き卵、桜エビを混ぜる。

3. フライパンにオリーブ油を熱し、しょうがとにんにくを入れる。香りが出たらカキを入れ、強火でいためる。

4. 表面が色付いたら中火にして、水溶き片栗粉、にら、長ねぎを入れ、蓋をして約2分蒸し焼きにする。

5. ④に②を回し入れ、2分焼く。裏返して強火でさっと火を通して皿に盛る。同じフライパンでAのソースを温め、上にかける。

レシピ作成：アップルケアネット

動脈硬化予防（5）

中性脂肪高値は動脈硬化を促進
果糖を控え、大豆の摂取を心掛けて

　血中の中性脂肪（TG）高値は、脂質異常症の1つで、TGを多く含むリポ蛋白が血液中に過剰に存在する状態を指します。TG値が高いと、血管壁に侵入しやすい小粒子高密度LDLコレステロールやレムナント（脂肪の"燃えかす"）が増えやすく、一方でHDLコレステロールは減少しやすくなるため、動脈硬化が促進されます。また、余剰なTGは内臓脂肪の蓄積や肥満につながり、生活習慣病のリスクも高めます。

　TGが上昇する原因は、"油の取り過ぎ"と思われがちですが、糖質やアルコールの過剰摂取も深く関与します。特に注意したいのは、清涼飲料水や加工食品などに多く含まれる果糖です。果糖は他の糖類と代謝経路が異なり、血糖値を上げることなく肝臓で代謝され、余分なものがTGとして蓄積されます。

　なお、カロリーオフをうたった清涼飲料水の中にも、ブドウ糖果糖液糖（果糖含有量50％未満）、果糖ブドウ糖液糖（同50％以上90％未満）、高果糖液糖（同90％以上）など、果糖を多く含む甘味料が添加されているものがあります。TGが高めの患者さんには、清涼飲料水を控えるようアドバイスしましょう。

　また、遅い時間の夕食もTGを高め、肥満を招くことから、夕食は遅くとも就寝3時間前までには済ませたいものです。就寝中はエネルギーが消費されにくく、摂取カロリーの大部分がTG合成に回され、脂肪組織における脂質蓄積も亢進すると考えられます。仕事などの都合で、どうしても夕食が遅くなってしまう患者さんには、可能であれば昼食と夕食の間に軽めの食事（おにぎり＋乳製品など）を取って空腹感を満たし、夕食は、野菜や脂質の少ないたんぱく質を中心としたメニューで、摂取カロリーを抑えつつ栄養素の不足分を補うよう指導します。

　さらに、TGを下げるためには有酸素運動も効果的です。1日30分以上のウオーキングなど、運動習慣を付けるよう勧めましょう。

　今回は、TGが高めの患者さんに勧めたい、大豆の水煮を使ったお手軽サラダのレシピを紹介します。大豆たんぱく質の一種であるβコングリシニンには、ヒトの血中TGを低下させる作用があることが報告されています。脂肪分の多い肉の代わりに豆腐を食材に使うなどして、1日1品は大豆製品を取るよう心掛けるとよいでしょう。また、海藻類に含まれるアルギン酸は、脂肪を吸着して排泄を促します。ブロッコリースプラウトやパプリカには、抗酸化作用も期待できます。

　ワインビネガーの代わりにりんご酢などのまろやかな酢やポン酢を使ってもおいしく仕上がります。

解説　**村上 阿津子**　アップル薬局内郷店 管理栄養士

所要時間 **5分**

大豆とブロッコリースプラウトのさっぱりサラダ

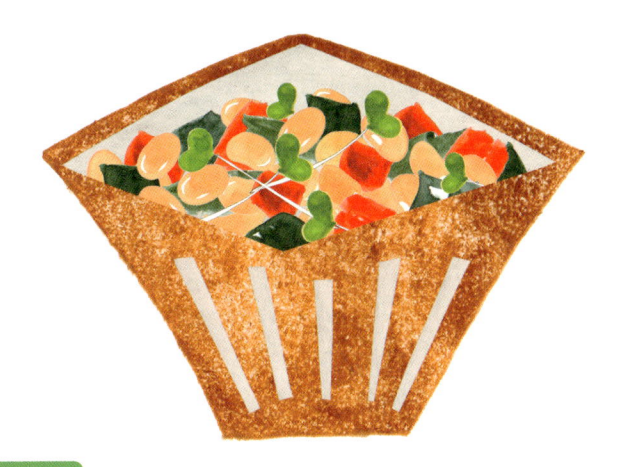

材料（2人分）

- 大豆（水煮）..................... 90g
- ブロッコリースプラウト .. 10g
- 戻したわかめ 20g
- 赤パプリカ 30g

A) ワインビネガー 大さじ1
　　オリーブ油 大さじ1
　　塩・こしょう .... 少々

◎栄養成分（1食分当たり）

エネルギー	128kcal
たんぱく質	6.4g
脂質	9.0g
塩分	0.7g

作り方

1. ブロッコリースプラウトは根元を切り落とす。わかめは一口大に切る。赤パプリカはさいの目切りにする。
2. Aを混ぜ合わせて、ドレッシングを作る。
3. 水切りした大豆と①をボウルに入れ、Aのドレッシングであえる。

レシピ作成：アップルケアネット

高血圧の予防・改善（1）

加工食品や塩蔵品を避け
味付けは香味野菜で

　高血圧の治療では、食塩の摂取制限（減塩）を含む生活習慣の是正は極めて重要です。減塩による降圧効果は複数の臨床研究で証明されており、日本高血圧学会『高血圧治療ガイドライン2014』は、高血圧患者の食塩摂取量として1日6.0g未満を推奨しています。

　食塩を過剰摂取すると、血中ナトリウム（Na）濃度の上昇と血液量の増加に伴い、血圧が上昇すると考えられています。食塩の過剰摂取は、高血圧や脳・心血管イベントの引き金となるほか、腎結石や骨粗鬆症などの発症にも関連していることが示唆されています。

　一方、血圧が基準範囲内の人にとっても、減塩は高血圧予防に有効であることが示されています。「日本人の食事摂取基準（2015年版）」では、Naの目標量を厳格化し、食塩相当量で男性1日8.0g未満、女性1日7.0g未満と定めています。日本人の食塩平均摂取量は1日10gを超えるとされているので、血圧値にかかわらず、1日の食塩摂取量を3〜4g減らすよう心掛けたいものです。

　なお、減塩しても血圧が下がりにくい食塩非感受性の人に対しては、減塩は不要と思うかもしれませんが、他の疾患を予防する上で、減塩は全ての人に勧められます。

　減塩に当たってはまず、加工食品や塩蔵品を避けることが重要です。そして、家庭で調理する際は、塩やしょうゆの代わりに、香辛料や香味野菜などで味付けを行うようにします（表）。ただし、塩分を急に減らすと味気なく、減塩の努力が長続きしにくいもの。徐々に薄味に慣れていけるように指導しましょう。また、主菜は普段通りの味付けとし、副菜に食塩を使わないなど、味付けにメリハリを利かせるのも一案です。1品でも味がしっかり付いていると、満足感を得やすいからです。

　今回は、香味野菜を活用した主菜のレシピを紹介します。タラは12月に旬を迎えますが、他の白身魚でもかまいません。味噌マヨネーズを表面に塗って焼くことで、香ばしい匂いが食欲をそそり、少ない調味料でも味が濃く感じます。

表　塩やしょうゆの代用となる調味料や食材

香辛料	唐辛子、こしょう、山椒、カレー粉など
香味野菜	しょうが、みょうが、青じそ、バジル、パセリなど
酸味の効いた食材	酢、レモン、ゆずなど
種実、油	ごま、くるみ、ごま油など
だし	カツオ節、煮干、昆布など

解説　**我妻 聡子**　アップル薬局おきたま店 管理栄養士

タラの和風香草焼き

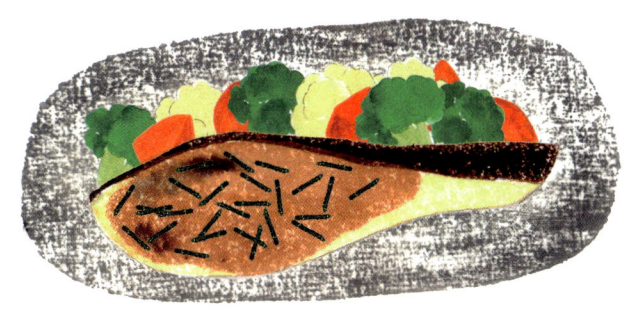

所要時間 **20**分

◎栄養成分（1食分当たり）

エネルギー	223kcal
たんぱく質	21.4g
脂質	11.7g
塩分	0.75g

材料（2人分）

- タラ..................2切れ（200g）
- 青じそ..................3枚
- ねぎ..................20g
- こしょう..................適量
- レモン..................1/4カット

A）味噌..................小さじ1
　　マヨネーズ..................大さじ2
　　すりごま..................大さじ1

〈 付け合わせ 〉
- カリフラワー..................60g
- にんじん..................40g
- ブロッコリー..................60g
- カレー粉..................小さじ1

作り方

1. Aを混ぜ合わせ、千切りにした青じそ、ねぎを加える。

2. タラにこしょうを振り、①を片面に塗る。

3. 付け合わせの野菜を食べやすい大きさに切る。電子レンジで蒸し、カレー粉をまぶす。

4. オーブントースターにアルミホイルを敷き、②を載せて10〜15分焼く。焼き上がったら付け合わせの野菜とともに盛り付け、レモンを絞っていただく。

レシピ作成：アップルケアネット

高血圧の予防・改善（2）

カリウムや食物繊維を摂取し
ナトリウム排泄を促す

　高血圧患者さんの食生活で、減塩とともに重要なのがカリウム（K）摂取です。

　KはナトリウムNa）と拮抗して、細胞内外のイオンバランスを調整し、浸透圧を一定に保っています。Kを多く摂取すると、血管を拡張させるとともに、余分なNaを排泄し、降圧や脳卒中予防などの効果が得られることが分かっています。また、一般集団を対象とした疫学研究で、Na/K摂取比が心血管病リスク増加や全死亡に関連するとの報告もあり、減塩と併せてKを摂取することが勧められます。

　「日本人の食事摂取基準（2015年版）」は、高血圧予防のためのK目標量（成人）を男性3000mg以上、女性2600mg以上と定めています。実際の摂取量はこれより2〜3割少ないとされるため、特に高血圧の患者さんには、Kを多く含む食品を積極的に取るよう勧めましょう。

　Kを多く含む食品は、海藻類、いも類、豆類、野菜、果物などです。毎食、野菜を食べたり、果物を1日200g程度摂取したいものです。通常、余分なKは尿中に排泄されるため、K過剰摂取による弊害の心配はありません。

　ただし、腎機能障害がある場合はKを摂取してもNa排泄は促進されないばかりか、Kが蓄積し高カリウム血症を引き起こす恐れがあります。腎機能障害の有無と、K摂取について医師からどのように指示されているかを事前に必ず確認してください。腎機能が低下している患者さんには、Kを多く含む食品の摂取は控えるようアドバイスします。

　また、カルシウム（Ca）やマグネシウム（Mg）、食物繊維も、Na過剰による弊害を防ぐ上で、Kと同時に摂取することで相乗効果が期待されます。米国では、これらを積極的に摂取でき、かつ飽和脂肪酸を抑えられるDASH（dietary approaches to stop hypertension）食が注目されていますが、食塩摂取量が多い日本人には、減塩とDASH食を組み合わせた食事療法が有効といえます。具体的には、高血圧の患者さんには、野菜や果物、豆類、海藻類、魚介類の摂取を増やし、肉類、バターや生クリームを使用している菓子、塩分の多いスナック菓子や加工食品を控えるよう指導しましょう。

　今回紹介する「オクラとなめこの山かけそば」は、Kと食物繊維が多く取れるレシピです。食物繊維（特に粘性のある水溶性食物繊維）は、腸内にある過剰なNaを包み込み、排泄を促します。オクラややまといも、海藻、りんごなどは、水溶性食物繊維とともに、Kを豊富に含みます。

解説　**内藤 育恵**　アップル薬局太田北口店 管理栄養士

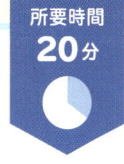

オクラとなめこの山かけそば

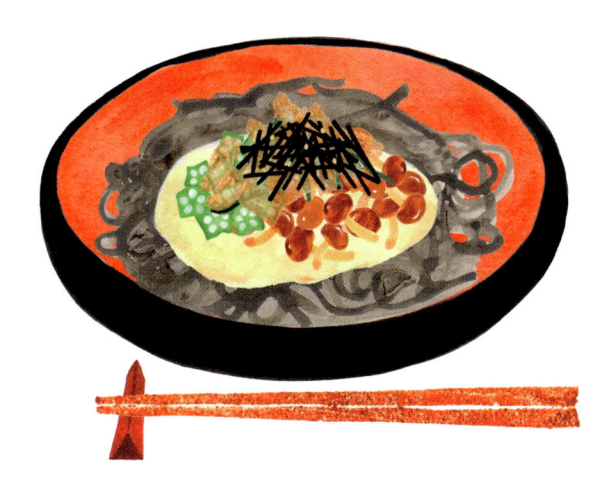

所要時間 **20**分
※そばのゆで時間を除く

材料（2人分）

- そば（ゆで） 360g
- オクラ .... 6本（54g）
- なめこ 60g
- やまといも 100g
- カツオ節 5g
- 青じそ .... 2枚（1g）
- のり .... 1/4〜1/2枚（1g）
- いりごま .... 小さじ1.5（2g）
- めんつゆ（ストレート） 大さじ3

◎栄養成分（1食分当たり）

エネルギー	315kcal
たんぱく質	13.5g
脂質	2.9g
食物繊維	7.0g
カリウム	540mg
塩分	0.95g

作り方

1. オクラは熱湯でさっとゆでて薄い小口切りにする。なめこも熱湯でさっとゆでで水を切り、大さじ1のめんつゆであえておく。やまといもはすり、残りのめんつゆで伸ばす。

2. ゆでたそばに①をかけて、千切りにした青じそとのり、カツオ節、いりごまを載せる。

レシピ作成：アップルケアネット

高血圧の予防・改善（3）

外食や市販弁当でも減塩の工夫を

　外食や市販の惣菜の多くは、味が濃く、食塩の過剰摂取につながる可能性があるため控えたいもの。しかし、仕事などの様々な理由で、毎食手作りするのが難しい人も多いと思います。外食時や市販の惣菜を利用するときは、食塩摂取量を減らす工夫を勧めましょう。

　まずは、食品に含まれる食塩量をチェックする習慣を付けること。2015年4月に施行された食品表示法により、全ての加工食品に栄養成分表示が義務付けられ、ナトリウム量は食塩相当量の表示に切り替わり、摂取食塩量を把握しやすくなりました。ナトリウム400mg≒食塩1gと覚えておくよう伝えましょう。また、栄養成分表示を行う飲食店も増えています。食塩の摂取基準は、男性1日8.0g未満、女性1日7.0g未満とされています。外食や市販の弁当や惣菜を利用する場合は、1食当たり3g以下を目安に選び、その他の食事を家庭で調理する際に、1日の食塩量が基準内に収まるよう調整します。

　外食時には、主食、主菜、副菜がそろっている定食を選ぶようにします。ただ、日本食はどうしても塩分を多く含むので、①味噌汁は具だけ食べて汁は残す、②漬物や佃煮はなるべく残す、③揚げ物や焼き物にはしょうゆやソースではなく、レモンやポン酢をかける、④付け合わせの温野菜やサラダにはドレッシングをかけず、主菜のソースを利用する─といったことを心掛けます。

　うどんやそば、ラーメンなどの麺類は、つゆに塩分が多く含まれる（しょうゆラーメンで1杯約6.3g）ので、つゆは飲み干さないよう指導します。また、麺類や丼物は手軽に取れる半面、それだけでは野菜不足になりがちです。山菜そばや鍋焼きうどん、中華丼など、具だくさんのメニューを選んだり、わかめやもやしなどのトッピングを加えたり、野菜いためや酢の物など、野菜や海藻を使った1品料理を追加するようにします。

　市販の弁当や惣菜を自宅で食べる場合は、いため物には電子レンジで蒸したもやしやしめじ、煮物には糸こんにゃくや大豆水煮などを加えて簡単に再調理し味を薄くし、かさが増えた分、2回に分けて食べるとよいでしょう。

　今回は「具だくさんのあんかけ焼きそば」のレシピを紹介します。調理済み弁当としてよく市販されているメニューですが、カット野菜を活用すれば家庭でも素早く手軽に調理できます。アサリのうま味を利かせ、とろみを付けることで、塩分を抑えつつしっかりした味になります。

解説　**我妻 聡子**　アップル薬局おきたま店 管理栄養士

具だくさんのあんかけ焼きそば

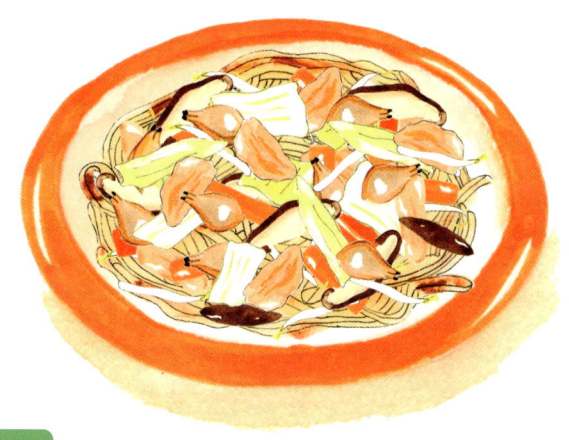

所要時間 **10分**

※ 野菜カット時間を除く

材料（2人分）

- 蒸し中華麺.......................2玉(300g)
- アサリ水煮缶詰...............60g
- 豚もも肉..........................60g
- 白菜..................................100g
- にんじん、もやし............各40g
- しいたけまたはしめじ....20g
  （一口大に切っておく）
- 長ねぎ............................20g
- しょうが（チューブ入り).10g
- ごま油............................小さじ2
- しょうゆ........................小さじ1
- こしょう、ごま................少々
- 水溶き片栗粉..................適量

◎栄養成分（1食分当たり）

エネルギー	427kcal
たんぱく質	17.3g
脂質	9.9g
食物繊維	4.9g
カリウム	540mg
塩分	2.2g

作り方

1. 豚肉は一口大に切る。長ねぎはみじん切りにする。アサリ缶詰のだし汁に水を加えて300mLとしておく。

2. ほぐした中華麺にフライパンで焼き目を付ける。ごま油を熱し、豚肉、しょうが、長ねぎをいためた後、白菜、にんじんを加え、しんなりしたら、残りの具材を加えて軽くいためる。

3. しょうゆとこしょうで味を調え、①のだし汁を加える。弱火にして水溶き片栗粉でとろみを付け、麺にかける。ごまをふりかけていただく。

レシピ作成：アップルケアネット

高血圧の予防・改善（4）

意外と塩分の多い加工食品
含有量を把握し過剰摂取を防ぐ

　しょうゆや味噌などの調味料は、塩分を多く含む食品として広く知られており、多くの人が意識的に過剰摂取を控えます。一方、意外に見落とされがちなのが、加工食品です。例えば食パン1枚（6枚切）には約0.8gの食塩が含まれます。このように、塩辛く感じない加工食品でも、食塩を多く含む場合があります。従って、日ごろよく摂取する加工食品の栄養成分表示を確認し、食塩含有量を把握しておくことが大事です。

　塩分を多く含む加工食品には、漬物や佃煮のほか、かまぼこやハム、ウインナー、タラコや塩辛などがあります（表）。高血圧などで減塩に取り組んでいる患者さんが、これらの加工食品を常食している場合、まずは食べる頻度を減らすよう勧めましょう。それだけで大幅に減塩できます。なお、チーズやバター、即席麺やスナック菓子は、コレステロールの合成を促す飽和脂肪酸も多く含むため、動脈硬化予防の観点でも過剰摂取は控えたいものです。

　塩分を多く含む肉・魚加工食品に味付けをする際には、しょうゆやソースなどは使わず、しょうがやからし、わさび、酢などを使います。チーズやバターは塩味とコクを生かし、肉・魚料理の調味に使います。ハムやウインナーなどの肉加工品は、ゆでることで塩分を減らせます。

　最近は、減塩をうたった調味料が増えていますが、減塩製品だからといって、たくさん摂取してしまっては意味がありません。減塩のしょうゆやドレッシングでも、かけ過ぎに注意が必要です。

　今回は、肉加工品のウインナーの塩分を生かした「白菜たっぷり 土鍋でポトフ」のレシピを紹介します。カリウムを多く含む白菜をたっぷり取りましょう。

表　塩分を多く含む加工食品の例と塩分含有量の目安

分類	食品	塩分
肉加工品	ロースハム1枚（15g）	0.4g
	ウインナー2本（20g）	1.0g
	ベーコン1枚（18g）	0.34g
魚加工品（練り製品）	かまぼこ2切れ（30g）	1.0g
	さつま揚げ1枚（60g）	1.14g
	はんぺん1枚（60g）	1.0g
	焼きちくわ1本（100g）	2.0g
塩蔵品	アジ干物1尾（130g）	1.4g
	シラス大さじ1（15g）	0.33g
	塩辛（10g）	0.7g
	タラコ1/2腹（50g）	1.84g
	明太子1/2腹（60g）	2.24g
乳製品	プロセスチーズ1個（20g）	0.6g
	有塩バター大さじ1（12g）	0.23g
インスタント食品	即席麺1個	5～6g
菓子類	ポテトチップス10枚	0.2g
	ごませんべい1枚	0.3g
	チーズケーキ1個	0.7g
	アップルパイ1個	1.2g
	メロンパン1個	0.7g
	ミックスサンドイッチ1パック	1.8g

解説　**関口 彩**　アップル薬局館林店 管理栄養士

白菜たっぷり 土鍋でポトフ

所要時間 25分

※じゃがいもとにんじんを電子レンジで蒸すと15分に短縮できます

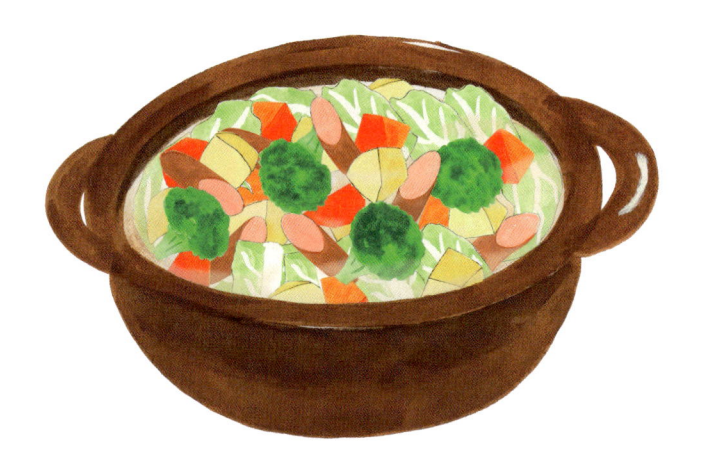

材料（2人分）

- ウインナー 4本
- 白菜 100g
- じゃがいも 1/2個
- ブロッコリー 30g
- にんじん 20g
- 固形コンソメ（減塩タイプ）..... 1個
- 黒こしょう・ラー油 .... 適宜

◎栄養成分（1食分当たり）

エネルギー	191kcal
たんぱく質	8.0g
脂質	10.8g
食物繊維	3.78g
カリウム	651.8mg
塩分	1.76g

作り方

1. 白菜は大きめのざく切り、じゃがいもとにんじんは乱切り、ブロッコリーは食べやすい大きさに分ける。ウインナーは斜め半分に切る。
2. 土鍋に水とコンソメを入れて火にかける。
3. コンソメが溶けたら野菜、ウインナーを入れて弱火で煮込む。
4. お好みで、黒こしょうやラー油をトッピングする。

レシピ作成：アップルケアネット

索引
疾患名・薬剤名

疾患名索引

特に詳しく説明してあるページを太字で示してあります。

あ

アルツハイマー型認知症（AD）… 84
胃食道逆流症（GERD）… 111, 112
うっ血性心不全 ………… 100, 140, 141, 146

か

過活動膀胱（OAB） ……… 96
仮面高血圧 ……………… **12**, **14**, 63, 64, 154
拡張型心筋症 …………… 137, 138
脚気 ……………………… 139, 140
冠（動脈）攣縮性狭心症 ‥ **35**, 44, 131, 132
逆流性食道炎 …………… 111, 112
急性冠症候群（ACS）…… 35, 38
急性心筋梗塞（AMI）…… 35
急性心不全 ……………… 46
狭心症 …………………… 17, 18, 19, **34**, **40**, **41**, **44**, 117, 119, 121, 124, 125, 126, 129, 130, 131, 132, 133
虚血性心疾患 …………… **34**, **40**, 46, 124, 144
起立性調節障害（OD）… 150
原発性アルドステロン症
　……………………… 10, 11
高血圧 …………………… **10**, **16**, 32, 34, 41, 46, 49, 54, 55, 59, 61, 63, 67, 69, 71, 73, 75, 77, 79, 81, 83, 85, 87, 89, 154, 172, 174, 176, 178
甲状腺機能低下症 ……… 103, 104
高尿酸血症 ……………… 127, 146

さ

脂質異常症 ……………… **34**, 41, 72, 119, 132, 133, 145, 155, 162, 164, 166, 168, 170
食塩感受性高血圧 ……… 75, 76
徐脈性不整脈 …………… 26
心筋梗塞 ………………… **34**, 36, 40, 42, 43, 46, 102, 124, 127, 136, 138, 155, 166
心筋症 …………………… 27, 46, 52
腎血管性高血圧 ………… 10
心原性脳梗塞 …………… 43, 44, 94
心室期外収縮 …………… 27, 28, 30
心不全 …………………… 27, 41, **46**, **50**, 100, 122, 138, 139, 141, 143, 145, 147
腎不全 …………………… 14, 66
心房期外収縮 …………… **27**, 29
心房細動 ………………… 28, 29, 31, 33, 42, 43, 49, 54, 97, 99, 101, 105, 107, 109, 111, 115
心房粗動 ………………… 27
早朝高血圧 ……………… 14, 70, 86

た

大腸癌 ……………………… 81, 82
耐糖能異常 ………………… 17, 35
昼間高血圧 ………………… 14
痛風 ………………………… 127
糖尿病 ……………………… 17, 18, 19, 21, 34, 49, 62, 64, 66, 71, 79, 86, 122, 133, 141, 155
洞機能不全症候群 ………… 27
動脈硬化症 ………………… 34, 162, 164, 166, 168, 170

な

二次性高血圧 ……………… 10
妊娠高血圧症候群 ………… 89, 90
脳梗塞 ……………………… 31, 33, 40, 42, 98, 106, 115, 119, 166
脳卒中 ……………………… 14, 43, 70, 105, 155, 174

は

白衣高血圧 ………………… 12, 14, 154
非弁膜性心房細動 ………… 106
頻脈性心房細動 …………… 100
頻脈性不整脈 ……………… **27**
不安定狭心症 ……………… 35, 124
不整脈 ……………………… **24**, **29**, 50, 52, 91, 93, 95, 96, 97, 99, 101, 103, 105, 107, 109, 111, 113, 115
片頭痛 ……………………… 113, 114
房室ブロック ……………… 27
発作性心房細動 …………… **31**, 109, 110
本態性高血圧 ……………… 10, 86
本態性振戦 ………………… 152

ま

慢性腎臓病（CKD） ……… **20**, 80, 136
慢性心不全 ………………… **46**, **50**, 52, 53, 54, 100, 136, 143, 144, 145, 147
味覚障害 …………………… 67, 68
メタボリックシンドローム
 ……………………… 17, 18, 71, 72

や

夜間高血圧 ………………… 14, 64, 86
夜間発作性呼吸困難 ……… 144

ら

労作性狭心症 ……………… 35, 36, 37, 126

薬剤名索引

青字で示した薬剤名は「商品名」です。

あ

アーチスト ……………42, 44, 52, 93, 94, 137, 138, 140, 143, 144
アイトロール…………125, 126, 129, 130
アイミクス配合錠……17, 22, 23
アカルディ ……………53, 147, 148
アカルボース …………121, 122, 141, 142
アクトス ………………72
アジスロマイシン水和物 ……………………105, 106
アジルサルタン………17, 22, 23, 85, 86
アジルバ………………85, 86
アスコルビン酸………125, 126
アスピリン ……………40, 93, 94, 119, 123, 124
アセタノール …………114
アセチルサリチル酸…40
アセブトロール塩酸塩 ……………………114
アゼルニジピン………20, 22, 23, 42
アダラート ……………20, 21, 45, 55, 69, 70, 74, 89, 90, 93
アテディオ配合錠……20, 22, 23
アテレック……………20, 42, 79, 80
アテノロール …………113, 114
アトルバスタチンカルシウム水和物 ……………………42
アバスチン……………81, 82

アバプロ………………72, 87, 88
アピキサバン …………32, 33, 44, 92, 98, 106
アプレゾリン …………89, 90
アマリール……………133, 134
アミオダロン塩酸塩 …103, 104, 106, 116
アミトリプチリン塩酸塩 ……………………114
アムロジピンベシル酸塩 ……………………16, 17, 19, 22, 23, 33, 42, 55, 59, 69, 70, 79, 80
アムロジン……………16, 32, 33, 42, 55, 70, 79, 80, 129
アメジニウムメチル硫酸塩 ……………………150
アリスキレンフマル酸塩 ……………………65, 66, 136
アリセプト……………83, 84
アルダクトンA ………53, 54, 97, 98, 145, 146, 147
アルドメット…………89, 90
アルプラゾラム ………78, 152
アルプレノロール……114
アロチノロール塩酸塩 ……………………71, 152
アンカロン ……………103, 104, 106, 116
イグザレルト …………32, 44, 91, 92, 93, 94, 97, 98, 106
一硝酸イソソルビド…125, 126, 130
イトラコナゾール ……116

イトリゾール……………116
イミダフェナシン………96
イミダプリル塩酸塩‥‥66
イルトラ配合錠………22, 23
イルベサルタン…………17, 22, 23, 72, 87, 88
イルベタン………………72, 87, 88
インデラル………………113, 114, 151, 152
ウリトス …………………96
ウルソ……………………97, 98
ウルソデオキシコール酸
　………………………97, 98
エカード配合錠………22, 23
エックスフォージ配合錠
　………………………17, 22, 23
エドキサバントシル酸塩水和物
　…………………………32, 33, 44, 92, 94, 98, 105, 106
エナラプリルマレイン酸塩
　………………………51, 136
エフィエント……………40
エプレレノン……………75, 76
エリキュース……………32, 44, 92, 98, 106
エリスロシン……………106
エリスロマイシン ……106
オルメサルタンメドキソミル
　…………………………20, 22, 23, 42, 67, 72, 87
オルメテック……………41, 42, 67, 68, 72, 87, 88, 101

か

カテコラミン……………54, 55
カプトプリル……………67, 68, 84
カプトリル………………67, 68, 84
カルシウム（Ca）拮抗薬
　…………………………10, 15, 16, 17, 18, 19, 20, 22, 23, 31, 32, 33, 41, 42, 44, 62, 64, 70, 74, 79, 100, 126, 132
カルビスケン……………114
カルブロック……………20, 42
カルベジロール…………44, 52, 94, 137, 138, 140, 144
カンデサルタンシレキセチル
　…………………………17, 22, 23, 44, 51, 69, 70, 85, 86, 123, 135, 136, 139, 140, 143, 144, 145
キニジン…………………33
キニジン硫酸塩水和物
　………………………33, 116
強心薬……………………52, 54
クラリシッド……………106, 116
クラリス…………………106, 107, 108, 116
クラリスロマイシン ‥‥96, 106, 107, 108, 116
グリメピリド……………133, 134
グルコバイ………………121, 122, 141, 142
クレストール……………42, 85, 93
クロチアゼパム…………29

クロピドグレル硫酸塩
　………………………40, 94, 123, 124
降圧薬……………………14, 16, 21, 22, 32, 42, 54, 59, 61, 63, 65, 67, 69, 71, 73, 75, 77, 79, 81, 83, 85, 87, 89
抗癌剤……………………81, 82
抗凝固薬………………31, 33, 44, 92, 98, 102, 105, 106, 115, 116
抗菌薬……………………107, 108
抗血小板薬……………40, 44, 94, 102, 124
抗コリン薬………………74, 96, 108
抗不整脈薬……………24, 28, 30, 31, 32, 33, 99, 100, 103, 104, 109, 110
コディオ配合錠………22, 23,
コニール…………………20, 45, 61, 62, 65, 71, 125, 131, 132
コハク酸ソリフェナシン
　……………………………96
コバシル…………………83, 84
コンスタン………………77, 78, 152
コンプラビン配合錠…123, 124

さ

サイアザイド系利尿薬
　……………………15, 17, 19, 41, 76, 146
ザクラス配合錠………17, 22, 23
サンディミュン…………106
サンリズム………………31, 109, 110
ジアゼパム………………75, 151, 152
ジギタリス製剤…………53, 100
シグマート………………131, 132, 135
シクロスポリン…………106
ジゴキシン………………107, 108, 110, 121, 122, 141, 142, 145
ジゴシン…………………53, 107, 108, 115, 121, 122, 141, 142, 143, 144
ジスロマック……………105, 106
シベノール………………32, 110
シベンゾリンコハク酸塩
　……………………………32, 110
硝酸イソソルビド………130, 131, 144
硝酸薬……………………44, 55, 118, 126, 130
ジルチアゼム塩酸塩…45, 106
シルニジピン……………20, 22, 23, 42, 79, 80
シンバスタチン…………42
スカジロール……………114
ステーブラ………………96
スピロノラクトン………62, 74, 97, 98, 145, 146
セイブル…………………142
ゼストリル………………51, 136
セララ……………………75, 76
セルシン…………………151, 152
セルベックス……………151, 152
セレニカ…………………114

セロケン 113, 114
ソラナックス 78, 152

た

タケプロン 111, 112, 123
タナトリル 66
ダビガトランエテキシラートメタンスルホン酸塩 31, 43, 44, 92, 93, 94, 97, 98, 106, 115, 116
タンボコール 95, 96, 110
チクロピジン塩酸塩 ... 40
チラーヂンS 103, 104
ディオバン 20, 54, 73, 74, 79, 81, 91, 119, 133, 136
デトルシトール 96
テノーミン 113, 114, 129
デパケン 114
テプレノン 152
テルミサルタン 17, 19, 22, 23, 64, 71, 72
ドネペジル塩酸塩 84
トライコア 146
トランデート 89, 90
トリクロルメチアジド .. 22, 23, 75, 76, 146
トリプタノール 114
トルテロジン酒石酸塩 96
トレドミン 77, 78

な

ナディック 113, 114
ナトリウムチャネル遮断薬 110
ナドロール 113, 114
ニコランジル 131, 132
ニトログリセリン 41, 45, 117, 118, 119, 126, 129, 130
ニトロダームTTS 119, 120
ニトロペン 40, 41, 118, 129
ニトロール 143, 144
ニフェジピン 45, 55, 69, 70, 74, 89, 90
ニューロタン 20, 65, 66, 72, 74, 87, 88, 146
ネオーラル 106
ノルバスク 16, 17, 41, 42, 55, 69, 70, 75, 80

は

バイアスピリン 40, 41, 42, 93, 119, 121, 123, 124, 127, 129
ハイシー 125, 126
パキシル 77, 78
バップフォー 96
パナルジン 40
バファリン配合錠 40, 83
パラミヂン 127, 128

バルサルタン............17, 20, 22, 23, 55, 74, 81, 119, 136
バルプロ酸ナトリウム
　............114
パロキセチン塩酸塩水和物
　............77, 78
ピオグリタゾン塩酸塩
　............72
ビグアナイド薬............134
ビソプロロールフマル酸塩
　............31, 32, 52, 99, 100
ピタバスタチンカルシウム
　............42
ビタメジン............139, 140
ヒドララジン塩酸塩....89, 90
ヒドロクロロチアジド..20, 22, 23, 65
ピモベンダン............53, 147, 148
ピルシカイニド塩酸塩水和物
　............31, 109, 110
ピンドロール............114
フェノフィブラート......102, 145, 146
ブコローム............127, 128
プラザキサ............32, 42, 43, 44, 92, 93, 94, 97, 98, 106, 115, 116
プラスグレル塩酸塩...40
プラバスタチンナトリウム
　............42
プラビックス............40, 41, 94, 123
フランドルテープ......129, 130
フルイトラン............75, 76, 146

フレカイニド酢酸塩....95, 96, 110
プレミネント配合錠....20, 22, 23
フロセミド............54, 139, 140, 145, 146
プロトンポンプ阻害薬（PPI）
　............112
プロノン............96, 110
プロパフェノン塩酸塩
　............96, 110
プロピベリン塩酸塩....96
プロプラノロール塩酸塩
　............113, 114, 151, 152
ブロプレス............42, 44, 50, 69, 70, 85, 86, 123, 135, 136, 139, 140, 143, 144, 145
ブロマック............67, 68
ベイスン............142
ベシケア............96
β遮断薬............10, 17, 29, 31, 41, 44, 52, 53, 54, 74, 94, 100, 104, 110, 114, 126, 132, 151, 152
ベタニス............95, 96
ベニジピン塩酸塩......20, 45, 61, 62, 125, 131, 132
ベバシズマブ............81, 82
ベラパミル塩酸塩......31, 32, 100, 106, 115, 116
ペリンドプリルエルブミン
　............83, 84
ヘルベッサー............45, 106
ベンズブロマロン......88

ボグリボース‥‥‥‥‥142
ホスホジエステラーゼ（PDE）Ⅲ阻害薬
　‥‥‥‥‥‥‥‥‥‥54
ポラプレジンク‥‥‥‥67, 68

ま

ミオコール‥‥‥‥‥‥41, 117, 118
ミカムロ配合錠‥‥‥‥17, 19, 22, 23
ミカルディス‥‥‥‥‥19, 63, 64,
　71, 72
ミグリトール‥‥‥‥‥142
ミコンビ配合錠‥‥‥‥19, 22, 23
ミドドリン塩酸塩‥‥‥149, 150
ミラベグロン‥‥‥‥‥95, 96
ミルナシプラン塩酸塩
　‥‥‥‥‥‥‥‥‥‥77, 78
メインテート‥‥‥‥‥31, 52, 99,
　100, 115
メキシチール‥‥‥‥‥30
メキシレチン塩酸塩‥‥30
メチルドパ‥‥‥‥‥‥89, 90
メトグルコ‥‥‥‥‥‥133, 134
メトプロロール酒石酸塩
　‥‥‥‥‥‥‥‥‥‥78, 113, 114
メトホルミン塩酸塩‥‥133, 134
メトリジン‥‥‥‥‥‥149, 150
メバロチン‥‥‥‥‥‥42, 79
モニラック‥‥‥‥‥‥98

や

ユニシア配合錠‥‥‥‥17, 22, 23
ユリノーム‥‥‥‥‥‥88

ら

ラクツロース製剤‥‥‥98
ラクツロース・シロップ
　‥‥‥‥‥‥‥‥‥‥98
ラシックス‥‥‥‥‥‥53, 54, 139,
　140, 145, 146
ラジレス‥‥‥‥‥‥‥65, 66, 136
ラベタロール塩酸塩‥‥89, 90
ランソプラゾール‥‥‥111, 112, 123
リーゼ‥‥‥‥‥‥‥‥29
リクシアナ‥‥‥‥‥‥32, 44, 92,
　93, 94, 98, 105, 106
リシノプリル水和物‥‥51, 61, 62,
　129, 130, 136
リズミック‥‥‥‥‥‥150
リバロ‥‥‥‥‥‥‥‥42, 133
リバーロキサバン‥‥‥32, 33, 44,
　91, 92, 93, 94, 97, 98, 106
リピディル‥‥‥‥‥‥145, 146
リピトール‥‥‥‥‥‥41, 42
リポバス‥‥‥‥‥‥‥42
利尿薬‥‥‥‥‥‥‥‥10, 18, 19,
　20, 21, 22, 23, 51, 52, 53, 54,
　55, 74, 76, 80, 88, 146
ループ利尿薬‥‥‥‥‥54, 146
レザルタス配合錠‥‥‥20, 22, 23

レニベース・・・・・・・・・・・・・・・50, 51, 52, 53, 136
レボチロキシンナトリウム水和物
　・・・・・・・・・・・・・・・・・・・・・・・・・104
ロサルタンカリウム・・・・20, 22, 23, 65, 66, 72, 74, 87, 88, 146
ロスバスタチンカルシウム
　・・・・・・・・・・・・・・・・・・・・・・・・・42
ロプレソール・・・・・・・・・・・・・78, 114
ロンゲス・・・・・・・・・・・・・・・51, 61, 62, 129, 130, 136

わ

ワソラン・・・・・・・・・・・・・・・31, 32, 100, 106, 115, 116, 121
ワーファリン・・・・・・・・・・・・32, 91, 92, 93, 94, 98, 101, 102, 106, 116, 127
ワルファリンカリウム
　・・・・・・・・・・・・・・・・・・・・・32, 33, 91, 92, 93, 94, 101, 102, 106, 128

英字略語表記

ACE（アンジオテンシン変換酵素）阻害薬・・・・・・・・・・・・・・・14, 15, 17, 18, 19, 41, 42, 44, 50, 51, 52, 53, 55, 61, 62, 64, 65, 66, 83, 84, 129, 130, 135, 136
ARB（アンジオテンシンⅡ受容体拮抗薬）・・・・・・・・・・・・・・・・・10, 14, 15, 16, 17, 18, 19, 20, 21, 22, 23, 41, 42, 44, 51, 52, 55, 62, 63, 64, 66, 70, 71, 72, 74, 86, 87, 88, 130, 135, 136, 144
DOAC・・・・・・・・・・・・・・・・・・・45
NOAC・・・・・・・・・・・・・・・・・44, 45
NSAIDs（非ステロイド抗炎症薬）
　・・・・・・・・・・・・・・・・・・・・・74, 128
PDEⅢ阻害薬・・・・・・・・・・・54, 55
PPI・・・・・・・・・・・・・・・・・・・・・112
SNRI・・・・・・・・・・・・・・・・・・・・78
SSRI・・・・・・・・・・・・・・・74, 77, 78

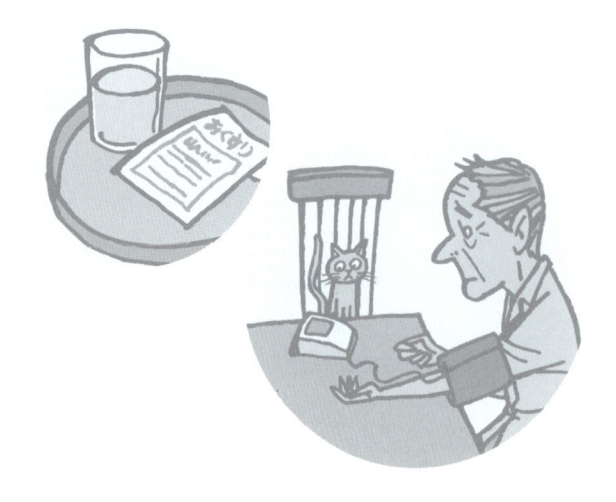

日経DIクイズ 循環器疾患篇

2016年 8月12日 初版第1刷発行
2020年10月16日 初版第3刷発行

編　集　日経ドラッグインフォメーション
発行者　米田 勝一
発　行　日経BP社
発　売　日経BPマーケティング
　　　　〒105-8308　東京都港区虎ノ門4-3-12

印刷・製本　大日本印刷株式会社

©Nikkei Business Publications,Inc 2016　Printed in Japan
ISBN 978-4-8222-0094-7

本書の無断複写・複製（コピー）は著作権上の例外を除き、禁じられています。購入者以外の第三者による電子データ化及び電子書籍化は、私的使用を含め一切認められていません。本書に関するお問い合わせ、ご連絡は下記にて承ります。
https://nkbp.jp/booksQA